LE GUIDE COMPLET

DES ALLERGIES

Adaptation : Dr Jean-Nicolas Boursiquot et Dre Assia Hassaine
Couverture : Anne-Sophie Caouette et Liette Bernard
Infographie : Louise Durocher
Éditrice conseil : Agnès Saint-Laurent

L'éditeur a pris toutes les mesures nécessaires pour obtenir l'autorisation de reproduction des documents pertinents à l'adaptation québécoise de cet ouvrage. Dans l'éventualité où tous les crédits n'auraient pas été indiqués dans cette adaptation, nous vous prions de vous adresser à l'éditeur.

Crédits

© Shutterstock : pages XII-XIII, 3, 7, 14, 21, 22, 25, 33, 45, 62, 82-83, 85 (acariens), 86, 89, 90, 91, 94, 100 (plantain, cèdres, amarante), 101 (peuplier, épinette, érable), 103, 104, 106, 117, 119, 121, 124, 126, 127, 128, 129, 131, 133, 134, 136, 138, 140, 145, 151, 153, 161, 167, 171, 174, 176, 184, 195, 196, 199, 205, 206, 209, 211, 212, 213, 216-217, 219, 225, 227, 230, 232, 237, 238, 242, 244, 245-247, 250, 253, 255, 257, 260, 263, 265, 280, 281, 287.

© Dre Joëlle Birnbaum : pages 58, 61, 85 (coquerelle), 154 ; © Dr Jean-Louis Brunet : pages 183, 187, 188, 189 ; Dre Agnès Cheynel : pages 50, 51, 52, 63, 64, 81 ; © Dr Jean-Luc Fauquert : pages 49, 75 ; © Dre Valérie Liabeuf : page 59 ; © Dre Isabelle Lota : pages 28, 31, 58, 80 ; © Dre Marie-Thérèse Guinnepain : page 28 (urticaire au froid, urticaire pigmentaire, angioedème) ; © Gérard Sulmont, Réseau national de surveillance aérobiologique (RNSA) : pages 97, 98, 99, 100 (armoise), 101 (frêne, chêne) ; © Pr Benoît Wallaert : pages 53, 55, 56.

© Les illustrations des pages 4, 5, 8-9, 23, 29, 54, 266-267, 269 sont de Loaloa Studio.

ISBN : 978-2-924402-70-2
Dépôt légal – Bibliothèque et Archives nationales du Québec, 2016
Dépôt légal – Bibliothèque et Archives Canada, 2016

Titre original : *Le grand livre des allergies*

© 2014 Groupe Eyrolles, Paris, France
© Gallimard ltée – Édito, 2016 pour la présente édition

Tous droits réservés

Imprimé au Québec, Canada

Sous la direction du Pr Benoît Wallaert
Coordination Dre Joëlle Birnbaum

Adapté par **Dr Jean-Nicolas Boursiquot** et **Dre Assia Hassaine**,
membres de l'**Association des allergologues
et immunologues du Québec**

LE GUIDE
COMPLET
DES ALLERGIES

édito

Table des matières

Le mot de la rédaction

Les allergies résultent d'une réponse anormale de notre système immunitaire, souvent programmée par l'hérédité, à notre environnement, à l'air que nous respirons, aux aliments que nous ingérons, aux produits que nous touchons. Elles augmentent en fréquence dans tous les pays développés et touchent près du quart d'entre nous.

Les allergies ont de multiples visages : parfois bénignes, parfois mortelles, elles sont souvent un handicap pour ceux qui en souffrent. Elles nécessitent un diagnostic précis pour la meilleure prise en charge possible.

Nous souhaitons que chaque personne allergique puisse se reconnaître dans ce livre et trouve le maximum de réponses à ses questions. Nous souhaitons que tous ceux qui ne sont pas allergiques et qui le liront puissent être convaincus de la nécessité de mieux connaître et faire connaître ces maladies pour mieux les comprendre et mieux les soigner.

La rédaction

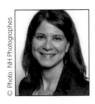

© Photo: NH Photographes

ASSIA HASSAINE, MD, FRCPC est allergologue à la clinique d'allergie et d'asthme de Montréal ainsi qu'à l'hôpital Charles-Lemoyne. Elle a gradué de la faculté de médecine de l'Université Mc Gill en 2004, avant de poursuivre une résidence en pédiatrie au CHU Ste-Justine affilié à l'Université de Montréal. Elle a ensuite complété une surspécialité en immuno-allergie clinique au Centre Universitaire de Santé McGill. Son expertise lui vaut d'être très impliquée dans diverses présentations auprès de professionnels de la santé et du public à propos des maladies allergiques.

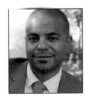

JEAN-NICOLAS BOURSIQUOT, MD, MSc, FRCPC, a obtenu son diplôme en médecine et sa spécialité en médecine interne à l'Université Laval. Il a ensuite complété une formation postdoctorale en immunologie clinique et allergie à l'Université McGill à Montréal. Également détenteur d'une maîtrise en sciences biomédicales de l'Université de Montréal, il œuvre actuellement en temps qu'allergologue et immunologue clinicien au CHU de Québec.

Introduction

Les maladies allergiques ont fortement augmenté au cours des dernières décennies dans le monde entier sans qu'on en comprenne encore bien toutes les raisons. Elles recouvrent de nombreuses formes dont le point commun est une sensibilité exacerbée à une ou plusieurs substances qui, normalement, ne provoquent aucune réaction particulière. Elles peuvent toucher les yeux, le nez, les poumons, la peau, l'appareil digestif, ensemble ou séparément, disparaître spontanément ou réapparaître ultérieurement sous une autre forme. Les mécanismes impliqués sont extrêmement complexes, et pas toujours complètement élucidés.

1• Un livre pour tous les âges

Les allergies peuvent s'exprimer à tous les âges de la vie, toute une vie, soit près de 70 ans en moyenne. Les informations ne manquent pas dans le milieu familial ou professionnel, dans les médias, sur Internet, plus ou moins alarmantes, plus ou moins validées, plus ou moins contradictoires. C'est pour vous fournir des informations scientifiquement étayées que la Fédération française d'allergologie a décidé d'entreprendre la rédaction de ce livre.

2• Des réponses d'experts

La Fédération française d'allergologie a réuni une vingtaine d'experts de la discipline: allergologues mais aussi pédiatres, pneumologues, dermatologues, ORL, ophtalmologistes, biologistes, chercheurs… pour écrire un ouvrage sous la direction du professeur Benoît Wallaert. Au Canada, les allergologues sont regroupés à la Société canadienne d'allergie et d'immunologie clinique (SCAIC). Au Québec, ils appartiennent à l'Association des allergologues et immunologues du Québec (AAIQ). Les docteurs Boursiquot et Hassaine, nos auteurs, sont membres de ces deux organisations. Il s'agit d'un travail collectif car la médecine requiert une approche pluridisciplinaire pour apporter les différents éclairages à la prise en charge des maladies allergiques. Vous y trouverez donc des réponses d'experts à toutes les questions que vous pouvez vous poser si vous, vos proches ou vos enfants souffrez de réactions allergiques.

3• Un guide interactif

Pour donner à cet ouvrage de référence toute l'interactivité nécessaire, les allergologues répondent aux questions les plus courantes posées. Ainsi, nous espérons que ce livre répondra à vos attentes et deviendra un outil contenant des informations pratiques qui permettront de nouer un dialogue fructueux et confiant entre vous et vos soignants.

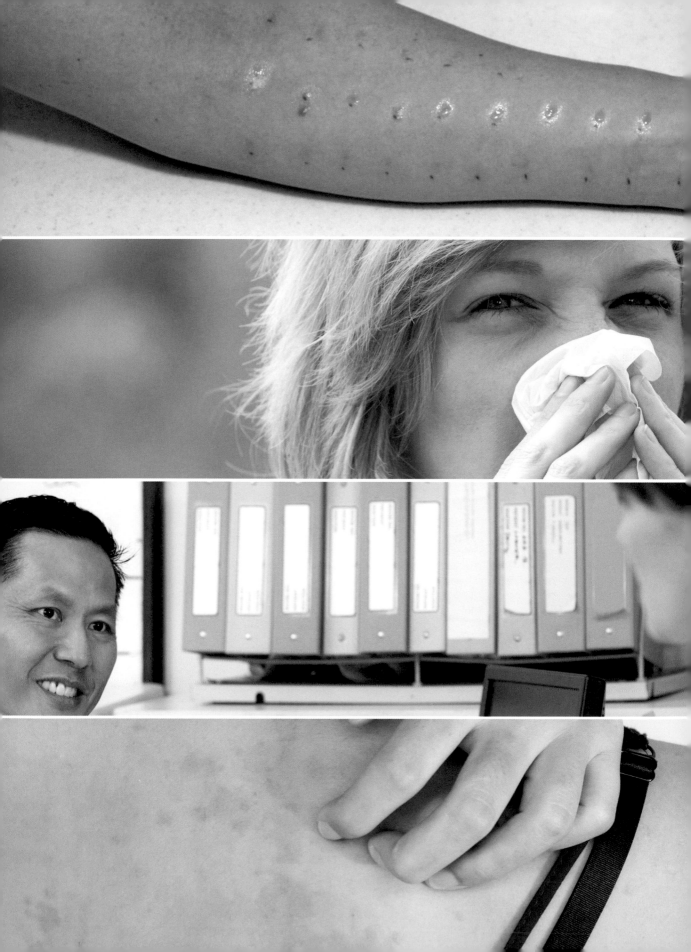

Qu'est-ce que l'allergie ?

Comprendre l'allergie

Le système immunitaire permet à notre organisme de se défendre contre les virus, les bactéries et les parasites en produisant des molécules chargées de reconnaître l'élément étranger, puis de le détruire. Dans une maladie allergique, la réponse immunitaire vis-à-vis d'une substance étrangère mais totalement inoffensive pour notre organisme est anormale et excessive. Ces substances étrangères inoffensives que nous respirons, touchons ou ingérons, appelées allergènes, habituellement très bien tolérées, engendrent des manifestations respiratoires, cutanées, oculaires ou gastro-intestinales chez les personnes allergiques.

Une anomalie de fonctionnement du système immunitaire

L'anomalie de fonctionnement du système immunitaire dans le cadre des allergies combine une prédisposition génétique, appelée atopie ou terrain atopique, des facteurs environnementaux et un dysfonctionnement d'un type de globules blancs appelés lymphocytes T régulateurs. Le défaut de fonctionnement « normal » de ces lymphocytes T régulateurs est le point clé qui déclenche la réponse immunitaire vis-à-vis d'un allergène chez les personnes allergiques.

1• Comment se produit la réaction allergique ?

Notre système immunitaire fabrique différents types de globules blancs pour nous défendre contre les attaques des virus, des bactéries et des parasites. Une fois les agents infectieux détruits, des globules blancs appelés lymphocytes T régulateurs arrêtent la réaction immunitaire. Ces lymphocytes T

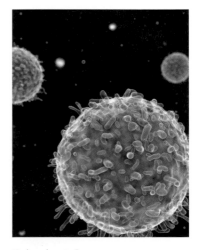

Un lymphocyte T

3

régulateurs empêchent également le déclenchement d'une réaction immunitaire vis-à-vis de substances inoffensives pour l'organisme telles que les allergènes par l'induction d'une tolérance. Chez les personnes allergiques, le nombre et l'activité des lymphocytes T régulateurs est moindre et les différents types de globules blancs libèrent des substances qui entre-tiennent une inflammation constante au niveau du site de pénétration de l'allergène. La réaction allergique se décompose en deux phases :

– une première phase de sensibilisation sans symptômes mais où l'organisme réagit de façon inadéquate à l'allergène ;
– puis une deuxième phase lors d'un nouveau contact avec l'allergène qui entraîne une réaction clinique, immédiate ou retardée.

QU'EST-CE QU'UN GANGLION ?

Lieu d'initiation de la réponse immunitaire, le ganglion est une petite glande où siègent différents types de globules blancs. Les cellules dendritiques reconnaissent les virus, les bactéries, les parasites ou les allergènes, les capturent et se déplacent vers les ganglions les plus proches. Elles y interagissent alors avec d'autres globules blancs pour déclencher la réponse immunitaire. Ceci explique donc que, lorsque vous êtes malade, vos ganglions gonflent.

2• La phase de sensibilisation

Lors du premier contact, l'allergène est pris en charge par une sorte de globules blancs sentinelles, les cellules dendritiques présentes au niveau du site de pénétration. Ces cellules capturent l'allergène, le découpent en petits morceaux et se déplacent jusqu'aux ganglions localisés à proximité du site de pénétra-tion de l'allergène. D'autres globules blancs, les lymphocytes B, produisent alors des anticorps ou immunoglobulines de type E (IgE) capables de reconnaître de façon tout à fait spécifique l'allergène. Ces protéines solubles produites par le système immunitaire reconnaissent leur cible, par exemple des bactéries, des allergènes ou des cellules par une extrémité, et des cellules du système immu-nitaire par l'autre extrémité. Quand un anticorps rencontre sa cible spécifique, il peut donc envoyer un signal à la cellule qui doit intervenir.

Une partie des immunoglobulines est présente dans la circulation sanguine tandis qu'une autre se fixe à la surface d'autres globules blancs présents au niveau des tissus, les mastocytes, mais aussi du sang, les basophiles. L'en-semble des éléments sont alors en place pour permettre, lors d'un second contact avec l'allergène, l'activation de ces cellules qui vont générer les symp-tômes de la réaction allergique.

BASOPHILES ET MASTOCYTES

Ces cellules inflammatoires, présentes dans le sang et dans les organes, sont particulièrement nombreuses dans la peau, les poumons et le tube digestif, ce qui explique la localisation des symptômes allergiques. Elles fabriquent et libèrent des substances qui dilatent les vaisseaux sanguins (vasodilatation) et contractent excessivement les muscles des bronches (bronchoconstriction).

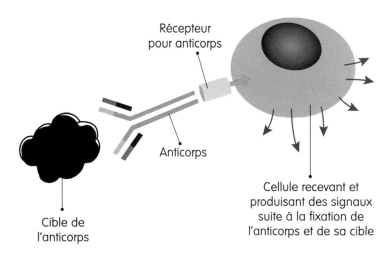

Récepteur pour anticorps

Anticorps

Cellule recevant et produisant des signaux suite à la fixation de l'anticorps et de sa cible

Cible de l'anticorps

La fixation d'un allergène par un anticorps

LA DÉGRANULATION DES MASTOCYTES

Les mastocytes, cellules présentes dans la peau et dans certains organes, recèlent de nombreuses granulations (petites masses rondes) qui contiennent des médiateurs chimiques comme l'histamine ou la tryptase. Dans certaines situations comme le contact avec un allergène, s'ils présentent à leur surface des IgE (immunoglobulines) spécifiques à celui-ci ou non spécifiques, ou lors de la baisse de la température dans l'urticaire au froid, les mastocytes explosent en libérant les médiateurs chimiques qu'ils contiennent. Cette réaction, appelée dégranulation, entraîne des réactions immédiates: urticaire, œdème, choc anaphylactique.

3• La réaction immédiate

La réaction immédiate se déroule dans les 10 à 20 minutes suivant l'exposition à l'allergène et provoque des symptômes tels que les éternuements, la crise d'asthme ou les démangeaisons de la peau. Pour provoquer les symptômes d'allergie, les IgE doivent être préalablement fixées sur certaines cellules, le plus souvent dans les tissus, ce sont les mastocytes, mais aussi dans le sang, ce sont les basophiles. Les mastocytes et les basophiles captent les IgE par des «crochets» moléculaires (les récepteurs) et les retiennent à leur surface. Cette fixation mène à la libération de petites vésicules contenant des substances chimiques qui engendrent les symptômes de la réaction allergique. Ce sont ces IgE fixées à la surface des mastocytes ou des basophiles qui sont dangereuses chez les sujets allergiques, car elles reconnaissent et captent leurs allergènes spécifiques lorsqu'il y a contact.

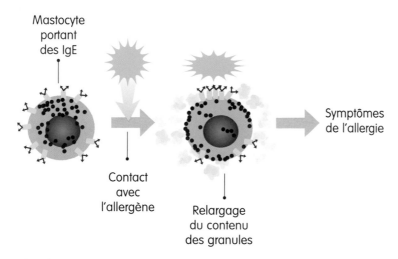

Mastocyte portant des IgE

Contact avec l'allergène

Relargage du contenu des granules

Symptômes de l'allergie

La libération des substances chimiques responsables de la réaction allergique

4• La réaction retardée

La réaction retardée, qui apparaît 4 à 6 heures après l'exposition à l'allergène, correspond à l'accumulation de l'ensemble des cellules inflammatoires. Celles-ci comprennent des lymphocytes T reconnaissant spécifiquement l'allergène, dits Th2, et des cellules endommageant la muqueuse respiratoire, les éosinophiles. La réaction retardée génère les mêmes symptômes allergiques que la réaction immédiate mais de façon plus chronique. L'inflammation locale aboutit, à long terme, à une modification de l'architecture de l'organe concerné.

QUELQUES MOLÉCULES IMPLIQUÉES DANS LA RÉACTION ALLERGIQUE

Les principales substances libérées par les basophiles et les mastocytes sont l'histamine, la tryptase, les prostaglandines et les leucotriènes :
- L'histamine, responsable des principaux symptômes, entraîne une importante dilatation des vaisseaux sanguins qui peut conduire à une chute de la pression artérielle. Elle induit également la contraction des bronches, la formation d'œdème, des démangeaisons et de l'urticaire. C'est pourquoi les traitements antihistaminiques, qui bloquent l'action de l'histamine, sont prescrits en cas d'allergie.
- La tryptase est surtout impliquée dans la contraction des bronches, mais un taux élevé peut aussi provenir de certaines maladies non allergiques comme la mastocytose qui implique les mastocytes.
- Les leucotriènes et les prostaglandines augmentent la perméabilité des vaisseaux sanguins, ce qui conduit à un fort rassemblement de cellules inflammatoires au niveau du site de pénétration de l'allergène, et donc à la formation d'un œdème. Ces molécules mènent également à la contraction des bronches. Des antileucotriènes peuvent être prescrits notamment pour l'asthme à l'effort.

Les mastocytes et basophiles libèrent également des cytokines qui ont pour effet de rassembler secondairement différents types de globules blancs là où les allergènes ont pénétré, ce qui aboutit à une réaction retardée plusieurs heures après.

UN AUTRE MÉCANISME, L'HYPERSENSIBILITÉ CUTANÉE RETARDÉE

Dans l'hypersensibilité retardée, la peau réagit envers des molécules chimiques de très petite taille appelées haptènes. L'haptène qui pénètre la peau est capturé par une cellule dendritique qui l'amène aux ganglions lymphatiques. Là, il est présenté à des lymphocytes T qui gardent ce contact en mémoire. C'est la phase de sensibilisation où il n'y a pas de maladie. Lorsque la peau se retrouve en contact avec le même haptène, les cellules dendritiques le présentent aux lymphocytes T mémoires qui le reconnaissent comme «non désirable», s'activent, se multiplient, libèrent des substances induisant des lésions cutanées comme une plaque d'eczéma. Ce processus est lent : il s'écoule plusieurs heures ou plusieurs jours entre le contact avec l'haptène et les manifestations allergiques, c'est pourquoi on parle d'*hypersensibilité retardée*. C'est ce mécanisme qui est à l'œuvre dans les allergies de contact, induites par les allergènes que vous touchez, et qui donnent des eczémas ou des urticaires de contact.

Des maladies allergiques de plus en plus fréquentes

Les allergies constituent une des causes les plus fréquentes des affections chroniques dans les pays industrialisés, et sont en train de se diffuser dans le reste du monde. Environ 2 milliards de personnes, un tiers de l'humanité, ont déjà subi un asthme, une rhinite, une dermatite atopique (appelée aussi eczéma), une urticaire, une allergie alimentaire… dans leur vie. L'Organisation mondiale de la santé a classé l'allergie au quatrième rang des pathologies mondiales. Au Québec, on estime à près de 25 % le pourcentage d'individus de 15 ans et plus atteints d'une allergie non alimentaire.

1• Asthme, rhinite et dermatite, le trio de tête

Le nombre d'asthmatiques à travers le monde s'élève à 300 millions, alors que la mortalité mondiale par asthme est estimée à près de 250 000 décès, dont une majorité évitable et 80 % survenant dans les pays à revenus faibles ou intermédiaires. La forte variabilité de la fréquence des formes sévères d'asthme résulte principalement de l'absence de standardisation de la définition utilisée, mais aussi d'une réelle hétérogénéité géographique. Néanmoins, la fréquence de l'asthme sévère peut être estimée entre 1 et 3 % de la population générale chez les enfants et les adultes.

Plus de 600 000 Québécois souffrent d'asthme, soit environ 7,5 % de la population totale. Une cause allergique est retrouvée chez 70 à 80 % des adultes asthmatiques et chez 80 à 90 % des enfants atteints. Les enfants ont plus de risques de souffrir d'asthme que les adultes. Les hommes sont globalement autant concernés que les femmes, mais il existe des différences selon l'âge, les jeunes garçons étant plus touchés par la maladie que les filles. Moins d'un asthmatique sur deux a recours à un traitement de fond, c'est-à-dire un traitement approprié pour réduire et maîtriser l'intensité des symptômes asthmatiques.

Chez six asthmatiques sur dix, le niveau de contrôle des symptômes d'asthme est insuffisant : partiellement contrôlé dans 46 % des cas et totalement contrôlé dans 15 %. Parmi ces derniers, un quart ne prend pas de traitement de fond, c'est-à-dire tous les jours. Être obèse, fumer, vivre dans un ménage à faibles revenus ou de structure monoparentale augmente le risque d'avoir un asthme totalement non contrôlé. Chaque année, au Canada, la maladie occasionne près de 70 000 visites à l'urgence, 4 000 hospitalisations et entre 150 et 300 décès. Il s'agit de morts évitables.

La rhinite allergique touche 500 millions de personnes à travers le monde, 20 à 40 % de la population générale européenne et nord-américaine dont 15 à 20 % sont atteints d'une forme sévère de la maladie. La rhinite allergique est plus fréquente chez les enfants et les adolescents que chez les adultes et dès l'adolescence chez les femmes que chez les hommes. Au Québec, la rhinite allergique pourrait toucher entre 17 % et 27 % des personnes. Le pollen de l'herbe à poux est le facteur déclenchant mentionné le plus fréquemment.

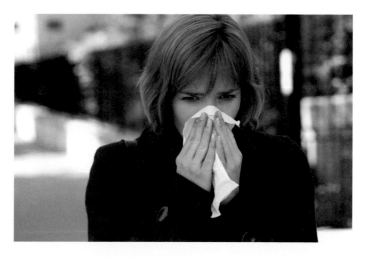

Il est difficile de connaître la fréquence exacte de la dermatite atopique, surtout en l'absence d'un diagnostic médical confirmant la maladie. Au Canada, plus de deux millions d'enfants et d'adultes seraient atteints d'eczéma. Dans le reste du monde, les études par questionnaire aboutissent à des fréquences variant de 7 à 28 %, les études par examen médical de 6 à 16 %.

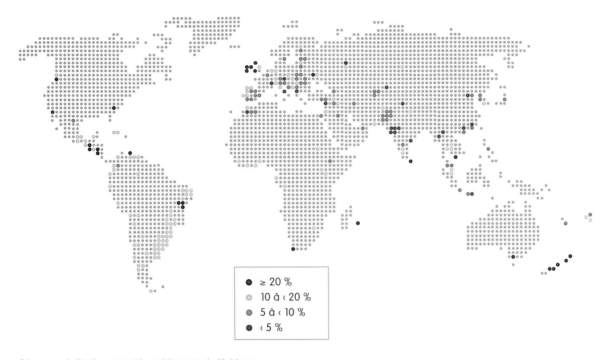

- ● ≥ 20 %
- ○ 10 à ‹ 20 %
- ● 5 à ‹ 10 %
- ● ‹ 5 %

Fréquence de l'asthme parmi les adolescents de 13-14 ans

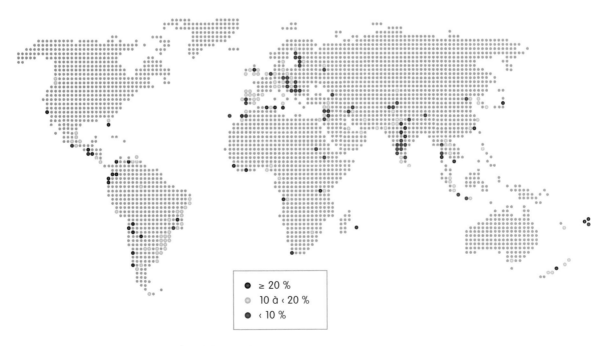

- ● ≥ 20 %
- ○ 10 à ‹ 20 %
- ● ‹ 10 %

Fréquence de la rhinite allergique parmi les adolescents de 13-14 ans

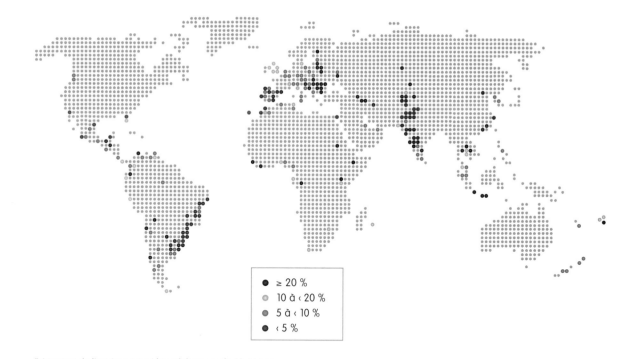

Fréquence de l'eczéma parmi les adolescents de 13-14 ans

Source : étude ISAAC (The International Study of Asthma and Allergies in Childhood) ; *cf.* : http://isaac.auckland.ac.nz

L'asthme et les allergies ont connu une augmentation considérable au cours de la seconde moitié du xxe siècle. Depuis, ces pathologies continuent de croître dans la plupart des pays, et particulièrement dans ceux qui affichaient jusqu'à présent des niveaux bas ou moyens de fréquence. Selon certaines estimations, la proportion d'allergiques devrait atteindre 50 % entre 2035 et 2050. Au Québec, tout comme en France, on assisterait à une stabilisation de la fréquence de l'asthme et à une diminution des hospitalisations et de la mortalité associées. Ces résultats sont en faveur d'une amélioration du recours aux soins et du traitement de l'asthme. Toutefois, le nombre de personnes souffrant de rhinite allergique et de dermatite atopique ne cesse d'augmenter d'après les dernières données disponibles.

Il faut la rencontre entre le terrain génétique et l'environnement pour que l'asthme et les allergies se développent ou s'aggravent. Le rôle de plusieurs facteurs environnementaux susceptibles de provoquer des réactions allergiques ou d'irriter les voies respiratoires et les autres organes touchés par les allergies commence à être désormais bien établi :

– les allergènes à l'intérieur des habitations tels que les acariens dans la literie, les tapis et les meubles rembourrés, les moisissures et la salive, les poils, les urines des animaux de compagnie ;

QUELLE EST L'INFLUENCE DE L'ENVIRONNEMENT DANS LE DÉVELOPPEMENT DES ALLERGIES ?

Les allergies ont une base génétique. Si nos gènes n'ont pas changé dans leur structure en l'espace de 20 ans, leur expression a pu être modifiée par notre environnement : c'est le concept récent de l'épigénétique. L'augmentation des températures et de l'hygrométrie, les modifications du régime alimentaire, l'amélioration de l'hygiène et l'augmentation de la pollution modifient le développement des maladies allergiques. La pollution gazeuse par le monoxyde de carbone, l'ozone et le dioxyde de soufre et la pollution particulaire provenant des particules émises par les véhicules diesel liées aux activités humaines influent sur les maladies allergiques. Cette pollution gazeuse et particulaire intervient dans l'amplification des réactions allergiques mais aussi dans leur développement. Les particules fines et ultrafines sont les plus délétères, parce qu'elles pénètrent profondément dans les poumons.

– les allergènes extérieurs tels que les pollens et les moisissures, la fumée du tabac, la pollution, certains produits chimiques irritants à la maison (produits ménagers, spray, formaldéhyde présent dans de nouveaux meubles…), à la garderie ou à l'école, le stress.

Cependant, ces facteurs n'expliquent pas complètement l'augmentation de la fréquence de l'asthme et des allergies à laquelle nous assistons depuis quelques décennies.

2• Des coûts énormes pour la société

Peu de pays ont chiffré les coûts associés aux allergies. Aux États-Unis, le coût annuel de l'asthme est estimé à près de 18 milliards de dollars. Les coûts directs, c'est-à-dire surtout les hospitalisations, représentent près de 10 milliards de dollars et les coûts indirects, soit la perte de revenus en raison de maladie ou de décès, près de 8 milliards de dollars.

Pour les adultes, l'asthme est la quatrième cause d'absentéisme et de «présentéisme» (être au travail mais sans avoir la productivité attendue), ce qui représente près de 15 millions de jours perdus (ou «moins productifs») chaque année, soit près de 3 milliards de dollars parmi les «coûts indirects». Parmi les enfants âgés de 5 à 17 ans, l'asthme est la première cause d'absentéisme scolaire. Il représente une perte annuelle de plus de 14 millions de jours d'école par an (environ 8 jours pour chaque élève asthmatique) et plus d'hospitalisations que toute autre maladie de l'enfance.

L'asthme est un problème de santé qui coûte un milliard de dollars au Canada. En 2010, les dépenses reliées aux hospitalisations dues à l'asthme se sont élevées à plus de 250 millions de dollars. Le coût des traitements fournis par les médecins à ces patients à cette même période s'estime à 196 millions de dollars. Le coût des médicaments prescrits contre l'asthme s'évaluait à 536 millions de dollars. Finalement, les coûts indirects associés à l'asthme, journées d'arrêt de travail incluses, sont estimées à 646 millions de dollars.

La rhinite allergique a également un impact économique important en dépit de sa bénignité. Son coût médical direct total est d'environ 3,4 milliards de dollars aux États-Unis, près de la moitié venant des médicaments prescrits par le médecin. Au Québec, en 2005, les coûts reliés à la rhinite allergique se situaient entre 156 et 240 millions de dollars par année. Cette estimation ne reflète pas forcément la réalité car certaines personnes ne consultent pas et ne prennent jamais de traitement pour leur rhinite. À ces coûts, il faut rajouter ceux associés au retentissement de la rhinite allergique sur les maladies qui lui sont classiquement associées comme la sinusite et l'asthme.

Aucune estimation des coûts directs et indirects n'a été faite pour les autres formes d'allergie au niveau de la population générale. Le coût annuel pour un salarié souffrant d'une dermatite atopique a été estimé à environ 1 000 dollars aux États-Unis.

Quels sont les facteurs d'aggravation des allergies?

Les enfants exposés au tabagisme, aux pollens, aux moisissures ou à la pollution atmosphérique chimique ont recours plus souvent au médecin, sont plus fréquemment hospitalisés et utilisent plus de médicaments pour leurs crises d'asthme et d'allergie que ceux qui ne sont pas exposés. Le stress à la suite de certains événements graves de la vie peut aussi déclencher des crises d'asthme ou d'allergie.

La transmission de l'asthme et des autres allergies est surtout maternelle, ce qui renforce l'hypothèse que la vie précoce est importante dans leur développement. La mère et l'enfant partagent certains gènes, mais surtout le même environnement in utero et dans la petite enfance. Cette hypothèse est étayée par le fait que plusieurs des facteurs de risque des allergies agissent pendant les premières années de vie lorsque le système immunitaire et les organes de l'enfant se développent. Avant la naissance et dès les premiers jours de vie, certains événements peuvent influencer le développement de l'asthme et des autres allergies. Ces facteurs se divisent entre ceux qui promeuvent la sensibilisation allergique, en réponse à l'exposition à un allergène, et ceux qui influent directement sur les organes atteints par les symptômes allergiques tels que les voies aériennes, la peau, les yeux… Par ailleurs, certains facteurs agissent à la fois sur le développement de la sensibilisation allergique et sur les organes cibles des manifestations allergiques.

1• Quels sont les facteurs de la sensibilisation allergique ?

Le fœtus est exposé aux allergènes alimentaire ou de l'air que la mère rencontre à travers le placenta. Ces allergènes ainsi que les IgE correspondantes sont retrouvés dans le sang du cordon du bébé et un nombre important d'enfants présentant des IgE dans leur sang deviendront allergiques. Des IgE spécifiques sont retrouvées aussi plus tard dans la vie dans le sang des allergiques. Les allergènes le plus fréquemment retrouvés sont l'acarien, les pollens et le chat. Cependant, l'exposition aux animaux domestiques ne semble pas contribuer au développement des allergies chez l'enfant. En fait, les enfants exposés à des chats et des chiens dans leur première année de vie seraient moins à risque.
Les changements climatiques auraient notamment pour effet d'augmenter la production de moisissures et pollens par les plantes dans certaines régions du monde et de ce fait les IgE spécifiques aux allergènes correspondants.
Le stress joue aussi un rôle dans la sensibilisation allergique. Des niveaux plus élevés d'IgE spécifiques aux acariens et un nombre plus important d'asthme et d'allergie ont été observés parmi les enfants dont les mères avaient montré des niveaux de stress plus élevés pendant la grossesse que les autres mères, qu'il s'agisse de problèmes financiers, relationnels ou de soucis de santé. Cet effet existait aussi lorsque la mère avait été exposée à des niveaux faibles d'allergènes d'acariens pendant la grossesse, ce qui suggère que le stress comptait plus que l'exposition allergénique dans le développement du système immunitaire de l'enfant.

2• Quels sont les facteurs agissant au niveau des organes touchés par les allergies ?

Un poids de moins de 2,5 kg à la naissance et la prématurité ont été associés à un risque accru d'asthme. Le retard dans la croissance de l'enfant serait la cause d'une réduction de la fonction respiratoire.
L'asthme de l'enfant a aussi été mis en relation avec plusieurs événements de la vie précoce. Les menaces d'avortement, la mauvaise présentation du fœtus, la naissance par césarienne, l'hospitalisation de l'enfant pendant les premiers jours de vie représentent les risques les plus importants. Le mécanisme d'action serait celui de la souffrance du nourrisson. L'asthme a également été associé avec la présence de colique post-prandiale, c'est-à-dire après la tétée ou le biberon. Mais il n'est pas exclu que le tabagisme maternel pendant la

grossesse soit la vraie explication du lien observé, puisque la colique est plus fréquente chez les enfants de mères fumeuses. Lorsque la mère prend de l'acétaminophène pendant la grossesse, les enfants seraient plus souvent atteints d'asthme et d'allergies.

Une mauvaise alimentation de la mère durant les 30 à 34 premières semaines de la grossesse a des répercussions sur les poumons et les voies aériennes qui ne se développent pas suffisamment. Ce retard de croissance est rattrapé dès la naissance par une activité accrue de ces organes, ce qui augmente les risques des maladies qui en dépendent comme l'asthme. Par ailleurs, le régime maternel pendant la grossesse peut être à l'origine de changements structuraux de type épigénétique, empêchant à certains gènes de s'exprimer, ce qui peut aussi augmenter le risque d'asthme et d'allergie. Le rôle spécifique des aliments consommés par la mère pendant la grossesse commence seulement à être investigué. Les antioxydants alimentaires et un bon rapport oméga-3/oméga-6 pourraient être particulièrement importants durant la grossesse et au cours de la jeune enfance. Ces facteurs ne font pas consensus et leur rôle est encore à l'étude.

3• Quels sont les facteurs multiples d'aggravation ?

Le rôle de certains facteurs agissant à la fois sur la sensibilisation allergique et sur les organes cibles des manifestations allergiques commence à être bien établi.

Le tabagisme maternel pendant la grossesse semble affecter les mécanismes complexes qui régulent les différentes sortes de lymphocytes responsables des réponses immunitaires contre les agressions infectieuses, et de ce fait la réponse des nouveau-nés aux allergènes. Le tabagisme maternel pendant la vie utérine ainsi que l'exposition à la fumée secondaire durant la petite enfance agissent aussi sur le rétrécissement des voies aériennes.

La pollution de l'air à l'intérieur et à l'extérieur des locaux est un facteur de risque d'asthme et d'allergie par le biais d'une action sur le système immunitaire et sur les organes cibles. Les fœtus et les nourrissons exposés à la pollution atmosphérique souffrent plus souvent de nombreux types de problèmes de santé : faible poids de naissance, naissance prématurée, malformations congénitales, diminution de la croissance pulmonaire, qui sont des facteurs de risque d'asthme. La pollution automobile, le diesel surtout, en serait responsable ; elle augmente constamment alors que la pollution industrielle a fortement diminué.

La relation entre l'exposition aux produits chimiques pour le nettoyage domestique et aux polluants extérieurs et la réduction de la fonction pulmonaire commence à être bien établie, à la fois pour l'asthme de l'enfant et celui de l'adulte. Les enfants dont les mères ont utilisé trop fréquemment de tels produits pendant la grossesse ainsi que les femmes les employant continuellement à la maison et au travail ont un risque accru d'asthme. Les produits les plus incriminés sont les sprays qui pénètrent aisément dans les voies aériennes par inhalation.

D'AUTRES HYPOTHÈSES À L'ÉTUDE

Chez les enfants, il y aurait une relation inverse entre l'asthme-allergies et le taux de vitamine D ; un déficit en vitamine D a été observé chez ceux souffrant d'asthme et d'eczéma. De plus, la difficulté à bien contrôler l'asthme et les allergies chez les enfants et les adolescents obèses pourrait résulter en partie d'une déficience en vitamine D. La vitamine D pourrait avoir un effet sur la réponse de type allergique par le biais d'une action sur le système immunitaire. Par ailleurs, le taux de vitamine D est inversement associé à l'utilisation de corticoïdes utilisés dans le traitement de l'asthme et des allergies, à l'aggravation de l'obstruction bronchique et aux exacerbations de l'asthme. Enfin, une croissance fœtale disproportionnée serait aussi un facteur aggravant. Par exemple, un périmètre crânien supérieur à 37 cm a été associé avec un niveau élevé d'IgE à la naissance.

Quels sont les facteurs responsables de l'augmentation des allergies ?

Le patrimoine génétique nécessitant des périodes très longues pour se modifier, les facteurs environnementaux habituellement associés à l'asthme et aux allergies, qui ont connu des modifications importantes dans les dernières décennies, peuvent expliquer l'augmentation de l'asthme et des allergies.

1• Les changements dus à l'urbanisation

On associe de plus en plus l'augmentation des cas d'asthme et des allergies à l'urbanisation. Indépendamment de la pollution atmosphérique, certaines habitudes urbaines favoriseraient le contact avec les acariens : le confinement ou le manque d'activité physique qui fait rester devant la télé en contact avec certains allergènes… L'obésité est également un facteur de risque d'asthme. Certains pollens dus aux monocultures de plantes sont de plus en plus présents en ville. De même, les citadins passent jusqu'à 80 % de leur temps à l'intérieur des locaux où ils sont de plus en plus exposés à la pollution atmosphérique chimique ou biologique. Le déficit en vitamine D retrouvé parmi les habitants des villes a été associé à l'asthme dès l'enfance, surtout chez les garçons. Un régime alimentaire pauvre en vitamines C et E et en caroténoïdes et antioxydants (comme le sélénium) chez les citadins a aussi été mis en relation avec l'augmentation de l'asthme et des allergies. Un manque d'antioxydants dans les poumons rendrait le système respiratoire plus sensible aux dommages oxydatifs et à l'inflammation. De même, une consommation accrue d'acides gras oméga-6 que l'on retrouve principalement dans certaines huiles végétales telles que l'huile de maïs, l'huile et les graines de tournesol… au détriment des oméga-3 contenus dans les poissons gras ou les graines de lin…, typique de l'alimentation occidentale, engendrerait une augmentation de l'asthme et des allergies. Enfin, le stress de la vie en ville a été lié à l'asthme et surtout à l'asthme grave. La diminution des infections liées à l'occidentalisation serait aussi responsable de l'augmentation des allergies, mais cette hypothèse est controversée.

2• Des personnes plus fragiles

L'augmentation du nombre de maladies allergiques serait due aussi à l'accroissement de la susceptibilité individuelle. Certaines personnes seraient fragilisées par certains événements de la vie précoce, le régime alimentaire, la prise de médicaments, l'exposition à la pollution. Plusieurs événements de la vie in utero comme la prise d'hormones et de médicaments par les mères ou la souffrance fœtale agiraient sur la fragilité individuelle. Le délaissement de l'allaitement jouerait aussi un rôle important. Le lait maternel modifie la

UN EXCÈS D'HYGIÈNE ?

Les progrès de l'hygiène ont apporté une nette amélioration de notre santé. Cependant, un excès d'hygiène pourrait présenter des désavantages. Selon l'hypothèse «hygiéniste», le manque d'exposition dans la petite enfance à des agents infectieux, tels que micro-organismes symbiotiques dans la flore intestinale (les probiotiques) et parasites, augmenterait la susceptibilité aux maladies allergiques par la suppression du développement naturel du système immunitaire, à savoir celui de la réponse de type cellulaire de défense contre les infections. Une augmentation de l'incidence de l'asthme et des allergies a été constatée alors que la propreté progressait dans les pays industrialisés et que les traitements tels que vaccins, antiviraux ou antibiotiques pour prévenir et traiter les infections étaient plus accessibles. Les familles, de moins en moins nombreuses, ce qui réduit les échanges d'infections entre frères et sœurs, se retrouvent avec de plus en plus d'enfants allergiques. Les enfants placés en garderie ont plus d'infections, mais moins d'allergies. Les enfants nés et élevés dans les fermes où ils sont exposés à une multitude de bactéries et moisissures sont moins allergiques. Toutefois, les données sont contradictoires en particulier en ce qui concerne l'asthme parmi les enfants pauvres des États-Unis, qui souffrent souvent d'infections mais aussi d'asthme et d'allergies graves.

composition de la flore intestinale du nourrisson. Combiné à une exposition à des virus et des bactéries, l'allaitement contribuerait à une bonne maturation du système immunitaire. Les changements des comportements exacerberaient la susceptibilité individuelle en intervenant dans le fonctionnement du système immunitaire et de certains organes. La consommation de vitamines et oxydants a diminué depuis une trentaine d'années, le stress augmente en raison de la vie moderne, l'indice de masse corporelle s'est accru entre autres à la suite de moins d'activité physique. Les obèses ont plus d'asthme, surtout les femmes pour des raisons hormonales.

VRAI-FAUX

« DES EXAMENS PEUVENT PRÉDIRE SI MON ENFANT EST ALLERGIQUE À LA NAISSANCE. »

FAUX
Aucun examen ne permet de prédire avec certitude le devenir allergique d'un enfant à la naissance.

L'allergie est-elle héréditaire ?

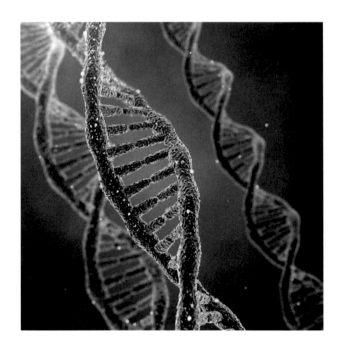

Il existe bien une composante héréditaire dans l'allergie. Un enfant dont les deux parents sont allergiques a un risque de 60 % d'être lui-même allergique. Si un seul parent est allergique, le risque diminue à 30 %. Si aucun parent n'est allergique, l'enfant ne développera une allergie que dans 15 % des cas. Cependant, il ne s'agit pas, sur le plan génétique, d'une anomalie isolée sur un gène déterminant une maladie, comme par exemple dans la fibrose kystique ou d'autres maladies héréditaires. L'allergie est associée à de multiples variantes génétiques dont l'expression pourra être modulée par l'environnement au sens large comprenant les infections, les contacts allergéniques, la pollution… Son expression peut être différente au sein d'une même famille. Le type d'allergie, l'âge de début et les symptômes, sa gravité varient à la fois entre les parents et les enfants, mais également au sein de la fratrie. Beaucoup d'autres paramètres influencent l'apparition des maladies allergiques, ce qui explique ces différences.

La connaissance des variations génétiques associées à l'allergie progresse aujourd'hui grâce aux analyses sur le génome complet ou sur des gènes présélectionnés, réalisées à grande échelle chez des individus sains et malades. Ces études ont comme objectif de déterminer les variations géniques (les polymorphismes) associées aux maladies allergiques. Les nombreux gènes qui pourraient être impliqués correspondent à des molécules qui interviennent dans la réaction inflammatoire, l'intégrité de la peau dont la filagrine, les défenses contre les infections, la réponse aux traitements médicamenteux… Comprendre les mécanismes génétiques de l'allergie pourrait ouvrir des perspectives de prévention ou de nouveaux traitements ciblés sur les mécanismes en cause.

L'évolution naturelle des maladies allergiques

L'évolution naturelle des maladies allergiques est connue par l'analyse des populations américaines, australiennes et européennes de nouveau-nés devenus adultes. Elles peuvent évoluer vers la guérison, l'amélioration – spontanément ou grâce au traitement – ou l'aggravation. On observe également le passage d'une maladie allergique à une autre ou encore l'association de différentes maladies allergiques. On parle alors de «marche allergique», «marche atopique» ou encore de «carrière de l'allergique».

LES GÈNES DE LA FILAGRINE DANS LA DERMATITE ATOPIQUE

La filagrine est une protéine qui participe au rôle de «barrière» de la peau. Les mutations génétiques amenant à un défaut de production de cette protéine sont retrouvées chez environ 50% des personnes atteintes d'une dermatite atopique modéré à sévère. Dans ce cas, la dermatite a tendance à persister et le risque de développer un asthme est plus important. Il s'agit alors d'une maladie allergique particulière touchant différents organes – la peau et les voies aériennes – et associée à des sensibilisations multiples vis-à-vis d'allergènes respiratoires et alimentaires. Chez ces personnes, on peut parler de prédisposition génétique ou «marche atopique».

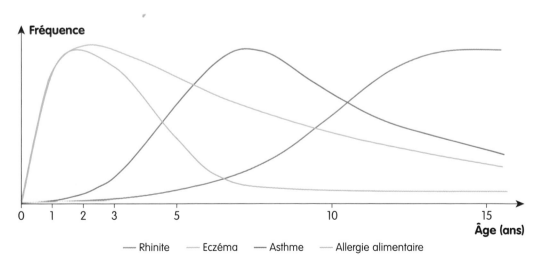

L'évolution naturelle des maladies allergiques : la marche allergique

1 • D'une maladie à l'autre

UNE HISTOIRE VÉCUE...

Théo a 4 mois quand ses parents consultent leur pédiatre pour de l'urticaire autour de la bouche et des vomissements après les boires. Ce problème s'est beaucoup aggravé au moment du passage de l'allaitement maternel à l'introduction d'un lait maternisé premier âge. Le pédiatre a confirmé une allergie au lait par un test sur la peau (prick-test) et a proposé un lait sans protéines du lait de vache. Les symptômes sont disparus... et le lait de vache a été réintroduit à l'âge de 13 mois, sans aucun problème, après un test à l'hôpital.

Théo revoit son pédiatre à l'âge de 3 ans, car il a présenté depuis la rentrée des classes, 4 mois plus tôt, plusieurs bronchites avec des sifflements. Il tousse facilement entre ces épisodes. Des nouveaux tests cutanés montrent cette fois une sensibilisation aux acariens.

Lors de la consultation, la mère de Théo raconte qu'elle a présenté dans l'enfance un eczéma, puis à l'adolescence un asthme et un rhume des foins. Elle a alors bénéficié d'une désensibilisation par injection. Après plus d'un an ans sans symptômes, elle décrit la récidive d'une gêne fréquente quand elle pratique le sport et d'une rhinite au dernier printemps... Ces symptômes sont réapparus alors qu'elle a repris la cigarette...

Théo passe d'une maladie allergique à l'autre, allergie au lait de vache puis asthme. Chez sa mère, on retrouve le caractère variable de l'expression des maladies allergiques : expression dans l'enfance, extinction prolongée des symptômes, puis reprise à l'âge adulte, peut-être favorisée par le tabagisme... Les maladies allergiques peuvent débuter à tout âge de la vie, y compris chez les bébés. Elles touchent différents organes ou parties du corps, prennent différentes expressions et peuvent être associées entre elles. Ainsi, on parle d'allergie respiratoire, c'est-à-dire de rhinite allergique (par exemple le rhume des foins), d'asthme allergique (sifflements), d'allergie cutanée sous forme aiguë (urticaire), ou plutôt chronique (eczéma encore appelé dermatite atopique), d'allergie alimentaire avec des présentations diverses et aiguës dès l'ingestion de l'aliment.

Les manifestations cutanées (eczéma) et l'allergie alimentaire sont très fréquentes dans la petite enfance. Leur fréquence diminue alors que les maladies allergiques respiratoires telles que l'asthme et la rhinite deviennent prédominantes. Un nourrisson asthmatique risque davantage de développer un asthme ultérieurement si les tests allergiques, prise de sang pour les IgE ou surtout test cutané, sont positifs, mettant en évidence la présence d'un terrain allergique. La sensibilisation pour des allergènes inhalés comme les acariens ou les pollens est associée à un risque beaucoup plus important de présenter un asthme qu'une sensibilisation à un aliment, comme le lait ou l'œuf. L'enfant qui développe dans les premiers mois de la vie un eczéma a un risque plus important de présenter une allergie respiratoire, notamment un asthme. De la même façon, les jeunes enfants souffrant d'une authentique allergie alimentaire, notamment vis-à-vis du lait ou encore de l'œuf ou de l'arachide, ont un risque certain de développer une allergie respiratoire. La marche allergique s'exprime particulièrement au niveau des voies aériennes. Ainsi, le développement d'une rhinite allergique dans l'enfance, par exemple aux acariens, ou encore aux pollens de graminées ou d'arbres, constitue un risque important de développer ultérieurement un asthme.

VRAI-FAUX

« LES MALADIES ALLERGIQUES RESPIRATOIRES N'EXISTENT PAS CHEZ LE NOURRISSON. »

FAUX
Dès le premier mois, les nourrissons peuvent souffrir d'asthme, de dermatite atopique et d'allergie alimentaire.

VRAI-FAUX

« TOUTES LES ALLERGIES SONT IDENTIQUES EN TERMES DE GRAVITÉ OU D'ÉVOLUTION. »

FAUX
On sait par exemple que l'allergie au lait ou à l'œuf a de fortes chances de guérir dans les premières années de la vie.

2• Plusieurs à la fois, qui vont et viennent

La marche allergique peut prendre la forme d'un enrichissement du tableau allergique. Des enfants développent un eczéma très actif dans les premiers mois de la vie, puis rapidement une allergie respiratoire sous la forme d'une rhinite et d'un asthme. Ils présentent fréquemment une allergie alimentaire. On appelle cela un syndrome dermo-respiratoire. L'eczéma et l'asthme de ces enfants sont souvent plus sévères et donc plus difficiles à traiter.

Une maladie allergique peut arriver à l'adolescence ou à l'âge adulte, après une période silencieuse. Des adultes conservent un risque plus élevé de développer un asthme s'ils ont souffert d'eczéma avant l'âge de 7 ans, alors qu'ils n'ont présenté aucun signe d'allergie, ni à l'adolescence ni jeunes adultes. Le corps garde en mémoire le terrain allergique qui s'est exprimé dans l'enfance.

Enfin, l'évolution naturelle des maladies allergiques n'est pas inéluctable. Certaines allergies alimentaires, notamment au lait ou à l'œuf, guérissent définitivement, sans qu'il y ait d'autres affections allergiques ultérieures.

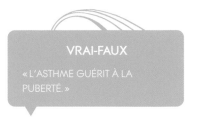

VRAI-FAUX

« L'ASTHME GUÉRIT À LA PUBERTÉ. »

FAUX
L'asthme peut s'améliorer à certains moments de la vie, mais revenir aussi quelques années plus tard, comme le montrent bien les études qui ont suivi des jeunes enfants jusqu'à l'âge adulte.

Quand consulter?

Les symptômes d'une allergie sont très variés, aussi bien au niveau des organes touchés que de la gravité. Les signes qui doivent interpeller au niveau de la sphère ORL et respiratoire sont la rhinite, la conjonctivite, ainsi que l'asthme qui peut être grave lorsqu'il n'est pas bien stabilisé. Les symptômes qui affectent la peau, urticaire, eczéma ou œdème, peuvent gêner considérablement le quotidien bien qu'ils soient rarement graves. Les ballonnements et autres désagréments digestifs sont plus rarement des manifestations allergiques.

Nombre de ces symptômes, souvent négligés, paraissent d'autant plus bénins qu'ils peuvent aller et venir au gré des circonstances et des saisons comme le banal rhume des foins. Pourtant, dans bien des cas, l'allergologue peut vous proposer des traitements pour soulager les symptômes ou éviter leur aggravation avec le temps.

LES URGENCES

Il arrive que les symptômes s'étendent rapidement à plusieurs organes, c'est le choc anaphylactique. De même, si un œdème atteint le larynx, il peut entraîner une asphyxie. Il faut immédiatement appeler les secours (911).

La rhinite allergique

La rhinite est une maladie inflammatoire des muqueuses du nez, le plus souvent due à un virus ; c'est le banal rhume hivernal. La rhinite allergique, qui se manifeste par des symptômes similaires mais dont l'origine est immunologique, touche près de 400 millions d'individus dans le monde et jusqu'à 20 % des enfants d'âge scolaire. Sa fréquence est certainement sous-estimée en raison de ses signes très banaux qui peuvent facilement passer inaperçus. Les symptômes se développent durant les vingt premières années de la vie, parfois dès l'âge de 2 ans. La fréquence de la rhinite allergique dans la population augmente avec l'âge, surtout chez les enfants issus de familles dont plusieurs membres souffrent d'atopie (prédisposition aux allergies) : rhinite allergique, asthme ou eczéma.

La rhinite allergique est très fréquemment associée à de l'asthme : toux nocturne, respiration sifflante, toux et/ou sifflements induits par l'exercice, essoufflement anormal, oppression thoracique. Elle altère la qualité de vie en raison de la fatigue et des troubles de l'attention qu'elle entraîne et peut retentir sur les résultats scolaires ou le travail. Les adolescents allergiques aux pollens d'arbres durant le printemps (rhinite allergique saisonnière) échouent plus souvent aux examens de fin d'année. Par ailleurs, ils peuvent se sentir embarrassés par la prise des traitements ou l'altération de leur aspect physique.

1• Quels sont les signes évocateurs d'une rhinite allergique ?

Les principaux symptômes sont l'écoulement permanent d'un liquide souvent clair par les deux narines (rhinorrhée claire), des larmoiements, des éternuements répétés en salves, un nez bouché et des démangeaisons du nez, du palais, de la gorge, de l'intérieur des oreilles dans les conduits auditifs (prurit naso-pharyngé). Ils durent généralement plus d'une heure par jour, et sont souvent déclenchés dans un même lieu, après un même contact, à une même période.

Chez les enfants apparaissent des tics de reniflements, des grimaces, des frottements du nez avec parfois une marque horizontale sur le nez, des raclements de gorge et parfois une diminution du goût et de l'odorat. Ils sont souvent pâles, fatigués. Les liens de la rhinite allergique avec les otites ou la sinusite sont possibles mais restent encore imprécis. Avoir le nez bouché en permanence peut retentir sur la qualité du sommeil avec une respiration buccale, des ronflements et parfois des pauses respiratoires aggravant des apnées du sommeil existantes, des problèmes dentaires, une fatigue chronique ainsi que des troubles du développement. Les signes d'allergie peuvent être aggravés par le stress et par des facteurs irritants comme les produits chimiques, les gaz, le tabagisme, les variations de température, d'humidité…

De tels symptômes, diversement associés entre eux, sont très évocateurs de rhinite allergique, surtout s'ils surviennent après un contact avec un allergène évident: animal ou saison pollinique. Les allergènes en cause proviennent majoritairement de l'air: phanères (poils) d'animaux, acariens, moisissures, pollens; ils sont appelés pneumallergènes ou aéro-allergènes. Plus rarement, ils peuvent venir de l'alimentation (exemple: poussière de blé) et exceptionnellement de médicaments: antibiotiques, aspirine et anti-inflammatoires non stéroïdiens (AINS). Le questionnaire allergologique détaille tous les environnements fréquentés, tels que habitats, lieux de travail, de garde pour un enfant, de loisirs, école, activités, vacances, etc., qui peuvent contenir les allergènes (animaux, plantes, moisissures, acariens…) ou des facteurs favorisants (tabac, pollution, contacts chimiques, humidité…). Il s'agit d'un bilan global qui s'enquiert aussi d'éventuelles réactions alimentaires, des intolérances, qui recherche des réactions cutanées, des éventuelles réactions allergiques de toute la famille…

Le diagnostic est plus difficile quand les signes sont permanents (dits perannuels) en raison d'allergènes présents à l'année comme les acariens de la poussière de maison. Ces signes sont quasiment les mêmes que ceux d'un rhume viral, sans fièvre, avec une aggravation généralement en automne ou en hiver.

SIX SYMPTÔMES CARACTÉRISTIQUES DE LA RHINITE ALLERGIQUE

A: Atchoum. Éternuements à répétition, en salves, socialement gênants et parfois même handicapants (sorties, travail…).

B: Bouché. L'obstruction nasale peut entraîner des troubles du sommeil avec une respiration buccale permanente, parfois des troubles dentaires ainsi qu'une atteinte de l'odorat.

C: Coulent le nez et les yeux. La rhinorrhée peut être très invalidante en raison de sa connotation sociale plutôt négative (contagion, dégoût).

D: Démange. Le prurit peut concerner toute la sphère ORL jusqu'à la trachée en passant par les trompes d'Eustache. Chez les enfants, cette gêne permanente peut générer des gestes chroniques sur le visage: frottements, tics de clignements, reniflements…

E: Énerve. Ces symptômes peuvent induire de légers troubles du comportement, notamment pour les plus petits.

F: Fatigue. Les personnes se plaignent de fatigue et en présentent des signes (cernes, pâleur, eczéma associé…) ou souffrent de maladies associées (asthme).

2• Les différentes formes de rhinite allergique

La classification clinique ARIA* est basée à la fois sur la durée des symptômes et la sévérité de la rhinite allergique.

Une rhinite allergique est dite *intermittente* si les symptômes sont présents moins de 4 jours par semaine ou moins de 4 semaines consécutives par an. Elle est dite *persistante* si les symptômes sont présents plus de 4 jours par semaine ou plus de 4 semaines consécutives.

La distinction entre rhinite allergique *saisonnière* et rhinite allergique *perannuelle* peut être réductrice car elle suppose que la rhinite allergique saisonnière soit une allergie pollinique et que la rhinite allergique perannuelle, une allergie à un allergène présent toute l'année (acariens). Or, un pollen peut être présent (presque) toute l'année selon le lieu géographique et une rhinite allergique par allergie aux acariens peut ne pas s'exprimer toute l'année, par exemple dans le sud.

La rhinite allergique est aussi classée, selon sa sévérité et son retentissement sur la qualité de vie, de *légère* ou *modérée* à *sévère*. Les personnes souffrant de rhinite allergique légère conservent un sommeil et des activités (de loisirs ou scolaires) normaux, les symptômes sont peu gênants. Une rhinite allergique modérée à sévère perturbe le sommeil et/ou les activités, les symptômes sont gênants. Des questionnaires spécifiques ou une échelle dite visuelle analogique évaluent cette sévérité. On peut avoir une rhinite intermittente sévère et une rhinite persistante légère par exemple.

CLASSIFICATION ARIA* DE LA RHINITE ALLERGIQUE

Intermittente	Persistante
≤ 4 jours/semaine ou ≤ 4 semaines	› 4 jours/semaine et › 4 semaines

Légère	Modérée à severe
Sommeil normal Activités sociales et loisirs normaux Activités professionnelles et/ou scolaires normales Symptômes peu gênants	Sommeil perturbé et/ou Activités sociales et loisirs perturbés et/ou Activités professionnelles et/ou scolaires perturbées et/ou Symptômes gênants

* Allergic rhinitis and its impact on asthma (rhinite allergique et son impact sur l'asthme).

La conjonctivite

De nombreux allergènes peuvent être responsables d'allergie oculaire : pollens, moisissures, phanères des animaux, des produits chimiques topiques ou volatils…

1• Quels sont les signes évocateurs d'une allergie oculaire ?

Quatre signes peuvent faire penser à une allergie oculaire :
- les yeux qui piquent : le prurit oculaire est constant en cas d'allergie oculaire, même s'il existe des situations d'«yeux qui piquent» en dehors de l'allergie oculaire ;
- l'œil rouge, signe très évocateur mais pas toujours présent ;
- un larmoiement clair, les «yeux qui coulent» ;
- un œdème des paupières.

Le médecin pensera d'autant plus à une allergie oculaire si vous présentez également des symptômes de rhinite allergique : éternuements répétés, nez qui coule (comme de l'eau), nez qui pique et bien sûr nez bouché.

2• Quand faut-il consulter un ophtalmologiste ?

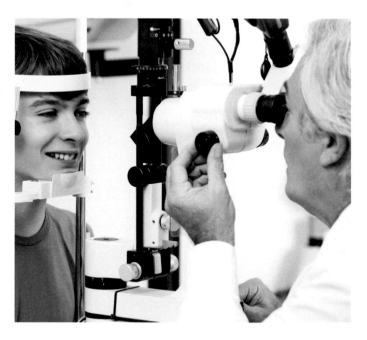

Les formes bénignes peuvent être traitées sans recours à l'ophtalmologiste. En revanche, il est conseillé de consulter un ophtalmologiste dans les formes sévères qui justifient un examen à la lampe à fente. En effet, ces signes peuvent orienter vers un autre diagnostic, une forme sévère de conjonctivite (kérato-conjonctivite) ou une complication de la conjonctivite allergique :
- lorsque le prurit est tellement intense qu'il altère la qualité de vie quotidienne, ou qu'il provoque une douleur oculaire ;
- lorsque les yeux sont collés le matin ou lorsque le larmoiement diurne est trop intense ;
- lorsque l'œdème est très intense au niveau des paupières ou qu'il donne au blanc de l'œil un aspect gélatineux (chémosis) ;
- lorsqu'il existe une gêne à la lumière (photophobie) ;
- lorsque la conjonctivite est associée au port de lentilles souples ;
- lorsque les paupières sont le siège de lésions ou de chalazions (petite boule de consistance ferme sous la peau de la paupière) ;
- lorsque les traitements locaux simples sont inopérants et que le médecin envisage le recours aux corticoïdes topiques.

LES SIGNES DE GRAVITÉ D'UNE CONJONCTIVITE ALLERGIQUE		
Signes d'appel	Nom médical	Signes de gravité
Yeux qui piquent	Prurit	Intensité majeure du prurit, voire même douleur oculaire
Yeux qui coulent	Larmoiement	Parfois intense, ou sécrétions épaisses, responsables des yeux collés le matin
Yeux gonflés	Œdème des paupières ou de la conjonctive (chémosis)	Peut donner au blanc de l'œil (la conjonctive) un aspect gélatineux, en «blanc d'œuf»
Yeux rouges	Hyperhémie	Intensité majeure
Gêne à la lumière	Photophobie	Principal signe de gravité

L'asthme

L'asthme se caractérise par une diminution du calibre des bronches. Pendant une crise, le muscle lisse de la paroi des bronches se contracte : c'est la bronchoconstriction. Le calibre des bronches diminue aussi du fait d'un œdème et d'une inflammation. Les cellules des bronches sécrètent du mucus de manière importante. L'asthme est parfois allergique, les crises sont alors déclenchées par l'inhalation de l'allergène auquel on est allergique ; d'autres fois, l'asthme est non allergique.

LES FACTEURS POUVANT DÉCLENCHER UNE CRISE D'ASTHME

- L'arrêt d'un traitement de l'asthme
- La prise d'aspirine ou de sulfites chez certaines personnes
- L'exposition massive à un allergène ingéré ou inhalé
- Une infection des voies respiratoires supérieures (sinusite, rhinopharyngite)
- Le tabagisme actif ou passif
- La période prémenstruelle (juste avant les règles)
- La pollution domestique ou atmosphérique
- Le stress
  L'effort

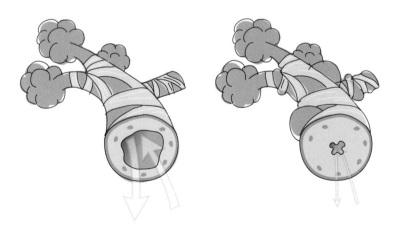

La bronchoconstriction pendant une crise d'asthme (à gauche : bronche saine ; à droite : bronche durant une crise)

1• Quels sont les signes évocateurs d'un asthme ?

Les signes diffèrent d'une personne à l'autre. En général, la crise d'asthme commence par une sensation d'oppression dans la poitrine avec des difficultés à respirer et la perception de sifflements dans la poitrine. Parfois il s'agit d'une toux isolée. Ces symptômes récidivants durent peu de temps et apparaissent souvent la nuit ou après un effort, ou suite à un facteur déclenchant. La crise s'arrête toute seule ou cède avec des bronchodilatateurs, par exemple le salbutamol. La respiration est normale entre les crises. Le caractère récidivant des symptômes est crucial pour orienter vers le diagnostic.

Une crise d'asthme qui cède spontanément en quelques minutes ou après la prise d'un bronchodilatateur n'est pas inquiétante. En revanche, il est conseillé d'appeler rapidement les secours en cas :

- de crise inhabituelle qui ne cède pas après la prise d'un bronchodilatateur (salbutamol par exemple) ;
- de difficultés à parler ;
- de fréquence cardiaque anormalement élevée : plus de 110/minute chez l'adulte, 120/minute chez l'enfant de plus de 5 ans, 130/minute chez l'enfant de 2 à 5 ans ; mais attention, en cas d'asthme très grave, une baisse de la fréquence cardiaque peut survenir ;
- de sueurs profuses ;
- d'utilisation des muscles respiratoires accessoires, non sollicités pour respirer normalement ; il s'agit des muscles entre les côtes et également au-dessus de la clavicule ; lorsqu'ils sont sollicités, ces muscles se creusent : on appelle ce phénomène le «tirage» ;
- d'un débit expiratoire de pointe (DEP) de moins de la moitié de votre valeur habituelle ;
- d'un aspect bleuté des extrémités.

L'équipe médicale évaluera la gravité de votre crise d'asthme et décidera ou non d'une hospitalisation.

2• Qu'est-ce qu'un débit expiratoire de pointe (DEP) ou *peak flow* ?

Le débitmètre de pointe, *peak flow meter* en anglais, est un appareil d'utilisation simple, à la disposition des médecins et des asthmatiques, qui mesure la vitesse maximale du souffle pendant une expiration forcée. Sa valeur reflète l'obstruction des grosses bronches. Plus le DEP est bas, plus l'obstruction des bronches est importante. Il permet de suivre l'évolution de la maladie asthmatique, l'efficacité d'un traitement ou d'évaluer la gravité d'une crise. Mais attention, il doit être réalisé correctement pour être interprétable. Si vous «soufflez mal», votre DEP sera faussement bas.

Votre DEP est comparé à un DEP théorique, norme de référence variable selon la taille, l'âge et le sexe. Une variation de plus ou moins 20 % entre votre DEP et le DEP théorique est habituelle dans la maladie asthmatique :

- si votre DEP est supérieur à 80 % du DEP théorique, votre asthme est bien contrôlé ;

– si votre DEP est compris entre 50 et 80 % du DEP théorique, votre asthme est mal contrôlé et il vous est conseillé de consulter pour réajuster votre traitement ;

– si votre DEP est inférieur à 50 % du DEP théorique, c'est un signe d'alerte qui nécessite un avis médical urgent, d'autant plus s'il existe d'autres signes de gravité associés.

3• Le reflux gastrique associé à l'asthme

Le reflux gastro-œsophagien est une remontée de liquide acide provenant de l'estomac. Plus fréquent après les repas ou après la consommation de boissons alcoolisées, il peut provoquer une sensation de brûlure qui remonte du ventre vers la gorge et un goût acide dans la bouche. Il peut aggraver les symptômes de l'asthme et déséquilibrer la maladie. Les mécanismes à l'origine de ce déséquilibre restent mal connus, mais il important de traiter ce reflux si vous êtes asthmatique. Par ailleurs, le reflux semble être plus fréquent chez les asthmatiques que chez les non-asthmatiques.

4• Quels sont les signes évocateurs d'un asthme chez l'enfant ?

Chez l'enfant, l'asthme peut prendre des formes différentes de chez l'adulte et peut être plus difficile à diagnostiquer : l'essoufflement, les sifflements ou la toux peuvent être difficiles à faire préciser. Le diagnostic reste principalement clinique, c'est-à-dire qu'il est fait par le médecin et ne nécessite pas la réalisation d'examens complémentaires.

Chez le nourrisson, entre 1 mois et 2 ans, l'asthme prend la forme d'épisodes de respiration sifflante à répétition quelle qu'en soit la cause, infection ou autre. Au-delà de trois épisodes pendant les deux premières années, on parle d'asthme du nourrisson. Le plus souvent, le nourrisson présente fréquemment des bronchiolites ou des bronchites.

Chez le petit enfant, on peut également retrouver la répétition de crises d'asthme classiques telles qu'une gêne respiratoire sifflante, principalement expiratoire, avec un début et une fin plutôt brutale. Cependant, même devant des signes classiques, le médecin peut hésiter parce que le petit enfant peut avoir du mal à exprimer ses symptômes. Lorsque les signes ne sont pas typiques, certaines situations appelées « équivalent d'asthme » demandent un traitement approprié. Une toux chronique pendant plus de 3 semaines peut être un équivalent d'asthme. Cette toux volontiers

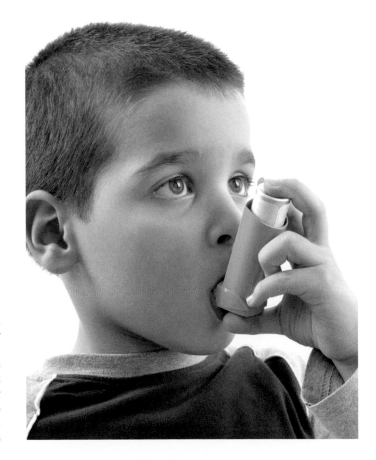

VRAI-FAUX

« JE FUME, MON ENFANT A PLUS DE CHANCES D'ÊTRE ASTHMATIQUE. »

VRAI
La cigarette libère des substances irritantes et toxiques pour les bronches qui peuvent favoriser leur inflammation et leur rétrécissement. Cela peut provoquer ou aggraver une crise d'asthme. Le tabagisme chez les parents augmente donc le risque d'apparition d'un asthme chez leurs enfants. Fumer pendant la grossesse augmente également le risque d'apparition d'asthme chez l'enfant à naître.

sèche persiste le plus souvent la nuit et dérange voire réveille l'enfant. Les bronchiolites à répétition peuvent également correspondre à un asthme. Une forme difficile à diagnostiquer est l'asthme déclenché pendant les efforts. Les signes ne sont présents que lors de l'activité physique et disparaissent rapidement au repos. Le médecin ne peut donc pas constater la crise. Ces enfants ont du mal à suivre les autres lors des jeux dans la cour de récréation ou lors des cours d'éducation physique. Ils ne font pas le lien entre leur difficulté à l'effort et leur gêne respiratoire.

Chez le grand enfant, les manifestations de l'asthme sont proches de celles de l'adulte.

5• Peut-on faire du sport quand on est asthmatique ?

Il n'y a pas de contre-indication à la pratique d'un sport chez les adultes asthmatiques comme chez les enfants. L'interdiction de sport qui a longtemps prévalu provenait plus de l'anxiété des responsables sportifs vis-à-vis de la maladie que de vrais arguments médicaux. Au contraire, la pratique régulière d'un sport est bénéfique lorsque l'asthme est bien contrôlé, à condition d'éviter certains sports extrêmes et de respecter quelques règles simples :

– prendre régulièrement son traitement ;
– éviter l'activité sportive lors des périodes de crises d'asthme ou d'infection ;
– avoir toujours sur soi le traitement d'urgence de la crise, bronchodilatateur de courte durée d'action. Il est conseillé d'inhaler en prévention, une demi-heure avant le sport, deux bouffées de bronchodilatateur.

Pour les enfants en milieu scolaire, la mise en place d'un plan d'action pour l'asthme permet de définir ce que l'enfant peut ou ne peut pas faire, ainsi que l'attitude à adopter en cas de crise d'asthme. Ces PAA permettent, par une bonne coordination entre le médecin, les enseignants et la famille, de faciliter la scolarité de l'enfant tout en diminuant l'anxiété des adultes encadrants.

Les dermatoses dites « allergiques »

Les dermatoses (inflammations de la peau) allergiques sont toujours très gênantes au quotidien du fait des démangeaisons, parfois de leur visibilité inesthétique, et des traitements qu'elles peuvent imposer sur de longues durées. Elles peuvent limiter aussi les activités sportives et générer une anxiété importante. Éviter l'allergène, qui peut se trouver sous forme cachée, impose une vigilance constante dans l'alimentation ou dans le travail, pouvant même aller jusqu'à une reconversion professionnelle.

QUELS SONT LES SIGNES D'UNE ALLERGIE CUTANÉE GRAVE ?

Immédiatement après un contact avec un allergène :
- une urticaire aiguë qui se diffuse rapidement peut annoncer un choc anaphylactique ;
- un angioedème du visage, rapidement associé à des difficultés respiratoires : il peut provoquer un œdème laryngé.

Dans les jours qui suivent :
- un eczéma étendu avec rougeurs et décollements ;
- des surinfections de la dermatite atopique comme l'herpès ou l'impétigo ;
- une association avec des anomalies ailleurs que sur la peau ;
- un terrain fragile : les âges extrêmes et les personnes immuno-supprimées sont plus à risque de réactions graves.

1 • Quels sont les signes évocateurs d'une allergie au niveau de la peau ?

Rougeurs, démangeaisons et gonflements localisés de la peau font penser à une allergie, surtout si ces signes arrivent subitement – on parle d'éruption – ou/et récidivent périodiquement. L'urticaire aiguë, l'eczéma de contact ou atopique, l'angioedème sont les manifestations les plus fréquentes d'une allergie au niveau de la peau. D'autres dermatoses relèvent aussi de mécanismes immuno-allergiques : toxidermies médicamenteuses et, si le soleil s'y met, les photodermatoses. Cependant, ces dermatoses, même récidivantes, ne sont pas toujours d'origine allergique, bien que ce soit souvent le cas. Elles peuvent être des symptômes d'autres maladies.

La première tâche de votre médecin est de reconnaître la nature de cette dermatose (vous pouvez photographier vos lésions pour les lui montrer si vous craignez qu'elles ne disparaissent avant la consultation). L'avis d'un spécialiste dermatologue est parfois nécessaire pour préciser de quelle maladie cutanée il s'agit. Si la dermatose n'est pas d'origine allergique, son traitement et le pronostic seront très différents.

VRAI-FAUX

« EN CAS D'ALLERGIE CUTANÉE, IL FAUT ATTENDRE QUE LA PEAU SOIT GUÉRIE POUR CONSULTER CAR L'ALLERGOLOGUE NE POURRAIT FAIRE AUCUN BILAN. »

FAUX
Vos symptômes peuvent être très gênants et le médecin doit les traiter activement pour vous soulager. Le traitement est tout à fait compatible avec la réalisation d'un bilan à la recherche de la cause. L'enquête est conduite parallèlement, et les tests ne seront mis en œuvre que sur des zones de peau exemptes de dermatose, donc sans traitement local. Selon la dermatose, l'allergologue donne parfois aussi des consignes ciblées de suspension de médicaments comme les antihistaminiques.

LES DIFFÉRENTES ATTEINTES DE LA PEAU

Urticaire

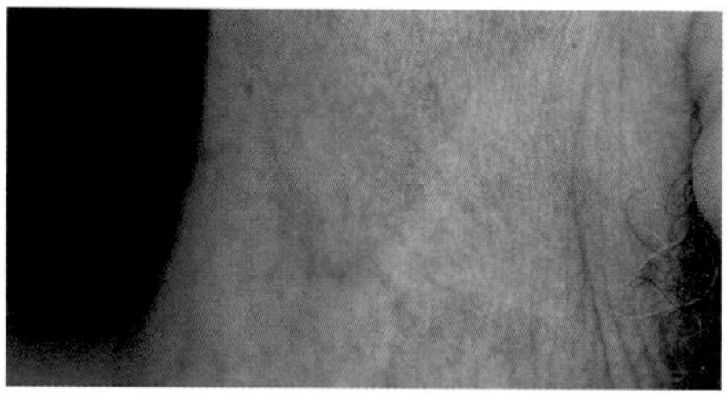

Érythème polymorphe

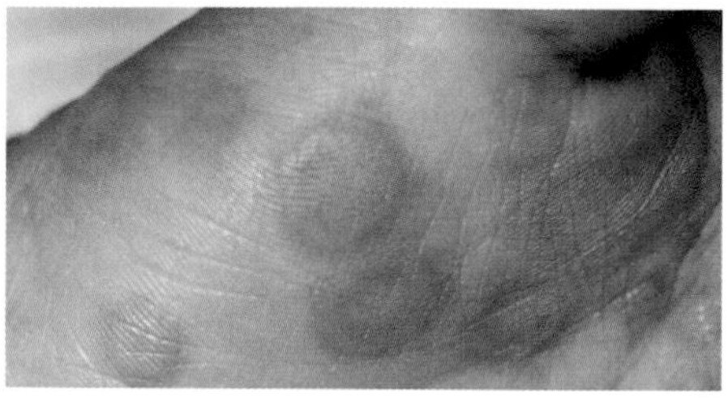

Urticaire au froid

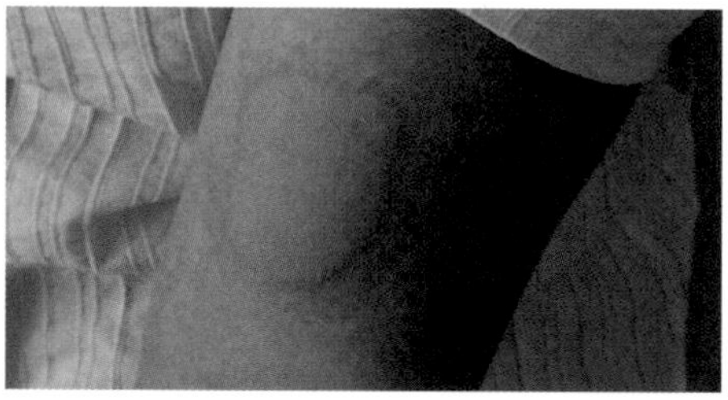

Exanthème maculo-papulaire

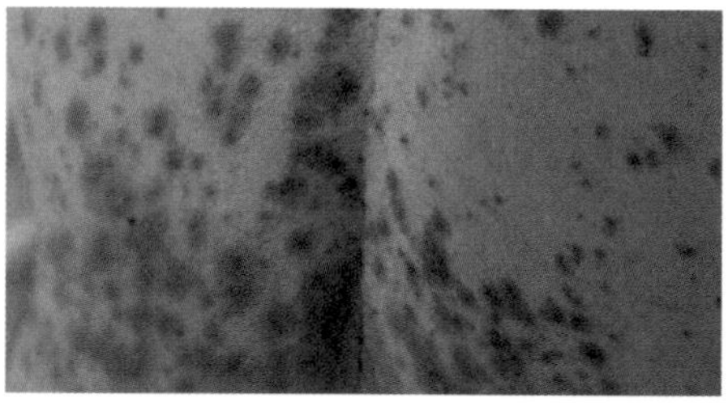

Eczéma

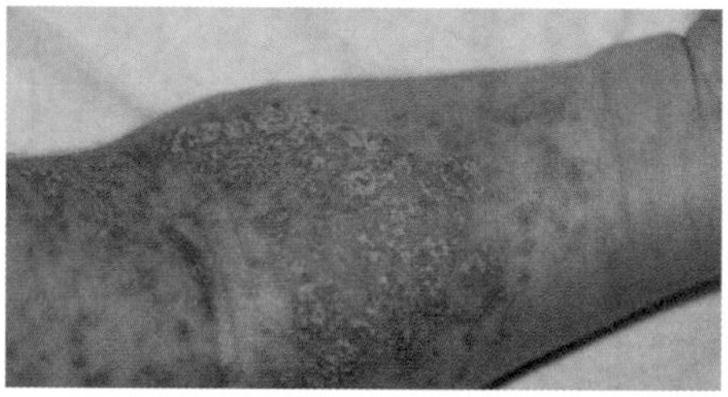

Urticaire pigmentaire

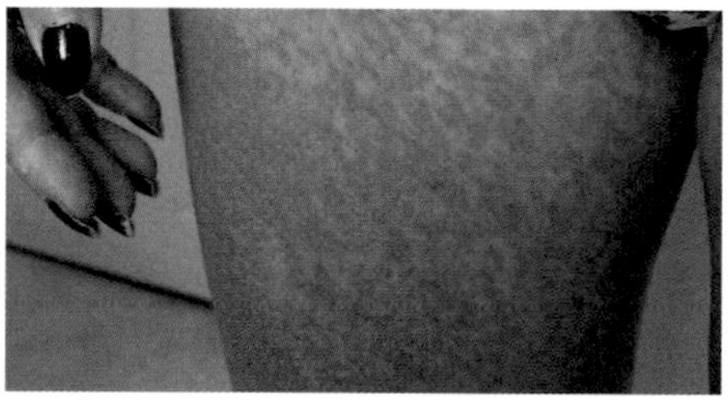

Eczéma atopique

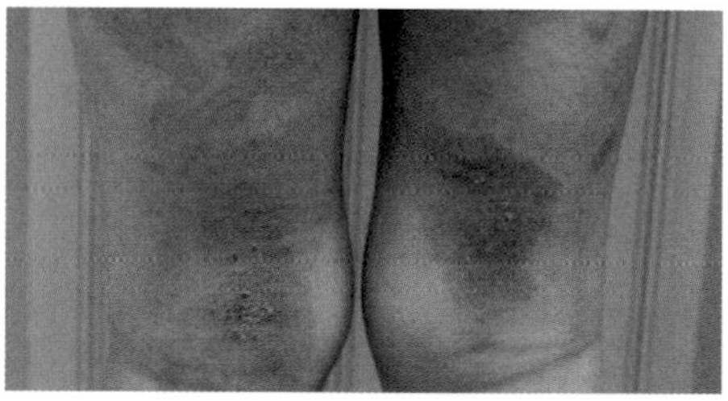

Angioedème

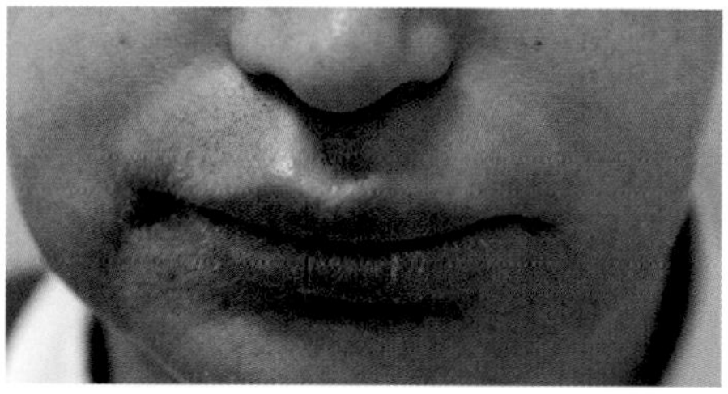

Eczéma atopique : atteinte des plis avec excoriations par grattage

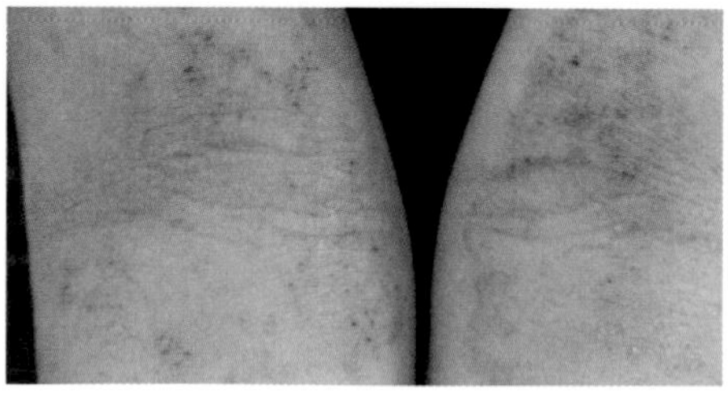

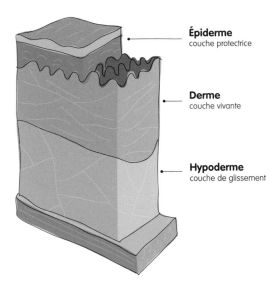

Épiderme
couche protectrice

Derme
couche vivante

Hypoderme
couche de glissement

Les trois couches de la peau

2• Quelle partie de la peau est affectée ?

La peau forme une barrière entre le milieu extérieur et les organes internes ; elle est également le siège d'échanges entre le «milieu intérieur» et l'environnement, comme les échanges de chaleur pour maintenir le corps à température constante. Elle fabrique de la vitamine D et absorbe de nombreux produits. Elle participe aux défenses de l'organisme face à une agression mécanique, chimique ou infectieuse. Elle héberge de nombreux acteurs de notre système immunitaire et des substances spécifiques appartenant au système de défense inné. La peau se compose de trois couches.

L'épiderme

L'épiderme, la couche la plus superficielle, est un ensemble de cellules jointives, comme un mur, qui lui permet de jouer le rôle de barrière envers l'environnement. Cependant, elle peut se laisser imbiber en surface, par exemple par l'eau en cas de contact prolongé. Si elle est altérée, par exemple par une coupure, une écorchure, une brûlure ou une inflammation, des produits chimiques et des germes infectieux peuvent s'introduire. La barrière n'est pas étanche : y pénètrent les rayonnements solaires et les médicaments, surtout s'ils sont dilués dans un véhicule adapté comme l'eau, la glycérine, l'alcool… Les cellules de la couche cornée de surface sont quotidiennement éliminées sous forme de squames, plus vite et en plus grand nombre quand la peau a été enflammée ou agressée (desquamation en phase de réparation).

Le derme

Le derme, situé juste en dessous, contient des nerfs superficiels et de petits vaisseaux sanguins. Les cellules du système immunitaire peuvent traverser facilement leurs parois, surtout s'ils sont dilatés, ce qui donne la rougeur. En cas d'inflammation de la peau ou de pénétration de corps étrangers, ces cellules s'accumulent dans le derme qui s'épaissit : il se forme alors une boursouflure (*papule*) comme dans l'urticaire. Si ces cellules migrent dans l'épiderme, l'inflammation peut fissurer le ciment intercellulaire, dissociant par endroit des cellules. Il se forme des *vésicules*, voire même des bulles par confluence, qui sont facilement écorchées par grattage et suintent comme dans l'eczéma et certaines toxidermies.

L'hypoderme

L'hypoderme, la couche la plus profonde, est un tissu de soutien, amortisseur et une zone de transit vers les organes internes. Son épaisseur et son élasticité varient : très mince aux paupières, aux lèvres et aux organes génitaux, plus épaisse à l'abdomen. Composé de nombreuses cellules, il est traversé par des rameaux nerveux, des vaisseaux sanguins et des vaisseaux lymphatiques. Il peut être le siège d'une inflammation et stocker des liquides entre les cellules, ce qui entraîne la formation d'un gonflement (œdème).

3• Qu'est-ce que le prurit ?

Le prurit est une sensation subjective de démangeaison, perçue comme désagréable, qui conduit à un besoin, parfois difficile à contenir, de se gratter pour obtenir un soulagement. Il peut être localisé ou diffus. Très gênant s'il est intense, il peut perturber les activités quotidiennes et le sommeil.

Au cours des manifestations dermatologiques de l'allergie, le prurit est toujours associé à une inflammation locale bien visible. Lorsqu'il est isolé, sans lésion cutanée hormis celles provoquées par le grattage, il est lié à d'autres problèmes de santé. Les causes de prurit sont nombreuses : maladies du foie, des reins, maladies du sang et des ganglions… Un bilan est indispensable pour en déterminer la cause. L'origine psychosomatique n'est retenue qu'après élimination de toutes les autres causes.

À CHAQUE COUCHE DE LA PEAU CORRESPOND UNE DERMATOSE ALLERGIQUE

- Eczéma : les lésions se situent surtout dans l'épiderme.
- Urticaire : les lésions se situent dans le derme.
- Œdème : les lésions se situent plutôt dans l'hypoderme.
- Les lésions observées peuvent aussi être la conséquence du grattage (excoriations, puis croûtes), de l'irritation ou de l'inflammation de la couche la plus superficielle.

LES LÉSIONS DE LA PEAU			
Lésion	Définition	Caractéristiques	Illustration
Macule	Simple modification de la couleur de la peau, sans relief ni infiltration	Macule érythémateuse: rose ou rouge (exemple: coup de soleil, angiome, rougeole)	
		Macule pigmentée beige ou brune (exemple: grain de beauté, masque de grossesse)	
		Macule achromique, blanche (exemple: vitiligo)	
Papule	Lésion en relief, qui fait saillie sur la peau normale	Papule souple, dite œdémateuse (exemple: urticaire, contact avec les orties…)	
		Papule ferme, dure (exemple: verrue, tumeur)	
Vésicule	Micro-collection de sérosité claire, diamètre compris entre 3 et 5 mm	Cause externe: brûlure Cause virale: herpès ou varicelle	
Bulle	Collection de sérosité claire, diamètre supérieur ou égal à 5 mm	Cause externe: brûlure ou contact avec un végétal Causes immunologiques	
Pustule	Micro-collection de sérosité trouble	Pustules folliculaires: acuminées, centrées par un poil, généralement microbiennes (exemple: folliculite ou acné…)	
		Pustules non folliculaires: planes, non centrées par un poil, généralement non microbiennes (exemple: psoriasis pustuleux)	

L'eczéma

L'eczéma est l'une des plus fréquentes maladies inflammatoires de la peau d'origine allergique par un mécanisme d'hypersensibilité retardée. Il se manifeste par des rougeurs ou des vésicules très fragiles. Les démangeaisons sont constantes et le grattage des vésicules provoque un suintement, des croûtes, puis des squames. Ces lésions ne sont pas nettement délimitées, on dit qu'elles sont «émiettées». Elles ne laissent en général pas de cicatrices après la guérison :
– En phase aiguë, l'eczéma forme une zone rouge, tuméfiée, suintante ; des croûtes apparaîtront ensuite.
– La phase de peau sèche, la desquamation, correspond à la réparation de la peau. Les couches de surface de l'épiderme qui ont été altérées se détachent. Cette phase arrive plus rapidement avec un traitement approprié.
– Dans l'eczéma chronique, le grattage répété provoque une lichénification : la peau enflammée est épaissie, quadrillée, excoriée avec une accentuation du relief.
Un eczéma localisé est le plus souvent lié à une réaction allergique au contact d'un objet, ou d'une substance, auquel la personne est sensibilisée, par exemple un bracelet-montre, un diachylon, un parfum, une crème… Il s'agit d'un eczéma de contact. Que son début soit ou non localisé, l'eczéma peut devenir généralisé soit parce que le contact avec la cause est étendu, soit parce que la cause agit par voie générale comme c'est le cas d'un médicament ou d'un aliment. La dermatite atopique ou eczéma «constitutionnel», qui débute souvent chez le nourrisson, est une manifestation précoce d'un terrain allergique.

1• Quels sont les signes évocateurs d'un eczéma de contact ?

Un eczéma localisé est souvent dû à un allergène de contact. Il évolue selon le rythme de contact avec sa ou ses causes, par poussées ou sur un mode continu. Il récidive lors de l'exposition à l'allergène et guérit lorsqu'on peut l'éviter. Tous les âges sont concernés. Cette réaction d'hypersensibilité est présente chez la moitié des personnes qui sont ou ont été atteintes de dermatite atopique. Vous devrez rechercher avec l'aide de l'allergologue le ou les coupables parmi les allergènes du quotidien (cosmétiques, produits d'hygiène, bricolage, jardinage, sports, vacances médicaments à usage local…) ou les allergènes professionnels si les symptômes sont rythmés par le travail (voir page 104).

2• Quels sont les signes évocateurs d'une dermatite atopique ?

La dermatite atopique, que l'on appelait autrefois eczéma constitutionnel, est la principale manifestation d'une prédisposition génétique à développer une allergie, et la plus précoce. Elle est caractérisée par des poussées d'eczéma aigu, une peau sèche (xérose) et des démangeaisons. Elle touche essentiellement les enfants mais les adultes peuvent aussi être concernés. Les bilans sanguins mettent en évidence la présence d'IgE, ces anticorps spécifiques de l'allergène que l'on retrouve aussi dans les manifestations aiguës de l'allergie comme l'urticaire allergique.

Le nourrisson peut commencer une dermatite atopique dès l'âge de 3 mois. Il se gratte ou se frotte, peut avoir un sommeil perturbé, et les lésions se trouvent surtout sur les joues, le front, les coudes… Parfois, elles se trouvent au fond des plis et l'eczéma est alors plus tenace. Le plus souvent, les lésions disparaissent après quelques mois d'évolution, spontanément ou parce que, dans les cas où il est en cause, l'aliment allergène spécifique a été éliminé. À l'exception des formes très sévères, le nourrisson est en bonne santé malgré des lésions cutanées étendues. Cependant, des signes associés comme l'asthme ou des problèmes digestifs et/ou des complications infectieuses peuvent survenir; il faut penser à les dépister au plus tôt. Dans de rares cas, un eczéma inhabituellement sévère est un signe de déficience immunitaire.

Chez l'enfant plus âgé, après l'âge de la marche, les lésions sont localisées aux plis (cou, coudes, genoux) et aux extrémités (mains, poignets, chevilles). L'épaississement et les écorchures de la peau (lichénification), symptômes fréquents, témoignent de démangeaisons persistantes. On parle de prurigo en cas de lésions disséminées liées au grattage chronique, d'autant plus marqué que la peau est sèche. La dermatite atopique a tendance à disparaître au cours de l'enfance ou à l'adolescence.

Une dermatite atopique à l'âge adulte peut être un eczéma de l'enfance qui persiste ou rechute, ou bien un eczéma qui apparaît après la puberté, voire plus tard. Les signes les plus fréquents et les plus tenaces sont un épaississement de la peau avec accentuation du relief, desquamation et excoriations (lichénification) et la sécheresse (xérose). Le visage et le cou prennent une rougeur caractéristique.

QU'EST-CE QUE LE PRURIGO ?

Ce sont des lésions cutanées disséminées, papuleuses, parfois vésiculeuses, plus ou moins excoriées par le grattage en raison d'intenses démangeaisons. Les morsures d'insectes tels que les moustiques, les puces, les punaises… et les ectoparasitoses comme la gale ou les poux en sont les causes les plus fréquentes. La dermatite atopique peut également prendre cet aspect dans sa forme chronique, aspect favorisé par la sécheresse de la peau.

LES ROUGEURS DU VISAGE SONT-ELLES DES SIGNES D'ALLERGIE ?

Si votre visage est souvent rouge et ne supporte ni cosmétique, ni traitement, ni même de l'eau, il se peut tout simplement que la composition des produits ne soit pas adaptée à l'état présent de votre peau enflammée. Ce n'est pas une réaction allergique et vous supportez ces produits à un autre moment. Cette situation peut avoir de nombreuses causes, certaines bénignes comme une acné rosacée dont les rougeurs sont provoquées par l'émotion, les changements de température, les repas, d'autres plus graves comme une tumeur, et il est toujours conseillé d'en parler à son médecin. Si vous êtes d'origine asiatique, il se peut que vous ne supportiez pas l'alcool qui vous fait rougir immédiatement. Il ne s'agit pas d'une allergie à l'alcool mais d'un déficit génétique en alcool déshydrogénase, une enzyme qui dégrade l'alcool.

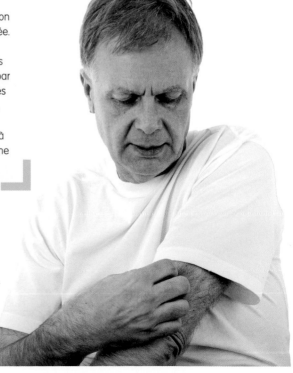

QU'EST-CE QU'UN SCORE DE SÉVÉRITÉ ?

Très utilisé pour l'éducation thérapeutique, un score de sévérité permet d'apprécier l'effet des traitements d'une consultation à l'autre. Le SCORAD (*Scoring of Atopic Dermatitis*) est le plus utilisé dans le monde. Il prend en compte l'intensité des symptômes, l'extension de la dermatose et la sévérité des signes fonctionnels tels que démangeaison, perte du sommeil…

3• Les autres manifestations allergiques associées

D'autres manifestations allergiques peuvent s'associer à l'eczéma. Les allergies alimentaires, présentes surtout en bas âge, s'atténuent lorsque l'enfant grandit et se sensibilise progressivement à d'autres allergènes de l'environnement, responsables d'asthme dans un tiers des cas et de rhinite allergique. Lorsque les pathologies cutanées et respiratoires sont associées, on parle de syndrome dermo-respiratoire. Cependant, à moins de symptômes sévères de dermatite atopique chez le nourrisson, il n'existe pas d'élément permettant d'évaluer le risque de survenue ultérieure d'asthme.

4• Quelles sont les complications d'une dermatite atopique à redouter ?

L'eczéma de contact se rencontre plus souvent chez les enfants atteints de dermatite atopique. Il faut y penser devant une localisation inhabituelle, et/ou la persistance voire une aggravation de la dermatite. Un retard de croissance, qui peut se produire en cas de symptômes sévères et durables, se corrige quand le traitement est efficace. Les troubles du comportement chez l'enfant sont attribués aux démangeaisons et aux perturbations du sommeil qu'elles entraînent. À tout âge, il faut se méfier des infections ; impétigo et herpès nécessitent un traitement systémique adapté :

– L'impétigo est dû au staphylocoque doré qui colonise la peau lésée et saine de la dermatite atopique. La surinfection est parfois difficile à apprécier dans les formes suintantes, la présence de pustules et de croûtes inhabituelles doit faire évoquer cette complication.

– Le virus de l'herpès, responsable du classique « feu sauvage », peut provoquer une surinfection grave par sa diffusion sur les zones d'eczéma. Une modification rapide de l'aspect des lésions et/ou la présence de vésiculopustules ombiliquées (avec un creux au centre) sont des signes d'alarme. Les cas graves avec des pustules disséminés, de la fièvre et une altération de l'état général justifient une consultation ou hospitalisation d'urgence.

5• Quand faut-il faire un bilan allergologique chez un enfant porteur d'eczéma ?

Le médecin diagnostique une dermatite atopique à partir de l'examen clinique de l'enfant. Il ne prescrit des examens allergologiques – tests cutanés si l'état de la peau le permet et/ou un dosage d'IgE spécifiques ciblées – que dans les cas suivants :

– La dermatite persiste malgré le traitement des symptômes, ce peut être le signe d'une allergie de contact à un des composants du traitement ou une allergie méconnue à un aliment couramment ingéré.

– La dermatite est localisée à des endroits inhabituels tels que le siège, les paumes et plantes : ce pourrait être un eczéma de contact.

– La dermatite retentit sur la croissance ou le poids.
– La dermatite est associée à des symptômes qui sont à eux seuls une indication de bilan allergologique : signes respiratoires, signes digestifs dont le syndrome oral, urticaire aiguë, angioedème, choc anaphylactique.

À PARTIR DE QUEL ÂGE PEUT-ON FAIRE LE BILAN ALLERGOLOGIQUE ?

Dès que l'enfant se trouve dans un de ces cas, il n'y a pas de critère d'âge : il faut faire ce bilan. L'objectif est d'agir sur la dermatite atopique et les signes associés en appliquant des mesures de prévention vis-à-vis du ou des allergènes reconnus comme pertinents.

6• Quels sont les signes évocateurs d'une toxidermie d'origine médicamenteuse ?

Parmi les effets secondaires indésirables des médicaments, 80 % se manifestent par des symptômes sur la peau allant de l'urticaire (réaction d'hypersensibilité immédiate), à l'apparition de bulles ou de décollements (hypersensibilité retardée). Les plus caractéristiques de ces « toxidermies » à déclenchement non immédiat sont les suivantes :
– Les éruptions maculeuses ou maculo-papuleuses étendues sont les plus communes et apparaissent après plusieurs jours de traitement et jusqu'à 2 semaines.
– Les toxidermies avec bulles et/ou décollements cutanés s'accompagnent presque toujours de fièvre, de lésions des muqueuses (bouche par exemple), d'une altération de l'état général, et représentent une urgence médicale. Le traitement et la gravité sont comparables à ceux des brûlés. Elles peuvent survenir après 1 à 3 semaines de traitement.
– Le syndrome d'hypersensibilité médicamenteuse (DRESS) associe une rougeur de la peau à des anomalies du sang, un dysfonctionnement du foie, des reins… Il faut consulter en urgence. Son délai d'apparition s'étend de 1 à 6 semaines.
– La pustulose exanthématique aiguë généralisée (PEAG ou AGEP en anglais) est une éruption avec fièvre et élévation du nombre de globules blancs. Elle apparaît rapidement, dans les 4 jours après le début d'un traitement. Sa sévérité est moindre.
– L'érythème pigmenté fixe est une rougeur qui laisse une zone pigmentée après guérison. L'érythème réapparaîtra à chaque utilisation du même médicament. Il survient rapidement, 1 à 4 jours après le début du traitement.

PHOTO-ALLERGÈNES ET PHOTOTOXIQUES

Les photo-allergènes et les phototoxiques sont des substances ingérées ou appliquées sur la peau qui, en l'absence d'exposition solaire, sont parfaitement tolérées. Des médicaments ingérés peuvent être en cause. Des parfums, des végétaux, des médicaments d'usage local et même des crèmes solaires peuvent être des photo-allergènes de contact. La preuve de leur responsabilité dans la réaction allergique est apportée par les «photo-tests» et/ou les «photopatch-tests» qui se déroulent dans des centres spécialisés.

Pour s'en protéger, il faut si possible éviter le produit allergène, ne pas s'exposer au soleil, surtout entre 12 heures et 16 heures, utiliser des crèmes à indice de protection très élevé, et se protéger par le port de vêtements, chapeau, lunettes…

7• Quels sont les signes évocateurs d'une photo-dermatose ou « allergie solaire »?

Les réactions cutanées d'origine allergique après une exposition «raisonnable» au soleil se retrouvent au dos des mains, sur les avant-bras, le visage et épargnent le fond des plis, la zone située sous le menton, les orbites et les régions recouvertes par les vêtements. Les personnes à peau claire sont les plus sensibles:

– La lucite estivale bénigne est la photo-dermatose la plus commune, souvent appelée à tort «allergie solaire», car son mécanisme reste inconnu. Elle survient chez les jeunes quelques heures après la première exposition solaire de la saison, sur les zones nouvellement découvertes, alors que le visage est en général indemne. Elle guérit à condition d'obtenir le bronzage très progressivement.

– Un «coup de soleil non mérité», bien limité aux zones exposées à la lumière, est le signe d'une réaction phototoxique liée à la présence d'une substance dans ou sur la peau qui augmente sa sensibilité aux rayons solaires. Les antibiotiques et les médicaments pour les maladies cardiaques sont les principaux responsables. La bergamote est également photo-sensibilisante.

– Un eczéma sur les zones qui ont été exposées à la lumière est l'indice d'une photo-allergie, c'est-à-dire une réaction d'hypersensibilité retardée qui s'installe dans les 24 à 48 heures. La substance responsable devient allergène sous l'effet de la lumière, et seules les personnes déjà sensibilisées y réagissent. C'est le cas par exemple des gels anti-inflammatoires contenant du kétoprofène (Ketum® Gel).

– La «dermite des prés» est une réaction phototoxique souvent très aiguë, provoquée par certains végétaux. Les lésions reproduisent la forme des tiges ou des feuilles qui ont été en contact avec une peau humide lors d'une journée ensoleillée.

– L'urticaire solaire, fort rare mais bien souvent sévère, parfois responsable d'anaphylaxie, débute au soleil en moins de 30 minutes sur des zones habituellement couvertes et disparaît rapidement sans laisser de traces dès que la personne se met à l'ombre.

L'urticaire

La démangeaison, ou prurit, est le symptôme majeur de l'urticaire et le plus gênant, mais le grattage qu'elle induit ne laisse pas de trace durable. L'urticaire est faite d'éléments rouges, avec un relief plus ou moins marqué, «ortiés», c'est-à-dire qui ressemblent aux lésions observées après un contact avec des orties. Leur nombre et leur taille sont variables: de la taille d'une tête d'épingle, en plaques arrondies ou ovalaires, à celle de larges placards inflammatoires «en carte de géographie», ressemblant parfois à une cible à centre clair. Ces éléments sont mobiles d'un endroit à l'autre du corps et fugaces, disparaissant sans laisser de traces après quelques minutes ou quelques heures, avant que vous ayez pu la montrer au médecin. Une crise d'urticaire peut être constituée d'une poussée unique ou se répéter les jours suivants. Ces caractères la différencient des autres dermatoses prurigineuses, c'est-à-dire qui provoquent des démangeaisons.

L'URTICAIRE PEUT ÊTRE UN SIGNE D'ALARME

Une urticaire aiguë peut être le premier signe d'un risque vital. 90 % des cas des chocs anaphylactiques, qui peuvent être mortels, sont précédés d'une urticaire. Les signes qui indiquent une urgence possible sont une installation rapide et une sensation de malaise, des difficultés respiratoires…

L'URTICAIRE CHRONIQUE N'EST PAS ALLERGIQUE

L'urticaire est dite chronique lorsqu'elle récidive depuis plus de 6 semaines au moins 1 à 2 fois par semaine. Elle fait souvent suite à une crise aiguë d'urticaire et peut durer de quelques semaines, cas le plus fréquent, à plusieurs années. Elle justifie un bilan clinique général initial pour en déterminer l'origine, infectieuse ou maladie auto-immune.

Les causes des urticaires sont très nombreuses ; les formes aiguës peuvent relever de causes allergiques (aliments, médicaments, piqûres d'insectes…), physiques (la pression, le froid) ou infectieuses (les infections virales…).

1• Quels sont les signes évocateurs d'une urticaire d'origine allergique ?

Manifestation caractéristique d'une hypersensibilité immédiate, une urticaire peut aussi être reproduite par l'injection sous-cutanée d'histamine dans la peau. L'urticaire d'origine allergique survient à bref délai, entre quelques minutes et quelques heures après l'ingestion ou le contact avec un allergène auquel on est sensibilisé et récidive en cas de nouveau contact. Elle est mise en évidence par des tests de sensibilisation cutanée à lecture immédiate, entre 20 et 30 minutes, et par des examens biologiques qui montrent la présence d'IgE spécifiques de l'allergène. Ce sont ces anticorps qui sont les responsables de la réaction d'urticaire.

Certaines personnes peuvent présenter des épisodes aigus d'urticaire avec des aliments ou des médicaments sans qu'il s'agisse d'un phénomène allergique. Ce sont des réactions qui se déclenchent à partir d'une certaine dose avec des aliments qui favorisent la libération de substances qui dilatent les vaisseaux (substances vaso-actives) comme les fraises, les crustacés, certains fromages ou le chocolat, ou qui renferment de grandes quantités d'histamine comme le thon frais. Ces aliments peuvent cependant aussi être des allergènes, donc la vigilance et une évaluation adéquate sont de mise.

2• L'urticaire de contact

L'allergène déclenchant se trouve en contact direct avec la peau ou est aéroporté. L'urticaire de contact se développe immédiatement lors du contact direct de la peau ou des muqueuses avec l'agent responsable. Le port de gants de latex naturel ou l'épluchage de certains légumes peuvent provoquer une réaction allergique. Cependant, des substances comme les orties provoquent une réaction d'urticaire chez toutes les personnes en contact, il en est de même s'il y a un contact avec les chenilles processionnaires sans qu'il y ait d'allergie. Lorsque cette réaction allergique se situe au niveau de la bouche, elle est appelée « syndrome oral allergique » et parfois qualifiée à tort d'aphte. Manifestations précoces d'une allergie alimentaire, les démangeaisons, l'inflammation puis l'œdème peuvent y rester limités ou s'étendre avec une rhinoconjonctivite, une gêne laryngée, parfois annonciateurs d'une allergie généralisée grave ou d'anaphylaxie qui peut être fatale. C'est une anamnèse détaillée et les investigations adéquates qui permettront de les distinguer.

QUE FAIRE EN CAS DE DÉMANGEAISON LORSQU'ON SE LAVE À L'EAU ?

Le prurit aquagénique diffus est classiquement attribué à la polyglobulie, une maladie rare du sang caractérisée par un excès de globules rouges. Le contact avec l'eau chaude déclenche de fortes démangeaisons. Beaucoup plus fréquemment, les femmes à peau fine et sèche ou « irritable » supportent mal l'eau sur le visage, ce qui peut survenir dans diverses dermatoses : urticaire chronique, eczéma atopique ou non, acné rosacée… L'origine peut être aussi une urticaire au froid, une urticaire cholinergique, un dermographisme. La conduite à tenir sera bien sûr adaptée à la cause.

MES VÊTEMENTS ME GRATTENT. Y SUIS-JE ALLERGIQUE ?

– Il peut s'agir de dermographisme.
– Votre peau peut être « irritable » si vous souffrez d'une urticaire chronique ou d'une dermatite atopique.
– S'il y a des lésions permanentes de type eczéma, vous pouvez faire une réaction allergique de contact à un textile ou à un accessoire.

3• L'urticaire déclenchée à l'occasion d'un effort

Si l'urticaire survient au cours d'un effort physique, le médecin vous demandera s'il s'agissait d'un effort minime ou intense, le type de symptômes, et si vous avez déjà connu par le passé des épisodes identiques, auquel cas il vous demandera de rechercher dans quelles circonstances, afin de déterminer si cette urticaire est allergique ou cholinergique.

L'*urticaire cholinergique* survient en cas de simple exposition à la chaleur, en toute circonstance de transpiration, que ce soit un effort, une émotion ou une douche chaude. Elle débute souvent sur la poitrine par de petits points rouges qui démangent puis deviennent des rougeurs en plaques. Il n'y a en général pas d'autre symptôme. Cette urticaire fréquente cède à l'arrêt de l'effort. Elle est très gênante pour ceux qui en souffrent, souvent des personnes émotives, sensibles au stress et à l'anxiété, notamment les jeunes. Cette affection bénigne, parfois peu sensible aux antihistaminiques de prévention, fait partie des urticaires physiques.

L'*urticaire allergique révélée par un effort physique intense* peut être associée ou non à d'autres signes qui en font toute la gravité : difficultés respiratoires, malaise, voire choc anaphylactique avec perte de connaissance. La dernière prise alimentaire se situe moins de 4 heures plus tôt. C'est une allergie alimentaire particulière : en dehors de l'effort, qui est révélateur, l'aliment est parfaitement toléré. La farine de blé est la cause la plus commune de cette forme d'anaphylaxie.

4• Les urticaires physiques

Les « urticaires physiques » sont des éruptions d'urticaire déclenchées par des circonstances extérieures telles que le froid, le chaud, le soleil, la pression… Dans la plupart des cas, il est impossible d'identifier un allergène et la maladie reste muette si la cause n'est pas appliquée au-delà d'un niveau seuil.

Le *dermographisme* se caractérise par un prurit soudain et le grattage fait apparaître des papules d'urticaire reproduisant les stries du grattage. On peut ainsi écrire ou dessiner à volonté sur la peau. C'est très gênant même si cela ne dure que quelques minutes car plus le grattage est intense, et plus nombreuses sont les lésions. Il témoigne du caractère actif de la maladie.

L'*urticaire cholinergique* se déclenche avec une augmentation de température et une transpiration, à la suite d'un effort, d'une sudation, d'une douche chaude ou d'une émotion.

L'*urticaire solaire*, fort rare, est parfois génératrice de choc.

L'*urticaire à la chaleur*, rarissime, est induite par contact avec un objet ou de l'air chaud. Elle est différente de l'urticaire cholinergique.

L'*urticaire retardée à la pression* est une urticaire dont les lésions sont plus profondes, ne se limitant pas au derme. Proche de l'angioedème, elle est invalidante pour certaines activités comportant un appui localisé comme porter une charge, marcher longtemps, grimper sur une échelle… Elle peut être reproduite par un test à la pression : port d'un poids sur l'épaule avec l'aide d'un baudrier ou d'une sangle. Elle survient plusieurs heures après la pression et il faut attendre entre 4 à 12 heures pour savoir si le test est positif ou non.

L'*urticaire au froid* est une réaction immédiate provoquée par une exposition au froid de durée parfois très courte (parfois moins d'une minute) ou par contact avec une cause externe responsable d'une baisse localisée de la température cutanée.

L'URTICAIRE AU FROID : SOUVENT BÉNIGNE, PARFOIS GRAVE

Les facteurs déclenchants sont par exemple une baignade, le vent frais, la pluie, l'exposition à une atmosphère froide ou fraîche comme un lieu climatisé ou une «chambre froide». L'urticaire disparaît complètement entre 10 minutes et 2 heures après le réchauffement. Au début, elle est limitée aux zones du contact. Cependant, en cas d'exposition intense ou prolongée ou chez les sujets très sensibles, elle peut s'étendre, entraîner un angioedème et devenir grave. Le gradient de température conditionne la gravité et varie selon les individus, mais aussi dans le temps. Il est souvent plus important en été et par temps chaud : on prend plus de bains froids, de boissons réfrigérées, on fréquente des lieux climatisés alors que la température moyenne est élevée.

Le risque de choc anaphylactique lors de la baignade en fait la gravité car la baisse de température concerne une grande partie de la surface cutanée, d'autant que le baigneur vient parfois de passer un certain temps à la chaleur. Le risque d'hydrocution est alors maximal.

Les consignes de prudence sont strictes : il ne faut pas se baigner en eau froide, ne jamais se baigner seul, ne pas séjourner à la chaleur ou au soleil avant de se baigner, ne rentrer dans l'eau que très progressivement, ne pas prolonger la baignade. Si vous être très sensible, vous devez vous méfier des mets réfrigérés tels que les glaces et les boissons glacées qui peuvent provoquer un gonflement de la muqueuse buccale et un œdème du larynx au carrefour des voies aériennes et digestives, avec une menace d'asphyxie.

Le diagnostic, assez facile à faire, est confirmé par un test au glaçon ou une immersion. Le traitement antihistaminique masque les lésions urticariennes, mais il peut être insuffisant pour prévenir une réaction anaphylactique. On propose parfois une accoutumance temporaire en profitant de la phase réfractaire qui suit une crise.

5• L'urticaire pigmentaire

Cette maladie qui est due à la prolifération de mastocytes (voir page 4) débute chez l'enfant ou à l'âge adulte. Des lésions cutanées lenticulaires (en forme de lentille) de couleur brun violacé, prédominent au tronc et aux membres. Elles peuvent s'enflammer en cas de frottement, un phénomène appelé «signe de Darier». Des démangeaisons diffuses et plus ou moins chroniques sont présentes chez une personne sur deux. La prolifération mastocytaire, qui ne se limite pas toujours à la peau, peut donner également des rougeurs subites ou flush, des crises d'urticaire aiguës, un dermographisme ainsi que des symptômes cardio-vasculaires ou digestifs…. Le taux de tryptase sanguin reflète cette activité.

L'œdème de Quincke et l'angioedème

Très différent de la «bouffissure» dure, inflammatoire des piqûres d'insectes ou de celle de l'érysipèle, infection de la peau accompagnée de fièvre et due à un streptocoque ou à un staphylocoque, l'angioedème, souvent asymétrique, limité, déforme le visage ou un segment de membre. Indolore, il se forme dans l'hypoderme. La peau est bouffie, le plus souvent de coloration normale, mais elle peut être le siège d'un érythème (rougeur) modéré, sans démangeaisons. Certaines zones gonflent plus, comme le visage, en particulier les paupières et les lèvres, ou les parties génitales. Il peut survenir de manière aiguë en une seule poussée ou se répéter. Entre les accès œdémateux, la peau présente un aspect normal.

QU'EST-CE QU'UN ANGIOEDÈME HÉRÉDITAIRE ?

L'angioedème héréditaire (AOH), autrefois nommé œdème angioneurotique héréditaire, est une maladie génétique rare (autour de 200 cas au Québec) qui se caractérise par des angioedèmes sous-cutanés, limités, isolés, sans urticaire, qui durent 3 à 4 jours avant de disparaître spontanément, sans séquelles. Ils s'accompagnent de ou alternent avec des «crises digestives» aiguës, des occlusions intestinales qui régressent spontanément ou des œdèmes laryngés qui peuvent provoquer une asphyxie. Environ un tiers des cas proviennent de mutations génétiques spontanées mais transmissibles.
Le diagnostic se fait par le dosage des fractions du complément. Les formes sévères requièrent un traitement préventif. Les crises graves, qui peuvent obstruer les voies aériennes, nécessitent souvent un traitement intraveineux qui agit sur le développement de l'œdème.

ANGIOEDÈME ET ŒDÈME

L'œdème est une accumulation de liquide dans les tissus cutanés (peau et muqueuses). Sa topographie est symétrique et influencée par la déclivité : il est plus marqué aux pieds le soir par exemple.
L'angioedème comporte une composante inflammatoire avec la présence de liquide et de cellules, au niveau de la peau. Sa localisation initiale est quelconque, il est souvent asymétrique et circonscrit même s'il peut s'étendre de proche en proche.

1• Quels sont les signes évocateurs d'un angioedème allergique ?

L'œdème apparaît soudainement dans les cas aigus d'allergie et peut s'atténuer rapidement sous l'effet d'un traitement. Dans la moitié des cas, il s'accompagne d'urticaire à distance ou alterne avec des crises d'urticaire. S'il met plusieurs heures à s'installer, il s'agit alors d'un mécanisme non allergique et il peut persister pendant plusieurs jours, isolé, insensible aux traitements conventionnels de l'urticaire. Il est conseillé de se présenter en consultation spécialisée pour faire un bilan car cet œdème peut se développer dans la gorge (œdème laryngé) avec un risque d'asphyxie par obstruction des voies aériennes hautes. Les circonstances de déclenchement de l'œdème peuvent orienter l'enquête : exposition au chaud ou au froid, piqûres d'insectes, utilisation de matériel en latex, un aliment, un médicament, un traumatisme, une pression prolongée… Les œdèmes généralisés, liés à une rétention d'eau et de sel, sont mous. Si l'on appuie dessus, il se forme une dépression qui persiste quelques instants, évoquant la forme d'un «godet». Ils sont présents aux membres inférieurs en fin de journée et aux paupières le matin au réveil. Dans ce cas, il ne s'agit bien sûr pas d'un mécanisme immuno-allergique, mais d'une cause qu'il faut rechercher pour la traiter. Parmi les angioedèmes non allergiques, l'angioedème héréditaire, exceptionnel, s'accompagne parfois de crises digestives douloureuses et d'œdèmes laryngés.

2• L'œdème de Quincke, une urgence

L'œdème de Quincke est un œdème qui atteint le larynx et peut être grave s'il obstrue les voies aériennes. Il peut nécessiter, rarement, une intubation ou, encore plus rarement, une trachéotomie, intervention chirurgicale consistant à pratiquer une incision cutanée au niveau de la trachée pour permettre la respiration. Toute modification de la voix, difficulté respiratoire ou trouble de la déglutition impose le recours à un service d'urgence. Pour prévenir un nouvel œdème, il faut rechercher les circonstances dans lesquelles il se déclenche pour éviter l'allergène en cause.

Les signes digestifs

De nombreuses personnes souffrent de symptômes digestifs chroniques après l'ingestion de certains aliments, qu'elles mettent sur le compte d'une allergie alimentaire. Cependant, la preuve de la responsabilité effective du ou des aliments est bien difficile à obtenir dans la quasi-totalité des cas. Les mastocytes et leurs IgE membranaires ne sont pas toujours impliqués. Seules quelques rares affections digestives peuvent avoir une origine allergique. Néanmoins, ces symptômes chroniques : nausées, ballonnement dû à un excès de gaz (météorisme digestif) et souvent diarrhées intermittentes, même s'ils ne sont pas dus à un mécanisme allergique, n'en restent pas moins gênants et l'allergologue cherchera les responsables pour éviter les évictions alimentaires intempestives et leurs répercussions sur l'état général de la personne.

LES AFFECTIONS DIGESTIVES RARES DANS LESQUELLES SONT IMPLIQUÉS LES ALIMENTS

L'œsophagite éosinophilique est souvent découverte à la suite d'un blocage du bol alimentaire qui rend difficile l'ingestion d'aliments solides. La fibroscopie révèle un aspect très particulier de la muqueuse de l'œsophage et la biopsie met en évidence une infiltration à éosinophiles.

La gastrite éosinophilique se traduit par des nausées et des vomissements, parfois une perte de poids. L'analyse des tissus révèle la présence d'un grand nombre d'éosinophiles.

Ces deux maladies sont parfois dues à une allergie à un aliment et un bilan allergologique est conseillé pour cibler la prise en charge.

La maladie cœliaque, ou intolérance au gluten, est une maladie rare qui se manifeste souvent par des diarrhées, des constipations et une perte de poids. La gliadine, une protéine de certains végétaux, joue un rôle pathogène important dans son développement. Une biopsie révèle la destruction de la paroi de l'intestin grêle. Un régime sans gluten permet aux lésions digestives de se résorber.

Dans les manifestations digestives chroniques, les aliments mis en cause sont le plus souvent nombreux, sans parenté botanique entre eux, c'est-à-dire sans réaction croisée possible par parenté de structures de glycoprotéines issues de ces aliments. Le mal-être digestif chronique a un fort impact sur la qualité de la vie depuis plusieurs mois, voire des années. Les personnes peuvent alors être tentées de s'engager dans des régimes alimentaires sévères, qu'il faut bien sûr éviter en pleine croissance mais aussi à l'âge adulte. À la consultation, le médecin ne trouve pas de douleur en palpant l'abdomen et le pelvis, ni de signes associés, évocateurs d'allergie : eczéma des plis, pâleur de la muqueuse des fosses nasales, râles bronchiques… Il vous dirigera alors vers un spécialiste du tube digestif à la recherche d'une pathologie précise, éventuellement avec des examens comme la fibroscopie gastrique ou la colonoscopie qui pourraient expliquer ces symptômes. Si les investigations ne permettent pas de conclure à une pathologie précise et conduire à son traitement spécifique, il peut alors vous conseiller d'aller voir un allergologue qui fera des tests cutanés avec les aliments suspectés si cela est pertinent, parfois complétés par le dosage des IgE spécifiques.

L'allergologue pourra trouver des sensibilisations à certains aliments par des tests cutanés alimentaires. Pour en apprécier la pertinence sur les signes digestifs, il vous proposera une éventuelle éviction alimentaire, stricte ou partielle, en vous précisant l'effet attendu. Bien souvent, il vous oriente vers un régime alimentaire plus équilibré, avec la réintroduction toujours prudente d'aliments jusque-là interdits, parfois depuis des mois, sur des critères discutables.

QUELLE CONDUITE TENIR EN CAS DE CHOC ANAPHYLACTIQUE ?

Il faut allonger la personne en position latérale de sécurité et appeler immédiatement les services médicaux d'urgence qui assureront les premiers secours : injection d'adrénaline par voie intra-musculaire, corticoïdes et remplissage des veines en perfusion, apport d'oxygène. La personne restera au moins 24 heures en milieu hospitalier pour une surveillance des fonctions respiratoires et cardio-vasculaires. Les signes aigus peuvent en effet reprendre, même en l'absence de nouveau contact avec l'agent responsable.

Le choc anaphylactique : une urgence

C'est l'urgence allergique par excellence, qui peut être mortelle. La personne allergique en parfaite santé ressent en quelques minutes un malaise général intense, annonciateur d'une perte de connaissance, une accélération brutale des battements cardiaques, une difficulté à respirer. La peau prend souvent un aspect rouge diffus avec des démangeaisons diffuses prédominant aux paumes, aux plantes des pieds, aux organes génitaux et au cuir chevelu. Une urticaire peut se généraliser et le gonflement du visage puis de la gorge est responsable d'une asphyxie. Vomissements ou diarrhée peuvent également se produire.

QU'EST-CE QUE L'ANAPHYLAXIE ?

L'anaphylaxie est une réaction grave, d'installation brutale, le plus souvent d'origine allergique, qui se manifeste de différentes manières, en fonction des individus, et peut associer des symptômes :
– cutanés (rougeurs, boutons, œdème, c'est-à-dire gonflement de la peau, picotements, démangeaisons) ;
– respiratoires (sifflement, crise d'asthme, gêne respiratoire pouvant entraîner des difficultés à parler, gonflement du cou ou des voies aériennes faisant obstruction au passage de l'air) ;
– digestifs (douleurs abdominales, nausées, vomissements, diarrhées) ;
– cardio-vasculaires (malaise, chute de la tension artérielle de plus de 30 % par rapport à la tension normale, ralentissement de la fréquence cardiaque allant jusqu'au pouls imprenable, perte de connaissance).
Chez la femme, l'anaphylaxie peut aussi se manifester par des contractions utérines.
L'anaphylaxie est une réaction potentiellement mortelle qui nécessite une prise en charge rapide. Les manifestations apparaissent en quelques minutes et peuvent évoluer vers un décès en moins de 30 minutes. La gravité de l'anaphylaxie est proportionnelle à la rapidité d'apparition des symptômes ; elle dépend aussi de la présence :
– d'une atteinte respiratoire présentant un risque d'asphyxie ;
– de symptômes cardio-vasculaires s'aggravant rapidement et pouvant conduire à la perte de connaissance : on parle alors de choc anaphylactique.

1• Qu'est-ce qui peut déclencher un choc anaphylactique ?

– Les médicaments, surtout s'ils sont administrés par voie intraveineuse. Les principaux concernés sont les curares utilisés pour induire une anesthésie générale. La pénicilline, les antibiotiques en général, les anti-inflammatoires, l'aspirine sont également souvent responsables, même lorsqu'ils sont administrés par voie orale. Presque tous les médicaments peuvent produire cet effet chez les personnes allergiques en quelques minutes.

– Les aliments, également une cause fréquente, avec l'arachide et les noix (noisette, etc.), les poissons, les crustacés… Les manifestations cliniques peuvent être rapidement intenses, mais avec une installation un peu moins soudaine que pour les médicaments.

– Les piqûres d'abeille, de guêpe ou de frelon. Le choc anaphylactique survient généralement dans les minutes qui suivent la piqûre.

– Le latex présent dans les gants du chirurgien, à l'origine de choc anaphylactique per-opératoire. Ce choc survient pendant l'intervention, contrairement aux accidents allergiques dus aux curares qui apparaissent avant tout geste chirurgical.

– L'effort physique associé à d'autres facteurs (ingestion d'aliments, prise de médicament, exposition à des pollens…). On parle alors d'anaphylaxie d'effort.

ATTENTION ! Un choc anaphylactique peut parfois survenir sans qu'aucune cause allergique ne soit trouvée. C'est une situation rare.

2• Que faire pour éviter les récidives ?

L'allergologue vous interrogera afin de déterminer le responsable du choc anaphylactique, meilleur moyen d'éviter toute récidive. Il vous examinera soigneusement, vous interrogera longuement et recherchera tous les éléments objectifs susceptibles de fournir une piste : fiche d'anesthésie, compte rendu du passage aux urgences et d'éventuelles hospitalisations, lettre du médecin qui vous a pris en charge à la phase aiguë. En fonction des données qu'il aura rassemblées, il vous prescrira éventuellement des tests cutanés ou biologiques, dont il aura soigneusement pesé le type et l'indication. Il vous remettra une trousse d'urgence avec de l'adrénaline auto-injectable.

Comment se déroule la consultation d'allergologie ?

Le bilan allergologique ressemble à une véritable enquête policière. Il faut d'abord savoir si ce dont vous souffrez est bien une allergie. Il faut ensuite rechercher et démasquer le responsable parmi de nombreux suspects en s'aidant de certains examens qui finissent par confondre l'allergène coupable. Le médecin les prescrit au besoin après un interrogatoire minutieux qui lui a permis de reconstituer votre histoire et un examen complet de votre corps.

Selon la nature des signes cliniques évocateurs d'une allergie, les tests qu'il vous propose pourront être de plusieurs types. Les explorations fonctionnelles respiratoires évaluent la sévérité de l'atteinte respiratoire en cas d'asthme. Les tests cutanés,, intradermoréaction ou patch-tests, sont un élément essentiel pour la recherche des allergènes. Leur principe consiste toujours à reproduire volontairement mais sécuritairement l'allergie en miniature. En complément de l'enquête, de l'examen clinique et des tests cutanés, l'allergologue peut vous prescrire des examens de biologie. Ces examens consistent en général une prise de sang. Le plus souvent, les analyses sanguines peuvent être faites à tout moment, pendant ou après une réaction allergique. Certaines nécessitent deux prises de sang, l'une pendant la réaction et l'autre à distance (un à plusieurs jours après). Votre allergologue vous conseillera spécifiquement selon votre type de réaction allergique. Il n'est pas nécessaire d'être à jeun, ni d'interrompre vos traitements médicamenteux, notamment les antihistaminiques. Dans la plupart des cas, le prélèvement peut être réalisé sans rendez-vous dans le laboratoire d'analyses médicales le plus proche de chez vous. La disponibilité des résultats est variable; généralement, elle est de quelques semaines.

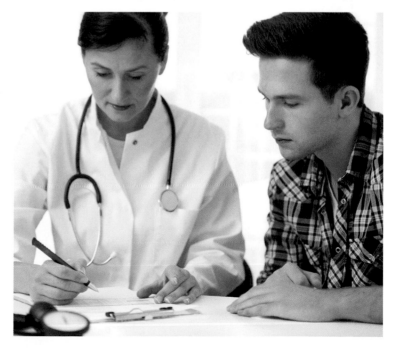

COMBIEN COÛTE UN TEST CUTANÉ ?		
Test	Prix	
Prick-test pour les aéro-allergènes	20-30	$
Prick-test pour les extraits alimentaires	20-30	$
Prick-test pour les aliments natifs	20-30	$
Patch-test batterie standard	50-100	$
Patch-tests batterie standard plus tests orientés	100-200	$
Intradermoréaction aux venins	50-75	$
Intradermoréaction aux médicaments	50-75	$

Lorsque ces premiers examens n'ont pas donné les résultats escomptés, l'allergologue peut engager des tests complémentaires pour lever les doutes qui subsistent. Ces tests sont décrits dans le chapitre suivant.

L'enquête

Votre médecin traitant ou le médecin allergologue commenceront par vous poser de nombreuses questions destinées à orienter au mieux leurs recherches. Ne soyez pas surpris si, bien que vous pensiez à une allergie particulière, ils vous interrogent aussi à propos d'autres maladies ou évoquent la possibilité d'autres pistes que celle qui vous paraissait d'emblée évidente. Comme dans les romans policiers, les phénomènes allergiques sont truffés de faux-semblants et de rebondissements, et seule une analyse méthodique, rigoureuse et scientifique de la situation permet d'élucider les énigmes les plus difficiles.

1• À la recherche des antécédents

VOTRE FAMILLE AUSSI EST CONCERNÉE

Votre médecin vous demande notamment s'il existe des cas de rhume des foins, d'asthme ou d'allergie alimentaire dans votre famille, car le risque de développer une allergie est plus important si vos parents et/ou frères et sœurs sont également concernés.

Le médecin recherche avec vous si vous avez déjà manifesté des signes d'allergies comme une dermatite atopique ou si vous supportez mal certains aliments, certains allergènes respiratoires comme les acariens de la poussière, les poils d'animaux ou les pollens, certains médicaments, ou encore si vous faites des réactions anormales aux piqûres d'insectes. Tous ces éléments sont importants, même s'ils ne vous paraissent pas en rapport avec le problème pour lequel vous consultez, car il y a parfois des liens entre eux et l'allergologie est sur ce point pleine de surprises! On peut citer quelques exemples d'associations à première vue déroutantes mais très bien connues des médecins allergologues:
- la possibilité pour une personne allergique au pollen de bouleau de devenir allergique à différents fruits et noix comme la pomme, la cerise, la noisette;
- l'apparition éventuelle d'une allergie alimentaire à la viande de porc lorsqu'on est allergique aux chats…;
- la possibilité d'allergies de contact à certains filtres ultraviolets (UV) de crèmes solaires en rapport avec une allergie à un anti-inflammatoire;

– et même la survenue d'allergies alimentaires aux viandes chez des personnes allergiques à un médicament anticancéreux, et probablement en lien avec des morsures de tiques!

Tous les indices, y compris les plus inattendus, sont donc utiles pour la progression de l'enquête.

2• Une allergie ou une autre cause?

Le médecin s'intéresse également aux autres maladies que vous avez eues ou pour lesquelles vous êtes encore suivi, et aux traitements que vous avez pris ou prenez encore. Des symptômes qui ressemblent à ceux d'une allergie: un eczéma, une urticaire, une éruption bulleuse, un gonflement des lèvres, un œdème du visage, une conjonctivite, une rhinite, une gêne respiratoire, des sifflements dans la poitrine, des douleurs abdominales, des troubles digestifs, ou encore un malaise peuvent en effet relever d'un autre problème de santé. Par exemple:

– des démangeaisons de la peau sans plaques ni boutons sont presque toujours liées à une cause non allergique;

– un gonflement de la langue, un gonflement des lèvres ou une toux sèche peuvent correspondre à un effet secondaire d'un médicament antihypertenseur;

– un œdème du visage peut être lié à un problème cardiaque ou pulmonaire;

– des démangeaisons des yeux peuvent être le signe d'une simple sécheresse oculaire;

– un écoulement du nez est parfois uniquement lié à une fragilité de la muqueuse nasale;

– une maladie appelée polypose naso-sinusienne est responsable d'une sensation permanente de nez bouché et d'une perte d'odorat…

Les exemples sont nombreux de maladies qui se font passer pour une allergie! De même la prise de certains médicaments tels que les anti-inflammatoires ou les bêtabloquants, l'alcool ou la réalisation d'un effort peuvent aggraver les symptômes d'une allergie et sont systématiquement recherchés.

Lors de son «interrogatoire», digne d'une série policière, le médecin va donc s'attacher à préciser au mieux ce qui vous arrive, car la nature des symptômes, leur ancienneté, les circonstances de leur survenue, d'aggravation et/ou d'amélioration, leur sensibilité aux traitements anti-allergiques sont autant d'indices qui vont orienter le diagnostic et la recherche du coupable.

Parfois, on peut d'emblée exclure l'hypothèse d'une allergie. Ainsi l'urticaire chronique, c'est-à-dire l'apparition tous les jours de boutons ressemblant à des piqûres d'ortie pendant plus de six semaines, n'est-elle pas considérée comme d'origine allergique mais correspond en fait à une fragilité des cellules de la peau appelées mastocytes, dont on ne connaît pas encore bien la cause. De même certains symptômes ne feront pas suspecter le diagnostic d'allergie. Des douleurs abdominales, des vomissements ou la survenue d'une mycose après la prise d'antibiotique sont de possibles effets secondaires du médicament mais ne sont pas dus à un mécanisme allergique. Enfin, certains suspects désignés très fréquemment au médecin allergologue comme responsables des pires maux peuvent tout de suite être innocentés: ainsi de l'iode, dont on sait qu'elle n'est jamais en cause dans les symptômes qu'on lui prête.

JE VIENS CONSULTER POUR UNE ALLERGIE AUX POLLENS ET MON MÉDECIN ME DEMANDE SI JE NE TOLÈRE PAS CERTAINS ALIMENTS: C'EST BIZARRE!

Non, c'est tout à fait normal, car on peut observer des réactions croisées entre pollens et aliments. Les défenses de l'allergie fabriquées contre une protéine d'un pollen reconnaissent parfois par erreur une autre protéine qui lui ressemble et qui est présente dans le fruit. Au Québec, quand une personne éternue, a le nez qui coule et les yeux qui piquent en avril-mai et qu'elle décrit par ailleurs des démangeaisons dans la bouche à la consommation de pommes crues, le médecin est quasiment sûr, avant même de faire un bilan, qu'elle a une allergie au pollen de bouleau avec réaction croisée à la pomme.

L'ALLERGIE À L'IODE N'EXISTE PAS !

Une réaction après injection de produits iodés pour des examens radiologiques, l'apparition de boutons après consommation de poisson ou de crustacés, des vomissements après ingestion d'huîtres, une rougeur après application d'un produit désinfectant iodé font encore trop souvent parler d'«allergie à l'iode», expression employée pour simplifier l'explication de ces différentes situations. En fait l'allergie à l'iode n'existe pas ! Dans tous les cas c'est autre chose qui est responsable des symptômes observé comme vous le découvrirez dans les chapitres correspondants. Dans toute bonne enquête policière, méfions-nous des raccourcis: l'iode est innocent, et rien n'interdit à un allergique au poisson de profiter de l'air iodé des bords de mer ou de bénéficier d'une injection pour un examen radiologique.

DES ASSOCIATIONS CROISÉES PARFOIS SURPRENANTES

On trouve des allergies croisées entre le pollen de bouleau et de la pomme, entre les acariens et les crustacés, entre les acariens et les escargots, entre l'épithélium (couche superficielle de la peau) de chat et la viande de porc, entre le latex et certains fruits comme le kiwi, l'avocat et la banane, ou entre le pollen d'armoise et le céleri. D'autres sont moins connues, plus anecdotiques voire très inattendues. Qui d'autre que le médecin, en particulier l'allergologue, se douterait qu'on peut devenir allergique au liquide séminal humain à cause d'une allergie au chien?

3• Dans le détail des circonstances

Les questions qui vous sont posées lors de la consultation s'intéressent à tous ces aspects potentiels d'une maladie allergique et essaient de préciser au mieux ce dont vous souffrez… ou ce dont vous avez souffert car le médecin spécialiste vous voit peut-être après la disparition des symptômes. Plus vos réponses sont précises, plus facile sera la conclusion de l'enquête: n'hésitez pas à noter, pour mieux vous en souvenir, la nature des problèmes rencontrés, les circonstances de leur survenue, d'aggravation ou d'amélioration, voire à faire des photos de vos lésions lorsqu'il s'agit d'une éruption cutanée.

En effet une éruption peut être prise pour une autre par un œil non exercé à l'allergologie. Un eczéma du visage déclenché par une allergie de contact à un produit cosmétique est souvent pris pour un angioedème lorsqu'il s'accompagne d'un gonflement, alors que ce ne sont pas du tout les mêmes maladies et qu'elles ne relèvent pas des mêmes causes. Dans ce cas, la description des lésions que vous avez présentées, leur mode d'apparition, leur durée et leur mode de disparition sont de précieux indices permettant à l'enquêteur de faire *a posteriori* la différence entre eczéma et angioedème, de s'orienter en conséquence vers les allergènes potentiellement coupables et donc d'effectuer les examens complémentaires adaptés.

Dans tous les cas, quels que soient les symptômes pour lesquels vous le consultez, le médecin va préciser avec vous:

– leur ancienneté et le contexte de leur apparition, par exemple s'ils sont apparus avant ou après l'adoption d'un animal au domicile;

– s'ils persistent encore;

– s'ils se manifestent toute l'année ou seulement en certaines saisons ou circonstances, à l'exemple des allergies aux pollens qui ne sont gênantes qu'au printemps ou en été ou en automne;

– si, à l'inverse, ils disparaissent lorsque vous n'êtes plus au contact d'un allergène suspect;

– s'ils surviennent plus particulièrement au travail, car certaines allergies sont d'origine professionnelle;

– les circonstances d'amélioration ou de disparition, par exemple lors de périodes de congés pris hors du domicile et/ou en l'absence des animaux domestiques habituellement présents dans l'entourage.

4• Les faisceaux d'indices

Une grande partie du diagnostic d'allergie, ou de son exclusion, repose sur les éléments d'information que votre médecin obtient au cours de l'interrogatoire. Bien souvent, il lui est déjà possible, au terme de cette discussion, de suspecter ou non l'implication d'une allergie dans vos symptômes et d'orienter ses recherches vers des allergènes potentiellement «coupables». Et, comme dans une enquête policière, certaines associations d'indices peuvent constituer des faisceaux d'arguments susceptibles de renforcer l'intime conviction du détective.

À l'aide du plus grand nombre possible d'indices, le médecin va donc élaborer des hypothèses quant au scénario susceptible d'expliquer vos symptômes et les confronter aux données de l'examen clinique, des tests cutanés et des tests biologiques

L'examen

Comme c'est l'habitude au cours de toute consultation, le questionnaire est suivi d'un examen clinique rigoureux qui va, lui aussi, permettre d'approcher le diagnostic et peut-être parfois de découvrir le coupable. Cet examen commence globalement et se focalise rapidement sur le ou les organes en cause.

1• Les yeux

Les yeux sont parfois le seul organe atteint par l'allergie. Les manifestations sont intermittentes si l'allergène n'est présent qu'occasionnellement, par exemple le pollen, un animal de passage, le latex. En revanche, les manifestations persistent si l'allergène est présent toute l'année: c'est le cas des acariens ou d'un animal présent à la maison. Si vous venez en consultation en période de crise, le médecin peut constater plusieurs manifestations qui sont toujours bilatérales, c'est-à-dire qui touchent les deux yeux, et toujours accompagnées de démangeaisons et souvent de larmoiement:

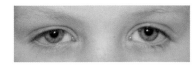

Conjonctivite d'intensité modérée

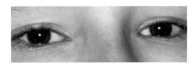

Atteinte modérée des paupières (blépharite)

- le «blanc de l'œil» rouge qui correspond à une conjonctivite bulbaire. Le blanc de l'œil peut également être gonflé comme un «pneu», c'est le chémosis qui est plus impressionnant que grave;
- la conjonctive palpébrale, membrane transparente qui recouvre la face interne des paupières, visible en retournant délicatement les paupières, peut aussi être rouge, gonflée et le siège de petites aspérités appelées papilles et follicules qui rendent inconfortables les mouvements des paupières;
- les paupières gonflées qui peuvent réduire l'ouverture de l'œil;
- un eczéma des paupières qui peut accompagner plus rarement la conjonctivite.
- la présence de plis sous-palpébraux classiques (lignes de Dennie-Morgan)

Un œil allergique est un œil rouge, gonflé, qui pique et qui pleure, mais qui ne fait pas mal. L'allergie oculaire ne met pas en péril votre vision. Ces manifestations disparaissent en dehors des poussées. Lorsque vous venez en automne faire des tests pour une allergie au pollen de printemps, votre examen clinique ne va rien déceler, il sera parfaitement normal.

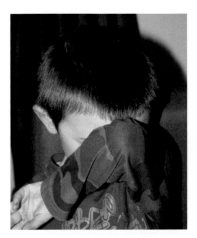

Photophobie invalidante

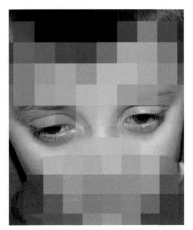

QUAND EST-IL CONSEILLÉ DE CONSULTER RAPIDEMENT UN OPHTALMOLOGISTE ?

À côté des conjonctivites allergiques classiques, il existe des formes beaucoup plus sévères qui imposent le recours à l'ophtalmologiste. Les signes évocateurs de gravité d'une conjonctivite sont la photophobie, c'est-à-dire que l'œil ne supporte pas la lumière, les sécrétions qui sont des écoulements plus épais que les larmes, la douleur oculaire et les troubles de la vision.

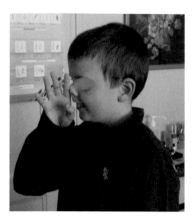

Le salut de l'allergique

2• Le nez et la gorge

Le médecin regarde l'aspect de votre nez à la recherche d'un petit pli cutané qui se façonne au-dessus du nez à force de le frotter; ce geste est appelé le «salut de l'allergique». Puis il examine l'intérieur de votre nez avec un spéculum (sorte de petit entonnoir) sous un bon éclairage pour apprécier l'état de votre muqueuse nasale et de votre cloison nasale. La couleur de votre muqueuse nasale peut être en faveur d'une allergie. Parfois, ce simple examen permet de voir d'emblée des polypes, sortes d'excroissances de la muqueuse nasale. Il faut alors approfondir l'examen par une fibroscopie nasale dont se chargera l'ORL (oto-rhino-laryngologue).

La bouche et la gorge sont également examinées avec soin. Elles ne présentent cependant aucune particularité en dehors des épisodes d'allergie. En revanche, au moment d'un épisode d'allergie aiguë, alimentaire par exemple, vos lèvres peuvent être gonflées ainsi que la luette et parfois la langue. Cet œdème est responsable d'une gêne pour parler, respirer ou avaler. Ces constatations imposent une prise en charge rapide car c'est l'importance de cet œdème qui fait toute la gravité de l'épisode.

3• La peau

La peau est un très bon reflet d'un terrain allergique qui va se manifester très tôt dans la vie par un eczéma appelé aussi dermatite atopique. En dehors d'un réel eczéma, la peau peut être simplement sèche et irritable. Cependant, sans avoir de terrain prédisposé aux allergies, vous pouvez consulter pour un eczéma de contact qui ne s'accompagne pas nécessairement d'une peau sèche. Vous pouvez aussi consulter pour des manifestations cutanées que vous pensez allergiques mais qui ne le sont que rarement comme l'urticaire chronique.

Est-ce de l'eczéma ?

L'eczéma est une atteinte de la peau qui évolue toujours par poussées. Il est caractérisé par de petites vésicules, ou toutes petites «cloques» de liquide, qui reposent sur une peau rouge et enflammée. En se desséchant, les vésicules évoluent soit sous forme de petites croûtes, soit sous forme de petites peaux appelées squames. L'eczéma est une maladie de la peau qui démange furieusement et peut provoquer des troubles du sommeil. Ces démangeaisons sont responsables de grattage qui entretient l'eczéma et peut provoquer des surinfections susceptibles de laisser des cicatrices. Ce sont tous ces éléments que l'examen va rechercher.

Eczéma

Est-ce une dermatite atopique ?

L'eczéma atopique, ou dermatite atopique, survient souvent dans un contexte familial d'allergie. Selon la période de la vie, le siège des lésions sera variable, mais son évolution par poussées sera constante :

– chez le nourrisson, il apparaît entre 3 et 6 mois et siège sur le visage et les parties rebondies du corps, sauf sous les couches;
– chez l'enfant, il se concentre aux plis de flexion (coudes et genoux), aux plis situés derrière les oreilles, sur les paupières et autour de la bouche;
– chez l'adolescent et l'adulte jeune, il prédomine à la partie supérieure du tronc, au visage et sur les mains.

Le médecin va explorer ces localisations, va apprécier le retentissement de la dermatite atopique sur votre qualité de vie et rechercher une éventuelle complication comme une infection. Si vous venez en dehors d'une poussée, il apprécie l'intensité de la sécheresse de votre peau. Au terme de l'examen, le médecin établit un bilan, le SCORAD (*Scoring of Atopic Dermatitis*), qui permet de suivre l'évolution de votre dermatite atopique. Ce score tient compte de l'extension de votre eczéma, de la sévérité de la peau sèche en dehors de l'eczéma, de l'intensité des symptômes sur les zones touchées par l'eczéma et de l'intensité des problèmes liés à l'eczéma (en particulier les démangeaisons et les troubles du sommeil). Cet outil est devenu une référence de suivi et d'évaluation de la dermatite atopique.

> **POUR ALLER PLUS LOIN**
>
> Vous pouvez retrouver ces informations sur le site de la Société Canadienne de l'eczéma : eczemahelp.ca

Quelle différence entre l'eczéma de contact et la dermatite atopique ?

Au niveau de la lésion élémentaire, il n'y a pas de différence : c'est de l'eczéma. L'eczéma de contact vient de contacts répétés entre un ou plusieurs allergènes et votre peau qui y devient allergique. La localisation de cet eczéma dépend du lieu de contact allergène/peau. Par exemple, l'eczéma qui survient en regard des boutons de jeans est certainement un eczéma au nickel. L'eczéma des paupières est souvent en rapport avec les cosmétiques. Les applications sur la peau de médicaments topiques, c'est-à-dire en crème, en gel ou en pommade, peuvent être à l'origine d'eczéma de contact. Il arrive que le soleil soit le facteur déclenchant nécessaire ; seules les parties exposées au soleil sont alors atteintes.

L'eczéma de contact peut être professionnel et siège alors surtout sur les mains et les parties découvertes en contact avec les allergènes, par exemple l'eczéma des mains aux teintures capillaires chez les coiffeuses ou aux graisses chez les mécaniciens. Mais l'eczéma de contact peut venir compliquer une dermatite atopique en raison des nombreux traitements locaux utilisés et de l'irritabilité de la peau atopique qui est moins armée contre les agressions extérieures.

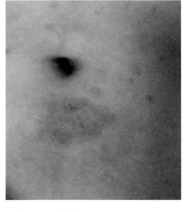

Eczéma au nickel

Est-ce de l'urticaire ?

Comme son nom l'indique, la papule d'urticaire ressemble à une piqûre d'ortie. L'urticaire a des propriétés qui n'appartiennent qu'à elle et qui permettent de l'identifier même si, le jour de la consultation, votre peau est intacte. Elle est fugace, c'est-à-dire qu'un même bouton ne va pas durer plus de 24 heures à la même place. En revanche, un autre bouton peut « sortir » à côté car l'urticaire est mobile. Les boutons disparaissent sans laisser aucune trace sauf d'éventuelles lésions laissées par le grattage, car l'urticaire gratte terriblement. Il faut penser à prendre des photos qui peuvent parfois aider votre médecin à faire le diagnostic. Si les lésions d'urticaire sont plus durables ou douloureuses, le médecin recherchera des maladies sous-jacentes qui peuvent se révéler de cette façon.

On parle d'urticaire aiguë lorsque la ou les poussées se manifestent pendant moins de 6 semaines et d'urticaire chronique quand sa durée est supérieure à 6 semaines. Une poussée d'urticaire aiguë peut être liée à une allergie

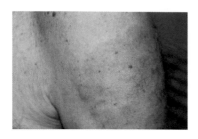

Eczéma

notamment alimentaire, médicamenteuse ou par piqûre d'insecte. Mais la grande majorité des urticaires n'est pas d'origine allergique :
– l'urticaire aiguë de l'enfant est le plus souvent d'origine virale ;
– l'urticaire chronique est liée à une fragilité de la peau.
Il existe quantité d'autres formes d'urticaire : au froid, au chaud, à la pression, aquagénique… qui sont appelées urticaires physiques, mais le questionnaire permet d'orienter le diagnostic et d'adapter la prise en charge.

L'URTICAIRE EST-ELLE GRAVE ?

Devant une urticaire, la crainte principale est de voir survenir un angioedème, avec gêne pour parler, respirer ou avaler, mais il faut savoir que cette éventualité est rare dans les urticaires non allergiques. En revanche, lorsque l'urticaire est déclenchée par un aliment ou un médicament, il faut être très prudent.

4• La respiration, l'asthme

Le médecin regarde votre thorax et apprécie votre façon de respirer. Puis il vous ausculte à la recherche des bruits caractéristiques de l'asthme : des sifflements qu'il appelle sibilants, présents essentiellement en fin d'expiration, lorsque vous videz à fond vos poumons. L'auscultation peut être normale soit parce que la crise est passée, soit parce qu'elle est très légère.
Le médecin peut également vous faire souffler dans un petit appareil, le débit-mètre de pointe, pour mesurer votre capacité à vider vos poumons le plus rapidement possible. Les chiffres obtenus sont comparés à des normes. Cette méthode n'est qu'une première approche ; elle explore surtout les grosses bronches, mais l'asthme peut n'être qu'au fond des poumons, dans les toutes petites bronches. Le médecin préfère donc avoir recours à l'exploration fonctionnelle respiratoire qui apporte des informations de bien meilleure qualité.
Lorsque vous venez au cabinet en crise, le diagnostic est facile mais le rôle du médecin va alors être d'apprécier la gravité de la crise pour adapter sa prise en charge car l'hospitalisation s'impose parfois. L'existence d'une rhinite impose de rechercher un asthme et inversement, car ces deux muqueuses sont en continuité et il arrive souvent qu'elles soient toutes les deux atteintes. La découverte d'une conjonctivite dans ce contexte est un argument en faveur de l'allergie.

Quel est l'impact d'une allergie sur la fonction respiratoire ?

L'air qui pénètre par le nez et la bouche est réchauffé puis nettoyé par le mucus. Cet air emprunte ensuite la trachée, divisée en deux conduits appelés bronches. Les bronches ont la forme d'un arbre dont le tronc se situe à la partie supérieure et les branches vers le bas. Les branches sont des ramifications qui se terminent par des petits sacs appelés alvéoles. Ces millions de petits sacs se gonflent et se dégonflent à chaque respiration pour acheminer l'oxygène partout dans le corps.
La respiration se fait avec l'aide des muscles de la cage thoracique, du dos et même des épaules. Le diaphragme joue aussi un rôle important en se contractant pour faire entrer l'air dans les poumons. La surface de contact entre le milieu extérieur et le sang est très étendue au niveau de l'appareil respiratoire.

QUELS SONT LES PRINCIPAUX SIGNES DE GRAVITÉ D'UN ASTHME ?

Les principaux signes de gravité sont l'impossibilité de respirer en position allongée (orthopnée), l'impossibilité de parler ou de tousser, les sueurs, une coloration bleue des lèvres et des ongles (cyanose), une agitation, un débit de pointe très faible, un traitement mal suivi, une hospitalisation antérieure en réanimation, une diminution de réponse au traitement habituel.
Un examen clinique complet s'impose.

Les maladies allergiques peuvent affecter la respiration : du nez jusqu'aux bronches, des rhinites jusqu'à l'asthme, une maladie chronique qui associe une inflammation et une obstruction des bronches.

Le débit-mètre de pointe : un moyen simple pour surveiller le souffle

Le débit-mètre de pointe (DEP) est un appareil simple, peu encombrant, peu coûteux, entre 30 et 40 dollars. Il vous permet, en dehors du cabinet médical, par exemple à votre domicile ou sur votre lieu de travail, de vérifier l'obstruction bronchique de manière objective par la mesure du débit expiratoire de pointe (DEP) ou *peak flow*. Cet examen indique l'état fonctionnel des grosses bronches et ne remplace pas la réalisation d'une spirométrie.

À la différence des EFR réalisés au cabinet, le DEP peut être mesuré pendant les crises. Matin et soir, après la prise du traitement bronchodilatateur, vous réalisez une inspiration maximale suivie d'une expiration maximale dans un embout buccal. Le pince-nez n'est pas nécessaire. Évitez de gêner le déplacement du curseur avec les mains et serrez bien les lèvres autour de l'embout. Répétez plusieurs fois la séquence et enregistrez la meilleure valeur. Cette valeur est votre DEP, un moyen d'autosurveillance d'une maladie asthmatique. Les variations quotidiennes sont normales, surtout une chute matinale, mais vous devrez en discuter avec votre médecin.

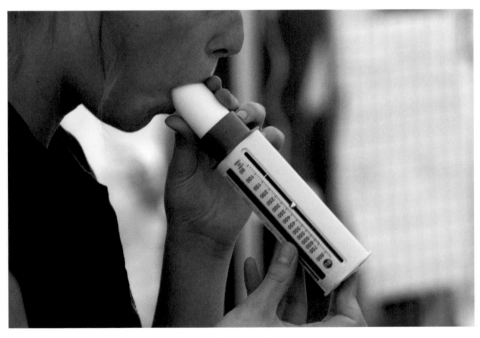

Le débit-mètre de pointe : une autosurveillance régulière du souffle pour les asthmatiques

Vous pouvez noter vos valeurs du souffle et les comparer à des valeurs théoriques. Pour les adultes, des grilles tiennent compte du sexe, de votre âge et de votre taille. En fonction de ces résultats et d'un plan d'action préétabli avec votre médecin, vous allez pouvoir agir en conséquence :
- pour des valeurs entre 80 et 100 % des valeurs théoriques, vous êtes dans la zone verte et aucune modification thérapeutique n'est nécessaire ;
- pour des valeurs entre 50 et 80 % de la normale, vous êtes dans la zone orange et vous devez intensifier le traitement de fond et le traitement de crise. Si vous restez à moins de 70 % des valeurs théoriques, le médecin vous prescrira un traitement adjuvant ;
- pour des valeurs inférieures à 50 % des valeurs normales, vous êtes dans la zone rouge : prévenez votre médecin ou présentez-vous aux urgences.

LE PIKO-6

Le Piko-6 est un petit appareil de poche qui mesure le souffle (il n'est pas disponible au Canada pour l'instant). Il enregistre électroniquement le rapport entre votre volume expiratoire à la première seconde et le volume expiratoire à la sixième seconde. Les indicateurs respectent le même code des couleurs que le DEP (vert, jaune et rouge). Les valeurs anormales sont situées en dessous de 0,7.

LES PRÉCAUTIONS À PRENDRE AVANT L'EXAMEN

Précisez si vous prenez un traitement inhalateur ou si vous êtes fumeur. Vous devrez éviter de fumer dans les 4 heures précédant l'examen. Mettez des vêtements amples.

L'exploration fonctionnelle respiratoire (EFR)

L'EFR sert à mesurer la fonction respiratoire. Cet examen simple est réalisé lors de la consultation par une infirmière ou un technicien formés ou par votre médecin spécialiste, pneumologue ou allergologue. De façon générale, la gravité de la gêne respiratoire est sous-estimée. Il existe une discordance entre ce que vous ressentez (essoufflement, toux, crise d'étouffement), l'auscultation pulmonaire du médecin et l'importance de l'obstruction bronchique, quantifiée par l'EFR.

1• Comment se déroule une EFR?

L'examen de base prend environ 10 minutes ; une EFR plus complète peut aller jusqu'à 30 minutes. La durée dépend des éventuelles difficultés d'exécution, comme de la fatigue, une toux, une prothèse dentaire… L'examen nécessite une bonne collaboration de votre part. Il peut être plus difficile chez les jeunes enfants de moins de 5 ans, et les personnes âgées. Réalisé le plus souvent dans un cabinet de pneumologie, c'est un examen indolore qui ne requiert pas d'être à jeun. L'intervenant note votre taille, votre âge et votre poids. L'appareil de mesure est calibré tous les jours pour que les données soient justes et interprétables.

L'examen commence par des explications sur les manœuvres à réaliser. La spirométrie est la méthode la plus simple pour mesurer la quantité d'air que vous pouvez expirer de vos poumons et la vitesse à laquelle vous pouvez le faire. Indispensable dans le cadre d'une maladie asthmatique, elle identifie une obstruction bronchique des grosses et des petites bronches.

LES NORMES D'HYGIÈNE

L'embout, le pince-nez et le filtre antibactérien sont à usage unique. L'intervenant se lave les mains avant et après chaque examen.

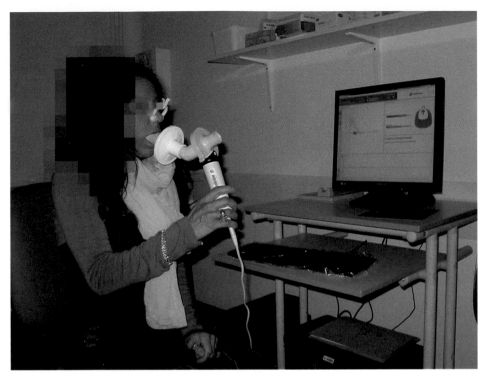

La spirométrie, une mesure de la fonction respiratoire

Vous êtes en position assise devant un embout buccal à usage unique, avec un pince-nez sur le nez. Vous réalisez quelques respirations calmes dans l'appareil relié à votre embout buccal (pneumotachographe). Puis vous allez remplir au maximum vos poumons et immédiatement après les vider complètement, comme si «vous éteigniez des bougies». L'intervenant vous fait répéter ces manœuvres 3 à 4 fois et retient vos meilleurs résultats. L'appareil mesure le volume de vos poumons et leur débit, qui sont ensuite comparés à des normes théoriques de personnes de même âge, de même sexe et de même taille.

QU'EST-CE QU'UN TEST DE RÉVERSIBILITÉ ?

Après les premières manœuvres, vous inhalez un traitement bronchodilatateur et vous recommencez l'EFR 10 minutes plus tard. L'intervenant compare les deux résultats pour déterminer si vos poumons ont réagi au médicament.

2• Comment se déroule une pléthysmographie ?

Cet examen plus complet mesure votre volume pulmonaire en totalité, et pas seulement l'air que vous mobilisez lors d'une respiration normale ou d'une respiration forcée. Vous êtes assis dans une cabine en verre transparent fermée et le médecin vous demande d'exécuter des manœuvres respiratoires spécifiques comme de gonfler vos poumons à fond.

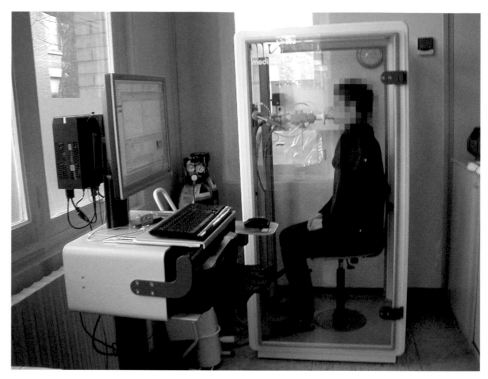

La pléthysmographie : une mesure du volume pulmonaire

3• Quelles sont les contre-indications ?

Elles sont exceptionnelles. Vous ne pourrez pas réaliser des EFR si vous avez eu une trachéotomie. Embolie pulmonaire, pneumothorax, crise d'asthme sévère, infection respiratoire en cours sont les contre-indications les plus fréquentes. La réalisation des examens est alors reportée à une date ultérieure lorsque votre état clinique est stable. En cas de douleurs à la bouche ou au visage, de confusion mentale, de séquelles importantes d'accident vasculaire cérébral, de grande fatigue, votre médecin peut discuter avec vous de l'intérêt de réaliser ces examens et des alternatives possibles. Certains examens complémentaires (mesure du NO exhalé, test de provocation) sont parfois utiles pour aller plus loin quand le diagnostic d'asthme n'est pas clairement établi ou qu'il persiste un doute sur l'allergène en cause.

4• Peut-il y avoir des complications ?

Elles sont rarissimes. Le risque de pneumothorax, un décollement de la plèvre suite à une hyperpression provoquée par une expiration violente à travers l'embout, est exceptionnel. La crise d'asthme provoquée par la répétition des manœuvres chez des personnes asthmatiques prédisposées est un risque également exceptionnel.

LES EFR CHEZ L'ENFANT

Dès 5 à 7 ans, l'enfant est souvent capable d'effectuer des manœuvres forcées comme l'adulte et les mêmes paramètres sont mesurés. Il existe néanmoins des variations individuelles importantes et l'on constate parfois que des enfants de 8 ans sont incapables d'effectuer des manœuvres reproductibles. À l'opposé, certains enfants de 4 ans, habitués à enregistrer leur DEP au domicile, sont parfois capables d'effectuer des manœuvres forcées reproductibles et parfaitement interprétables.

Quand la spirométrie n'est pas possible, entre 4 et 7 ans, l'obstruction bronchique est mesurée par la mesure des résistances des voies aériennes. Ceci nécessite de placer l'enfant dans un pléthysmographe, puis qu'il accepte de respirer calmement dans un embout buccal sans faire de «fuites».

Avant l'âge de 4 ans, l'exploration respiratoire est plus difficile. Elle nécessite la mise en place d'un ballonnet œsophagien et l'application d'un masque facial. L'obstruction bronchique est mesurée alors par la résistance pulmonaire totale et la compliance pulmonaire, c'est-à-dire la capacité du poumon à se laisser distendre lorsque vous respirez. Une autre méthode de plus en plus utilisée che les jeunes enfants, l'oscillométrie par impulsions, permet d'évaluer de façon non invasive le degré d'obstruction des petites et grosses voies aériennes.

Chez le nourrisson l'examen est réalisable exclusivement pendant le sommeil car aucune coopération n'est attendue.

Les prick-tests

Les tests cutanés à lecture immédiate, ou prick-tests, consistent à mettre en contact les mastocytes de la peau avec un ou plusieurs allergènes. Au contact des allergènes, les mastocytes porteurs d'immunoglobines E (IgE) spécifiques libèrent des médiateurs responsables de la réaction positive. Cette réaction, appelée triade de Lewis, se traduit par trois signaux: la papule (ou œdème), l'érythème (ou rougeur) et le prurit (ou démangeaisons). Les prick-tests sont réservés aux allergies dites immédiates, sous la dépendance des IgE. Simples, très spécifiques, peu onéreux, ils sont indiqués pour faire le diagnostic d'aller-gie respiratoire, ORL, ophtalmologique ou cutanée, qu'elles soient dues aux aéroallergènes (présents dans l'air) comme les acariens, les pollens ou le latex, aux aliments, parfois même aux médicaments, ainsi que de certaines allergies professionnelles.

VRAI-FAUX

« IL EST POSSIBLE DE FAIRE DES TESTS CUTANÉS AVANT 6 ANS. »

VRAI
Les tests cutanés sont réalisables à tous les âges de la vie. Il est nécessaire de vérifier la réactivité cutanée par des témoins et savoir que la peau est moins sensible avant 2 ans et chez la personne âgée.

COMBIEN DE TEMPS DURE UNE SÉANCE DE PRICK-TEST ?

Entre la pratique des tests, l'attente de la réaction, la lecture des tests et leur interprétation, il faut compter environ une demi-heure. Chez les enfants, la séance peut être un peu plus longue car le professionnel de la santé qui fait les tests leur explique chaque étape pour capter leur intérêt, leur faire oublier leur appréhension et obtenir leur participation.

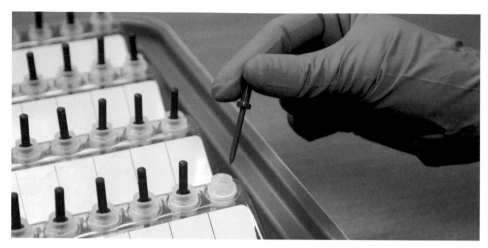

Matériel pour test Duotip
. . . .

1• Comment se déroule une séance de tests?

De petites gouttes d'extraits allergéniques sont déposées sur la peau de l'avant-bras après désinfection. Puis une piqûre à travers les gouttes fait pénétrer une très petite quantité d'allergène dans le derme, la partie la plus superficielle de la peau où se trouvent les cellules qui vont libérer les substances responsables de l'apparition d'un petit gonflement (papule) et d'une rougeur ressemblant à une piqûre de moustique si vous êtes allergique. La piqûre, presque indolore, se fait au moyen d'une aiguille, d'une lancette métallique ou d'une pointe en plastique et ne doit pas faire saigner. Chaque piqûre nécessite une pointe neuve pour éviter le mélange des allergènes. Cette phase est celle que les enfants apprécient le moins. Ils coopéreront mieux si vous leur avez expliqué le déroulement de la séance. Parfois les prick-tests pourront être faits dans le dos, en particulier chez le nourrisson ou le patient très eczémateux.

Le nombre de tests est variable selon le contexte clinique et selon l'âge, mais il comporte systématiquement un test témoin négatif et un test témoin positif pour valider l'interprétation des tests. Le test témoin négatif avec le diluant des allergènes élimine une hyperréactivité de la peau; le test témoin positif réalisé avec de l'histamine entraîne l'apparition d'une papule qui témoigne de la réactivité de la peau.

La lecture se fait 15 minutes plus tard. Un test est positif s'il apparaît, au point de piqûre, une papule d'un diamètre égal ou supérieur à 3 mm de plus que le témoin négatif. La mesure de l'érythème n'est significative que si elle est supérieure à 10 mm. Le prurit, ou démangeaison, déclenché par les tests est désagréable mais s'apaise progressivement en une demi-heure environ.

Lorsqu'un test est négatif, dans 97 % des cas, cela signifie que vous n'êtes pas allergique.

UNE SENSIBILITÉ N'EST PAS UNE ALLERGIE

Un test positif signifie que vous avez fabriqué des IgE spécifiques de cet allergène, c'est-à-dire que vous êtes sensibilisé. Mais cela ne signifie pas forcément que cet allergène est responsable de vos symptômes. Il faudra encore vérifier la pertinence de ce test, s'il concorde avec les allergies que vous présentez. La connaissance des allergènes par le praticien ainsi que son expérience ont alors toute leur importance pour assurer une bonne prise en charge de votre allergie.

58

2 • Qu'est-ce qu'un extrait allergénique ?

Les allergènes utilisés pour les tests cutanés proviennent d'extraits allergéniques commerciaux ou d'extraits natifs.

Les extraits allergéniques commerciaux sont fabriqués à partir de produits naturels qui subissent de nombreuses transformations avant de parvenir dans les flacons. Au cours du temps, le contenu des extraits allergéniques a changé, les substances irritantes ont été éliminées afin de ne garder que les molécules, des protéines, responsables des réactions allergiques. C'est ce que l'on appelle la standardisation des allergènes, qui a commencé dès 1985. Depuis 2008, le nombre d'extraits allergéniques à but diagnostique a considérablement diminué, mais leur qualité est désormais assimilable à celle de tout médicament. Un allergène sera identique d'un lot à l'autre dans un même laboratoire. Malheureusement un extrait allergénique d'un laboratoire n'est pas identique à son homologue de l'autre laboratoire. L'allergologue connaît ces différences et choisit le plus adapté au diagnostic de votre allergie.

Les extraits allergéniques du commerce permettent de faire le diagnostic de la grande majorité des allergies de l'environnement et d'un certain nombre d'allergies alimentaires. En revanche, la majorité des fruits et des légumes perdent rapidement leur activité allergénique et, pour cette classe d'aliments, on utilise des produits natifs.

«Allergènes natifs» est le nom donné aux aliments frais, sans préparation, utilisés pour les tests. La technique consiste soit à piquer l'aliment puis la peau, c'est le «prick-prick», soit à piquer la peau à travers l'aliment, c'est le «prick in prick». Les fruits ou les légumes congelés donnent des résultats aussi performants que les aliments frais. Il pourra vous être demandé d'apporter des aliments crus et/ou cuits car la cuisson peut détruire certains allergènes.

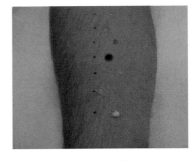
Prick-tests aux aliments natifs

LES PRICK-TESTS PEUVENT-ILS ÊTRE DANGEREUX ?

De façon générale, les prick-tests sont inoffensifs. Mais dans les cas d'histoire allergique grave, surtout lorsqu'il s'agit d'allergènes agressifs comme l'arachide par exemple, ou certains médicaments, ces tests seront faits avec beaucoup de prudence.

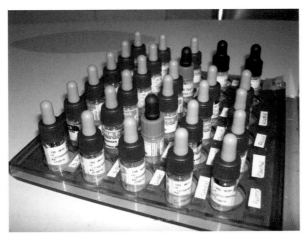
Flacons d'extraits allergéniques

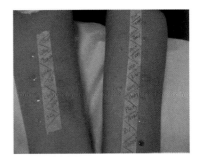
Réactions positives aux prick-tests

59

3• Comment le médecin choisit-il les allergènes à tester ?

Pour les aéroallergènes, un certain nombre d'allergènes testés systématiquement permettent de diagnostiquer près de 95 % des allergies : *Dermatophagoides pteronyssinus*, *Dermatophagoides farinae* (tous les deux acariens), la blatte, le chat, la moisissure *Alternaria*, les pollens de graminées, d'herbe à poux, de bouleau et d'armoise. D'autres tests sont ajoutés en fonction de votre histoire ou de votre métier, comme le latex, la farine de blé…

Pour les allergies alimentaires, le choix des allergènes dépend des aliments que vous avez consommés avant la réaction allergique. S'il existe un extrait commercial, on commence toujours par le tester et on ne teste l'aliment natif qu'en seconde intention. S'il n'en existe pas, seuls les aliments natifs sont testés.

Dans le cadre de certaines allergies aux pollens, au latex ou à certains aliments, il faut savoir rechercher les allergies croisées connues par des prick-tests.

LES PRINCIPALES ALLERGIES CROISÉES	
Les allergies croisées entre pollens	
Bouleau	Peuplier, tremble, érable, aulne, chêne, frêne, fléole, armoise, ambroisie
Les allergies croisées entre pollens et aliments	
Armoise	Céleri
Ambroisie (herbe à poux)	Pomme, pêche
Bouleau	Pomme, poire, pêche, cerise, abricot, prune, noisette, amande, arachide Pomme de terre, carotte, céleri, tomate, soya… (crus car la cuisson détruit les allergènes de cette famille)
Cyprès	Pêche
Ficus	Figue
Les allergies croisées entre aliments	
Œuf	Volaille
Lait de vache	Lait de chèvre, lait de brebis
Arachide	Soya, pois, lentilles, lupin
Poissons	Autres poissons
Pistache	Noix de cajou
Crevette	Crabe, homard
Blé	Orge, seigle
Noix de grenoble	Pacanes
Allergies croisées entre animaux	
Chat	Chien, rongeurs, cheval, bovin, porc
Allergies croisées entre aéroallergènes non polliniques et aliments	
Acariens	Escargot, crevette
Latex	Kiwi, banane, avocat, châtaigne, sarrasin
Oiseau	Œuf de poule ou de caille, viande de poulet et de dinde
Chat	Viande de porc

4• Quelles sont les contre-indications ?

Certaines circonstances peuvent empêcher la réalisation des tests. C'est en particulier le cas de certains traitements en cours comme les antihistaminiques qui diminuent ou éteignent la réactivité de la peau. C'est pourquoi il est très important de signaler ces traitements avant de commencer la séance. L'état de la peau peut également être un obstacle, comme dans le cas d'un eczéma étendu ou d'une hyperréactivité cutanée appelée dermographisme (voir chapitre 2).

L'intradermoréaction (IDR)

Les IDR sont utiles pour faire le diagnostic de certaines allergies immédiates à IgE lorsque les prick-tests ne sont pas assez sensibles. C'est le cas des allergies aux venins d'hyménoptères (abeilles, guêpes, frelons) et des allergies aux médicaments.

La technique consiste à injecter, avec une seringue de 1 ml munie d'une aiguille courte et fine, quelques dixièmes de millilitre d'un allergène dans le derme (la couche de la peau située sous l'épiderme), de la face externe du bras ou de la face antérieure de l'avant-bras. Chaque injection réalise une papule (ou gonflement). Comme pour les prick-tests, on vérifie la réactivité cutanée à l'aide de tests témoins : un négatif avec le diluant et un positif avec l'histamine. Cette technique est légèrement plus douloureuse que le prick-test. Les IDR sont faites selon une échelle de dilution en s'arrêtant lorsque le test est positif. Le choix de la dilution initiale dépend de la gravité de l'accident et de vos antécédents qui ont été détaillés lors de l'interrogatoire.

La lecture du test se fait 15 ou 20 minutes plus tard. Le test est positif lorsque la papule mesure au moins 5 mm de diamètre et qu'elle est entourée d'un halo érythémateux (rouge). Si le test est négatif, on décide de passer à la dilution suivante, 10 fois supérieure. Dans le cas des allergies aux médicaments, les IDR n'ont pas la même valeur pour tous les médicaments. Seuls les praticiens très expérimentés savent pratiquer et interpréter ces bilans.

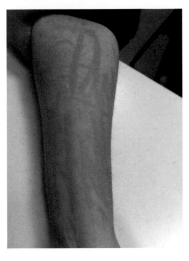

Dermographisme

VRAI-FAUX

« LES TESTS DEVIENNENT NÉGATIFS APRÈS DÉSENSIBILISATION. »

FAUX
Même après une désensibilisation, les prick-tests restent positifs dans la très grande majorité des cas, quoiqu'ils peuvent diminuer d'intensité.

LES INTRADERMORÉACTIONS SONT-ELLES DANGEREUSES ?

Les accidents sont exceptionnels mais, dès que la première IDR est pratiquée, surtout si votre accident initial était sévère, vous serez gardé sous surveillance médicale continue. Il faut signaler la prise de médicaments, en particulier les traitements de l'hypertension artérielle tels que bêtabloquants, inhibiteurs de l'enzyme de conversion de l'angiotensine (IEC), antagonistes des récepteurs de l'angiotensine II (sartans) ou l'existence d'une mastocytose (une maladie rare caractérisée par la prolifération anormale de mastocytes).

Les patch-tests

Les patch-tests, ou tests épicutanés, explorent les réactions allergiques retardées. Ils sont surtout utiles dans les eczémas de contact mais aussi dans certaines allergies alimentaires ou médicamenteuses, réactions qui ne sont pas sous la dépendance des IgE. Ces tests reproduisent la réaction allergique en miniature sur une zone limitée de la peau. Le choix des allergènes est en partie guidé par l'enquête. Comme il s'agit de réactions allergiques retardées, ces tests demanderont un temps de latence entre leur pose et leur lecture, ce sont des tests à lecture retardée. Leur réalisation est minutieuse, demande du temps lors de la pose et de l'expérience lors de la lecture et de l'interprétation.

Le risque majeur de ces tests est d'être déçu par des résultats négatifs car ce sont des tests peu sensibles, avec beaucoup de faux négatifs. Si le praticien respecte les règles de bonne pratique, avec des produits dilués, il écarte la possibilité rare de sensibilisation active ou de nécrose cutanée. Au Québec, ce sont principalement les dermatologues qui pratiquent ces tests très spécialisés. Il est donc probable que l'allergologue vous envoie en consultation si cette investigation est requise pour clarifier votre diagnostic.

ALLERGÈNES SUSPECTÉS EN FONCTION DE L'ENDROIT OÙ SE TROUVE L'ECZÉMA	
Localisation	**Allergène probable**
Visage, paupières, cou	Cosmétiques, vernis à ongles, médicaments, produits de rasage, produits capillaires, allergènes professionnels, lingettes
Lèvres	Rouge à lèvres, produits d'hygiène dentaire, instruments de musique, baume à lèvres
Oreilles	Boucles d'oreilles, lunettes, écouteurs, teintures capillaires, parfums, téléphones portables
Cuir chevelu	Teintures, shampooings, lotions capillaires, permanentes
Tronc	Boucle de ceinture, vêtements…
Mains	Gants, bijoux, manucure, allergènes professionnels
Aisselles	Déodorants, antitranspirants, parfums
Bras, jambes	Produits solaires, produits épilatoires

1• La pose des tests épicutanés

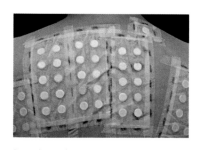

Pose de patch-tests

La technique des patch-tests consiste à mettre en contact votre peau avec des allergènes, sous pansements occlusifs, fermés. On utilise des bandes adhésives prêtes à l'emploi sur lesquelles sont fixées des cupules rondes de 8 mm ou carrées d'une surface équivalente, en aluminium ou en PVC, groupées par 10, qui permettent de faire un maximum de tests dans un minimum de place. Les matériaux sont choisis pour n'interférer ni avec la peau ni avec les allergènes. Les allergènes sont déposés dans ces cupules puis les bandes sont collées sur votre dos, de chaque côté de la colonne vertébrale. La peau ne nécessite aucune préparation mais les pansements ne devront pas être mouillés jusqu'à la fin de la lecture des tests, c'est-à-dire pendant 3 jours. Il est donc conseillé de bien vous doucher avant la séance sans appliquer de crème hydratante sur votre dos.

QUELLES SONT LES CONTRE-INDICATIONS DES PATCH-TESTS ?

Il est impossible de poser des tests sur une peau qui présente de l'eczéma. Les corticoïdes locaux et généraux doivent être arrêtés depuis au moins 4 jours. On évitera aussi les périodes de grosse chaleur qui favorisent la transpiration et le bronzage qui diminue la sensibilité de la peau.

2• La lecture des tests épicutanés

Idéalement la lecture se fait en deux temps : à 48 heures, une demi-heure après avoir décollé les patchs pour laisser la peau respirer, puis à 72 heures. Lors du retrait des patchs, l'emplacement de chaque cupule est repéré sur la peau. Pour certains allergènes comme les corticoïdes par exemple, la lecture pourra être réalisée jusqu'au huitième ou dixième jour. Les critères de positivité des tests reposent sur le prurit (démangeaisons), la rougeur, les papules ou œdème et les vésicules. La notation est faite selon la convention de l'ICDRG (*International Contact Dermatitis Research Group*). Il existe des réactions d'irritation qui ne doivent pas être confondues avec un test positif, en particulier lorsqu'on teste des savons, des shampooings ou des substances irritantes pour la peau. Il faudra alors utiliser d'autres techniques.

TERMINOLOGIE PRÉCONISÉE PAR L'ICDRG (*INTERNATIONAL CONTACT DERMATITIS RESEARCH GROUP*) ET L'ESCD (*EUROPEAN SOCIETY OF CONTACT DERMATITIS*)	
Abréviation	Signification
NT	Non testé
0	Réaction négative
? +	Réaction douteuse (érythème discret)
+	Réaction positive faible (érythème et œdème)
++	Réaction positive forte (érythème, œdème, vésicules)
+++	Réaction positive extrême (érythème et infiltration intense et bulles)
IR	Réaction irritative

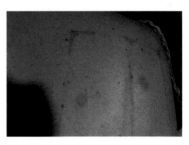

Patch-tests positifs

3• Le test est-il pertinent ?

La dernière étape consiste à chercher si un test trouvé positif est pertinent. Là encore, le questionnaire du départ trouve toute son importance. Il permet de retrouver à quel moment votre peau a pu être en contact avec cet allergène et y devenir allergique. D'une lecture correcte dépend la décision : simple éviction d'un cosmétique ou d'un vêtement, mais aussi peut-être reclassement professionnel.

QUELLES ALTERNATIVES QUAND LES PATCH-TESTS SONT NÉGATIFS ?

Quand les patch-tests sont restés négatifs, certaines variantes peuvent dénoncer l'allergène suspecté :
– Le test ouvert ou « *open test* » consiste à appliquer la substance suspecte sur la peau sans aucune occlusion. Cette technique est utilisée par exemple par les coiffeurs avec une teinture capillaire pour vérifier si vous n'y êtes pas allergique.
– Le test semi-ouvert consiste à appliquer, avec un coton-tige, une très petite quantité de produit liquide sur une surface d'environ 1 cm² et à le recouvrir par un sparadrap après évaporation du liquide. Ces tests sont utilisés essentiellement pour les produits que vous apportez après avoir vérifié leur pH car un produit trop acide ou alcalin est irritant et va entraîner des lésions cutanées qui n'ont rien à voir avec l'allergie. La lecture se fait comme celle des patch-tests habituels.
– Les tests répétitifs (ROAT ou *Repeated Open Application Tests*) sont très utiles lorsque les patchs-tests sont négatifs mais que la suspicion clinique persiste. Ils consistent à appliquer la substance suspecte au pli du coude, 2 ou 3 fois par jour, sur une surface de 3 cm², toujours au même emplacement, pendant une période pouvant aller jusqu'à 2 semaines. L'absence de réaction au bout de ce laps de temps permet d'éliminer la responsabilité de cette substance.

4• Comment sont préparés les allergènes ?

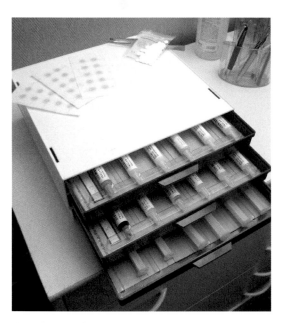

Matériel pour patch-tests

Les allergènes, fabriqués par l'industrie pharmaceutique, sont préparés à la concentration idéale. Des concentrations trop fortes donnent des réactions d'irritation (résultats faussement positifs) et les concentrations trop faibles sont responsables de résultats faussement négatifs. Les produits frais, appelés allergènes natifs, sont employés lorsqu'il n'existe pas d'extrait commercial. La batterie standard européenne, recommandée par l'European Society of Contact Dermatitis (ESCD), comprend 28 allergènes ; c'est le « top 28 » des allergènes de contact. Cette batterie est régulièrement mise à jour grâce aux informations collectées par le Réseau d'Allergovigilance. C'est avec elle que le médecin commence sa recherche d'un eczéma de contact. Elle peut être complétée par des tests plus spécifiques pour les cosmétiques, la coiffure, les conservateurs, les médicaments, les huiles… Leur choix est orienté par l'enquête : le siège de l'eczéma, son évolution, votre profession… Certains allergènes de l'environnement peuvent être testés en patch mais ils sont peu nombreux et les résultats ne sont pas validés : les acariens, le chat, le chien et quelques pollens. Il est possible de tester les produits que vous manipulez soit au travail, soit à la maison, en prenant les précautions vues plus haut (en particulier le pI I) devant tout produit inconnu.

5• Les patch-tests pour les aliments

Pour diagnostiquer une réaction allergique alimentaire retardée, eczéma atopique ou œsophagite éosinophilique, le médecin se sert de patch-tests avec des produits frais (les allergènes commerciaux n'existent pas) et des cupules plus grandes, de 12 mm de diamètre. La lecture se fait de la même manière que pour les autres patch-tests. Ces tests ne sont pas standardisés, leur réalisation prend beaucoup de temps et leur performance est imprécise. Ils sont difficiles à interpréter et, même s'ils sont positifs, cela ne signifie pas que l'aliment est responsable de l'allergie. Il faut donc, là encore, rechercher la pertinence des résultats. Il faut savoir que certains aliments sont irritants, comme le blé et le lactose du lait. En revanche, ils ne sont pas dangereux.

Le dosage des immunoglobines E (IgE) spécifiques

L'analyse biologique la plus souvent utilisée en allergologie est la recherche d'une famille particulière d'immunoglobulines, les IgE, circulant dans le sang. La recherche d'IgE spécifiques contre les molécules allergéniques apporte un complément d'information pour le diagnostic et permet l'évaluation du risque de gravité, de persistance, ou de réactions croisées avec d'autres produits.

Les symptômes d'allergie sont provoqués par la rencontre de l'allergène avec les IgE correspondantes, portées par deux types de cellules : les mastocytes et les basophiles. Les IgE que l'on mesure dans le sang n'ont pas d'effet direct sur les symptômes d'allergie. Pour provoquer les symptômes d'allergie, ils doivent être préalablement fixés sur certaines cellules, le plus souvent les mastocytes dans les tissus, et les basophiles dans le sang. Chez les sujets allergiques, ces IgE fixées à la surface des mastocytes ou des basophiles reconnaissent et captent leurs allergènes spécifiques lorsqu'il y a contact. Comme le compartiment sanguin communique avec les tissus, les IgE diffusent entre ces deux territoires. C'est pourquoi le plus souvent la recherche d'IgE circulantes suffit au diagnostic et au suivi de la personne allergique.

Certains allergènes comme les pollens, les poils d'animaux ou les acariens provoquent facilement la production d'IgE. Il s'agit souvent d'allergènes aéroportés, c'est-à-dire présents dans l'air que nous respirons. D'autres allergènes comme ceux du latex et des aliments traversent plus difficilement les barrières naturelles. Il peut donc y avoir une durée de contact assez prolongée, parfois des années, avant que l'allergène n'entre en contact avec le système immunitaire. C'est pourquoi on peut devenir allergique à tout âge et même vis-à-vis d'un aliment ou d'un médicament qui était bien toléré auparavant.

1 • Les IgE spécifiques persistent-elles toute la vie ?

Les IgE, comme tous les anticorps, ont une durée de vie limitée. Les IgE circulantes ont une demi-vie de quelques jours ; les IgE fixées sur les mastocytes et les basophiles peuvent persister pendant plusieurs semaines ou mois. La présence d'IgE chez un sujet dépend donc de l'activité des cellules productrices, qui sont des lymphocytes spécialisés capables de perdurer toute la vie. Chaque personne possède une mémoire immunologique qui lui permet de réagir à une molécule déjà rencontrée. La vaccination est basée sur cette mémoire immunologique. Cependant, il est difficile de prédire l'évolution des IgE spécifiques chez une personne donnée.

VRAI-FAUX

« LE NIVEAU D'IGE SPÉCIFIQUES INDIQUE LA GRAVITÉ DE MON ALLERGIE. »

FAUX mais…
En règle générale, la réponse est non, car il existe de grandes variations de production des IgE entre les individus. De plus, les IgE spécifiques circulantes ne sont pas directement impliquées dans les manifestations allergiques. *Mais* dans certains cas bien définis tels que le lait, les œufs, l'arachide…, le taux des IgE spécifiques peut renseigner sur le risque d'être allergique, sur le risque d'avoir un test de provocation positif avec l'aliment en cause, ou sur le risque de présenter des symptômes graves.

VRAI-FAUX

« JE SUIS ALLERGIQUE AU CHAT, À L'ARACHIDE, AUX ACARIENS… SI J'AI DES IGE SPÉCIFIQUES POSITIVES. »

FAUX
La production d'IgE contre des allergènes peut s'observer aussi chez des personnes non allergiques. On parle alors de sensibilisation. Les IgE ou les tests cutanés sont positifs vis-à-vis de certains allergènes, mais il n'y a aucun symptôme d'allergie. Les personnes sensibilisées ne sont pas forcément allergiques.

2 • Quelles sont les IgE recherchées ?

Concrètement, le biologiste médical peut rechercher des IgE spécifiques dirigées contre un large panel d'extraits allergéniques, contenant en théorie toutes les protéines du produit concerné : acarien, pollen… ou de molécules allergéniques.

LES DIFFÉRENTS TYPES DE RECHERCHE D'IGE SPÉCIFIQUES	
Dépistage	
Test unitaire vis-à-vis d'un mélange d'allergènes	On recherche avec un seul examen si vous avez des IgE dirigées contre un mélange d'allergènes respiratoires fréquents. Si le test est positif, on sait que vous êtes sensibilisé à un ou plusieurs de ces allergènes sans savoir lequel. On complète alors le bilan pour savoir de quel(s) allergène(s) il s'agit.
Identification	
Test unitaire vis-à-vis d'un mélange d'allergènes	On recherche avec un seul examen si vous avez des IgE dirigées contre différents allergènes séparés. Si le test est positif pour un ou plusieurs allergènes, on sait que vous y êtes sensibilisé, mais l'interprétation est du domaine de l'allergologue car il existe de nombreux pièges. On doit toujours compléter le bilan pour voir si les résultats sont pertinents et correspondent bien à une allergie.
Test unitaire vis-à-vis d'un allergène unique	On recherche avec un ou plusieurs examen si vous avez des IgE dirigées contre un ou plusieurs allergènes choisis par le médecin, notamment allergologue. Un test positif montre que vous êtes sensibilisé à l'allergène correspondant et quelle est la quantité de défenses IgE. Les résultats doivent toujours être interprétés en fonction des symptômes car vous pouvez avoir des défenses et ne pas vous en servir…

Lorsque l'orientation donnée par les étapes précédentes est satisfaisante, le médecin demandera plutôt des *IgE spécifiques unitaires*, c'est-à-dire la recherche et la mesure d'IgE circulantes dirigées contre un extrait donné, tel que lait, arachide, poisson, pollens, acariens, moisissures, etc., ou contre un allergène donné. Les tests unitaires quantifient la réponse IgE spécifique, c'est-à-dire que leurs résultats peuvent être comparés au cours du temps, ce qui aide au suivi de la personne allergique, à condition que la même méthode biologique soit utilisée pour les différents dosages. Depuis quelques années, une méthode multiplex de recherche des IgE spécifiques dirigées contre une centaine d'allergènes est commercialisée. C'est le test ISAC. Son utilisation est controversée, car elle ne permet pas de distinguer une sensibilisation d'une allergie clinique.

LES PRINCIPAUX ALLERGÈNES AUJOURD'HUI AU QUÉBEC	
Principaux allergènes alimentaires	
Chez le nourrisson	**Chez l'adulte**
Blanc d'œuf, Lait de vache Arachide	Fruits / pomme, avocat, banane, cerise Légumes / céleri, carotte Noix / noisette
Chez l'enfant plus grand	Légumineuses / arachide Céréales / blé
Poisson Noix Soya Sésame Crevette	Sésame Crustacés / crevettes… Poissons / sole
Principaux allergènes aéroportés	
Acariens Blattes Poils d'animaux (chien, chats, rongeurs) Moisissures Pollens Poussières alimentaires (arachide…)	Pollens Moisissures Selon les activités de plein air pratiquées : poils de cheval (équitation), plumes d'oiseaux, animaux divers

PEUT-ON DIFFÉRENCIER UNE ALLERGIE AUX POILS OU À LA SALIVE DU CHIEN ?

Les tests permettent de déterminer si vous présentez plutôt des IgE contre des allergènes de la salive ou des poils mais, en pratique, pendant leur «toilette», les animaux étalent des allergènes salivaires sur leurs poils, donc cette distinction devient peu pertinente.

Des tests complémentaires pour aller plus loin

Si les résultats des premiers tests ne concordent pas avec les éléments apportés par l'enquête préliminaire et les symptômes et signes physiques, l'allergologue peut prescrire des tests complémentaires pour élucider le mystère.

Le dosage des immunoglobulines E (IgE) totales

On appelle «IgE totales» les anticorps de classe E, indifféremment de leur cible spécifique. Le dosage des IgE totales est réalisé sur un prélèvement sanguin. Le résultat est exprimé en kilo-unités internationales par litre (kUI/L) ou en microgrammes par litre (µg/L). La concentration d'IgE dans le sérum est très inférieure aux valeurs des trois autres classes d'immunoglobulines, les IgG, les IgM et les IgA, qui jouent un rôle essentiel dans la défense de l'organisme contre les agressions et qui se mesurent en grammes par litre (g/L). Les valeurs normales des IgE totales sériques augmentent de la naissance à 6 ans, puis restent stables tout au long de la vie, inférieures à 100 kUI/L:

– Chez les personnes atopiques, prédisposées aux réactions allergiques, les variations du titre d'IgE totales peuvent refléter l'amélioration (s'il y a diminution) ou l'aggravation (s'il y a augmentation) des symptômes.

– Chez les personnes polysensibilisées, on retrouve parfois associées une élévation du titre des IgE totales et la présence d'IgE spécifiques, dirigées ici contre plusieurs substances de l'environnement. Il peut alors être utile, pour interpréter au mieux les résultats d'IgE spécifiques, de tenir compte du niveau des IgE totales.

Le dosage des immunoglobulines E (IgE) spécifiques

Le diagnostic des allergies peut parfois être réalisé à l'aide du dosage des IgE spécifiques. Ce test sanguin permet le dosage quantitatif des anticorps de type IgE pour un allergène donné (aliment, pollen, poil d'animaux, moisissure, latex, venins de guêpe, etc.) Ce test était autrefois connu sous l'acronyme RAST (pour *radioallergosorbent test*). L'emploi d'un traceur radio-actif pour la détection de ces anticorps a été toutefois abandonné. La dénomination a cependant subsisté et ce terme est encore employé de nos jours pour désigner les dosages des IgE spécifiques. Récemment, ce test de l'anticorps igE spécifique a été amélioré et est disponible sous le nom d'ImmunoCAP. Ces tests sont très sensibles pour détecter des anticorps reliés aux allergies. Toutefois, la présence d'igE spécifique ne corrèle pas toujours avec une expression clinique. Autrement dit, la détection d'un igE donné ne veut pas dire que le patient aura forcément des symptômes reliés à cet anticorps. Ces tests sanguins sont surtout effectués losque les tests cutanés s'avèrent impossibles à réaliser (présence d'eczéma diffus, dermographisme et prise de médicaments pouvant fausser l'interprétation du test cutané). L'interprétation des résultats sanguins nécessite l'expertise d'un spécialiste en allergologie.

VRAI-FAUX

« JE PENSE QUE JE SUIS ALLERGIQUE. JE DOIS FAIRE UN DOSAGE DES IGE TOTALES. »

FAUX

Le dosage des IgE totales circulantes est un test global. Il ne renseigne pas sur votre réponse vis-à-vis d'une substance donnée, mais sur la quantité globale d'anticorps de type E. Les niveaux d'IgE totales peuvent être élevés, par exemple en cas d'infestation par des parasites, sans que la personne soit allergique. À l'inverse, une personne peut être allergique à un médicament, à un venin d'insecte, etc., avec un dosage d'IgE totales normal. C'est pourquoi ce dosage n'est pas un examen de dépistage de l'allergie. Devant une suspicion d'allergie, ce sont les tests cutanés et la recherche d'IgE spécifiques qui sont utiles.

La tryptase

La tryptase est un marqueur de la cellule clé de l'allergie immédiate, le mastocyte. Ces cellules situées près des barrières naturelles telles que la peau, la muqueuse des voies respiratoires, les muqueuses digestives, etc., renferment de petits sacs appelés granules, remplis de dizaines de substances actives. Lorsque le mastocyte est activé, le contenu des granules est libéré à l'extérieur de la cellule; c'est la dégranulation. On peut comparer les granules à des armoires à pharmacie bien garnies… Voilà pourquoi la libération de leur contenu dans les tissus et le sang provoque des symptômes parfois sévères. Du fait de leur localisation au sein des tissus, on ne peut pas explorer directement les mastocytes. La tryptase, marqueur circulant et spécifique des mastocytes, en a permis une nouvelle approche. Elle est mesurée dans le sang circulant. Son niveau sanguin est très stable au cours du temps chez un individu donné.

LE DIAGNOSTIC DE LA RÉACTION ANAPHYLACTIQUE

L'application la plus importante du dosage de la tryptase est le diagnostic biologique de l'anaphylayie et du choc anaphylactique. La tryptase relâchée par les granules se retrouve dans la circulation sanguine après 30 minutes environ, le temps pour cette grosse protéine de traverser les tissus. Elle reste ensuite à un niveau élevé pendant plusieurs heures et revient à son niveau de base 1 à 3 jours plus tard. Ainsi, un dosage de la tryptase circulante, réalisé 30 minutes à 2 heures après la réaction anaphylactique et comparé au dosage basal, réalisé 24 à 72 heures plus tard, permet de déceler une augmentation transitoire de la tryptase circulante et ainsi de démontrer l'implication des mastocytes, laquelle est un argument très fort en faveur d'une cause allergique. Il est très important de disposer de ces deux mesures de la tryptase circulante, car la tryptase et ses variations diffèrent considérablement d'un individu à un autre. Il est donc essentiel de disposer d'une mesure de la tryptase au «pic» et d'une mesure de la tryptase «basale».

Le dosage de la tryptase peut être utile en dehors des accidents allergiques sévères. Par exemple, lorsque le nombre de mastocytes de l'organisme augmente, le niveau de tryptase augmente aussi. Une augmentation anormale du nombre de mastocytes peut correspondre à une maladie appelée mastocytose, où l'on observe une accumulation anormalement élevée de mastocytes dans différents tissus, le plus souvent la peau et/ou la moelle osseuse. À production individuelle constante, ces mastocytes en grand nombre provoquent une augmentation du niveau de tryptase circulante. C'est pourquoi le dosage de la tryptase est réalisé en cas de suspicion de mastocytose. En dehors de toute mastocytose, un niveau basal élevé de tryptase circulante, chez l'adulte comme chez l'enfant, augmente le risque de réactions cliniques sévères chez les personnes allergiques aux venins d'hyménoptères : abeilles, guêpes…

Les tests cellulaires d'allergie

La recherche des IgE circulantes donne souvent la réponse aux questions posées sur la nature des allergènes responsables. Il arrive cependant que l'histoire évocatrice soit contredite par les résultats négatifs des tests cutanés et/ou des dosages d'IgE spécifiques circulantes. Dans d'autres cas, la recherche d'IgE sériques vis-à-vis d'une substance donnée est impossible car le réactif adéquat n'existe pas.

Dans ces cas, on peut compléter la démarche diagnostique par la réalisation de tests biologiques dits cellulaires, c'est-à-dire basés sur la reproduction au laboratoire des événements provoqués par l'allergène. Les biologistes peuvent utiliser des globules blancs d'un prélèvement de sang, soumis à l'action de l'allergène suspect. Le but des tests cellulaires est de déterminer si la substance suspecte provoque l'activation des globules blancs : on les compare parfois à des «tests de provocation *in vitro*». Les tests cellulaires ayant fait la preuve de leur utilité sont aujourd'hui essentiellement les tests d'activation des basophiles qui reproduisent les phénomènes d'hypersensibilité immédiate.

Les basophiles sont les globules blancs les moins nombreux, représentant environ 1 % des globules blancs circulants. Comme les mastocytes, ils ont la capacité de fixer des IgE à leur surface, orientées de manière à capter l'allergène correspondant si celui-ci se trouve à proximité. Le contact des basophiles d'une personne allergique avec l'allergène provoque leur activation et la libération de leurs granules, comme pour les mastocytes. À noter qu'au Québec, ce test n'est disponible que dans le cadre de recherches médicales.

L'IMPLICATION DU C1-INHIBITEUR DANS L'ANGIOEDÈME

Lorsque le diagnostic d'angioedème est évoqué, la première étape du bilan biologique consiste à doser le C1-inhibiteur et à déterminer sa fonctionnalité pendant une crise et en dehors de toute manifestation. Le dosage du C1-inhibiteur est associé au dosage de deux autres facteurs du complément, le C3 qui doit être normal et le C4 qui doit être normal sauf en cas d'angioedème héréditaire œstrogéno-dépendant. Selon les résultats de ce premier bilan, soit la cause de l'angioedème est identifiée, soit on procède à des explorations plus spécialisées des kinines.

Les fractions du complément : C1-inhibiteur

Certaines personnes souffrent d'épisodes d'œdème (gonflement). Ces œdèmes peuvent être d'origine allergique mais, dans certains cas, au vu de l'histoire de la maladie ou à l'issue d'un bilan allergologique négatif, le médecin peut entreprendre des explorations spécifiques pour rechercher un angioedème non allergique.

On appelle angioedème la maladie caractérisée par la survenue d'œdèmes à cause d'une anomalie des kinines, de petites molécules qui provoquent une fuite de liquide à travers la paroi des vaisseaux. Plus précisément, c'est une accumulation anormale de kinines qui est responsable de la survenue des crises d'angioedème. Cette accumulation peut être le résultat d'une production accrue ou d'une destruction insuffisante des kinines. Le responsable est encore le système immunitaire, par sa composante appelée système du complément. Parmi les nombreux mécanismes identifiés, une protéine du système du complément appelée «C1-inhibiteur» est le plus souvent en cause.

Le dosage des IgG

Les immunoglobulines G, ou IgG, constituent la classe d'anticorps circulants la plus abondante et jouent un rôle fondamental dans la défense de l'organisme contre les infections. Il en existe plusieurs sous-classes : IgG1, IgG2, IgG3 et IgG4.

Il a été décrit, depuis plusieurs années, un lien inverse entre les IgE et les IgG4 au cours de la désensibilisation aux venins d'hyménoptères et au cours d'une évolution favorable de certaines allergies alimentaires de l'enfant. Chez une personne allergique traitée par désensibilisation, le niveau d'IgE circulantes spécifiques de l'allergène pour lequel a lieu la désensibilisation diminue et celui des IgG4 circulantes spécifiques du même allergène augmente. Il y aurait un «effet balançoire» entre la production d'IgG4 et celle d'IgE, avec un excès d'IgE en cas d'allergie et une augmentation des IgG4 lorsque l'allergie est maîtrisée. En revanche, dans d'autres cas, les niveaux d'IgE et d'IgG4 spécifiques sont étroitement corrélés : cas des allergies aux pollens, aux acariens domestiques, ou à la plupart des aliments. Il est donc supposé que, dans ces cas, les IgG4 sont un simple reflet de l'exposition de l'individu à la substance allergénique en cause.

Le rôle des IgG globales (somme des IgG1, IgG2, IgG3 et IgG4) dans la survenue ou dans la guérison des allergies ainsi que leur utilité diagnostique n'ont jamais pu être démontrés. C'est pourquoi les tests dits de «recherche d'IgG anti-aliments», qui connaissent un certain succès actuellement, ne disposent pas de base scientifique en allergologie. Leur utilisation est même formellement déconseillée par les allergologues européens et nord-américains. En l'état actuel des connaissances, il n'y a aucun argument justifiant la recherche d'IgG anti-aliments en cas de suspicion d'allergie alimentaire.

COMBIEN COÛTE UN TEST SANGUIN D'ALLERGIE ?*	
Examen	Coût en dollars canadiens
Bilan sanguin allergologique en milieu hospitalier	
IgE totales	5,80 $
IgE avec allergène unique	11,60 $
Tryptase	59 $
C1-inhibiteur	7,70 $

* Prix variable en fonction de l'hôpital où le test est réalisé.

Les tests de provocation allergénique

Identifier l'allergène responsable d'une allergie peut être délicat. Lorsque l'allergologue pense l'avoir trouvé, il peut avoir besoin de vérifier que c'est bien cet allergène qui est responsable de vos symptômes. Prenons deux exemples.

Pierre présente chaque printemps un rhume des foins très tenace. En juin et juillet, il éternue, son nez coule et il se frotte les yeux sans arrêt. Ces symptômes s'atténuent lorsqu'il voyage pour son travail et s'aggravent chaque année, en particulier en Gaspésie où il a un chalet. L'allergologue, sollicité par son médecin, effectue des tests cutanés qui sont fortement positifs pour les pollens de graminées. Les tests aux autres allergènes, tels qu'acariens, squames d'animaux, moisissures, autres pollens, sont négatifs. Les résultats de la prise de sang concordent avec les tests pratiqués sur la peau : les IgE spécifiques sont très élevées, exclusivement pour le pollen de phléole (graminée). Il s'agit bien d'une allergie aux pollens de graminées, l'allergologue n'a pas besoin de pratiquer des tests d'exposition à l'allergène.

Élodie souffre d'une rhinoconjonctivite surtout à la maison, toute l'année, un peu moins en plein été. Elle se remet de ses symptômes très désagréables au bureau et en vacances. Les tests cutanés sont très positifs à l'acarien *Dermatophagoides pteronyssinus* et à un moindre degré au poil de chat. Élodie habite un appartement très empoussiéré et n'héberge pas de chat, mais son compagnon en soigne en tant que vétérinaire. L'allergologue ne peut pas conclure de façon formelle sur l'allergène en cause. Il va pratiquer un test de provocation aux acariens en lui faisant renifler des doses progressivement croissantes d'acariens. Le test de provocation nasale aux acariens est négatif. En revanche, après l'instillation nasale d'extrait d'allergène de chat, Élodie présente une rhinite importante : le test de provocation nasale est positif. L'allergène poil de chat induit une réaction allergique. Il est alors plus facile de comprendre pourquoi Élodie a des symptômes à la maison : son compagnon rapporte sur ses vêtements de l'allergène de chat.

Les tests de provocation reproduisent en quelques minutes l'effet de l'exposition naturelle à un allergène. Ce sont des tests dits « *in vivo* », parce qu'ils sont pratiqués sur la personne allergique. Ils servent à prouver l'implication d'un allergène dans des symptômes allergiques immédiats. Ils sont effectués en l'absence des symptômes que l'allergologue cherche à reproduire.

QUELLE DIFFÉRENCE ENTRE SENSIBILISATION ET ALLERGIE ?

Un test cutané ou sanguin positif indique que vous êtes sensibilisé à un allergène. Il n'apporte pas la preuve que l'exposition à l'allergène, respiré, contacté ou ingéré, est responsable des symptômes. Le test de provocation est le moyen de confirmer la relation entre l'exposition et les symptômes. Il authentifie les vraies allergies et précise les évictions. Pour les aliments, il précise le degré de réactivité avec la dose qui déclenche les signes cliniques, et prouve l'acquisition d'une tolérance qui correspond à la guérison de l'allergie alimentaire.

Ces tests, qui peuvent induire des effets secondaires parfois importants, sont pratiqués par des médecins expérimentés. Vous devez avoir arrêté les traitements susceptibles de modifier les symptômes que le test cherche à reproduire : antihistaminiques et corticoïdes pour tous les types de tests d'exposition et traitements locaux pour les tests appliqués localement. L'allergologue teste l'organe cible, c'est-à-dire celui qui exprime des symptômes :

– le nez en cas de rhinite avec un test de provocation nasale (TPN) ;

– l'œil en cas de conjonctivite avec un test de provocation conjonctivale (TPC) ;

– les bronches en cas d'asthme avec un test de provocation bronchique (TPB).

L'allergologue peut aussi choisir de tester l'organe le plus accessible, par exemple un test de provocation nasale pour une pathologie bronchique. Les aliments peuvent faire l'objet de tests labiaux mais essentiellement de tests de provocation orale (TPO) en milieu hospitalier. Une allergie médicamenteuse est confirmée par un test de provocation médicamenteuse (TPM) aux modalités variables. La confirmation d'une allergie d'origine professionnelle s'appuie dans certains cas sur des tests en chambre d'exposition.

Au Québec, seuls les tests de provocation orale et médicamenteuse sont couramment pratiqués par les allergologues.

LES DIFFÉRENTS TESTS DE PROVOCATION

Test de provocation	Organe exposé	Allergènes	Lieu de pratique	Niveau de risque
Nasale (TPN)	Nez	Respiratoires	Laboratoire de PR	Faible
Conjonctivale (TPC)	Conjonctive	Respiratoires	Consultation spécialisée	Faible
Bronchique (TPB)	Bronches	Respiratoires	Laboratoire de PR	Modéré
Orale (TPO)	Tube digestif	Aliments	Hôpital de jour	Modéré
Médicamenteuse (TPM)	Variable	Médicaments	Hôpital de jour	Modéré
à un allergène professionnel (TPP)	Respiratoire (nez-poumon)	Allergènes professionnels	Cabine d'exposition spécifique avec matériel pour suivi respiratoire : spiromètre	Modéré

PR : physiologie respiratoire

Les tests de provocation nasale et conjonctivale

Les prick-tests et les dosages sanguins d'IgE spécifiques ont montré que vous étiez sensibilisé à un ou plusieurs allergènes. Vos symptômes évoquent une allergie, mais la responsabilité du ou des allergènes ne paraît pas évidente à l'allergologue. Le spécialiste de la sphère otorhinolaryngologique (ORL) vérifie que vos symptômes ne viennent pas d'une autre cause et que vous pouvez effectuer ce test de provocation parce que vous ne présentez pas de signe de réaction allergique en cours. Par exemple, les tests de provocation aux pollens ne se pratiquent pas pendant la saison des pollens. Vous ne devez pas non plus présenter de contre-indication comme un asthme en cours d'évolution.

L'allergène est disponible en extrait dilué dans du sérum physiologique. L'allergologue prépare alors des flacons dilués de l'allergène. Dans l'œil, il instille une goutte de l'allergène à très faible dose et observe votre réaction. Il fait de même au niveau de la muqueuse nasale. Il arrête le test qui est alors considéré comme positif dès l'apparition des symptômes : rougeur, larmoiement, démangeaisons au niveau de l'œil et éternuements, écoulement ou obstruction nasale, démangeaisons pour le nez. Si vous ne présentez pas de réaction, le médecin instille une concentration plus élevée de l'allergène, ce qui lui permet de déterminer le seuil de réactivité de l'organe en cause (nez ou œil) vis-à-vis de l'allergène instillé.

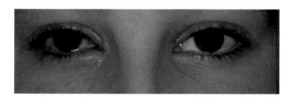

Test de provocation conjonctivale positif au poil de chat : l'œil gauche, qui a reçu une goutte d'allergène « chat », est rouge et larmoie alors que l'œil droit, qui a reçu du sérum physiologique, ne présente pas de réaction.

1• Quand un test de provocation nasale est-il indiqué ?

Le test est pratiqué lorsque plusieurs allergènes sont potentiellement responsables ou lorsqu'il existe une discordance entre l'histoire de l'allergie et les allergènes auxquels la personne est sensibilisée d'après les tests cutanés ou sanguins. La responsabilité de l'allergène étant incertaine, la provocation nasale par l'allergène suspecté permet un diagnostic précis. Le test de provocation nasale peut aussi éviter, dans certains cas, un test de provocation bronchique, réputé plus dangereux, ou servir à étudier l'évolution du seuil de réactivité de la muqueuse nasale à un allergène.

VRAI-FAUX

« LES TESTS DE PROVOCATION AUX ALLERGÈNES RESPIRÉS SONT SANS RISQUES. »

VRAI si certaines conditions sont respectées.
Vous devez être en bonne condition, sans symptômes en cours, ni asthme, ni une autre pathologie. Vous devez avoir arrêté les traitements anti-allergiques qui pourraient interférer : antihistaminiques, corticoïdes, traitements locaux. L'équipe médicale doit être entraînée et disposer des moyens pour faire face à une réaction éventuelle. Ces tests sont souvent pratiqués en laboratoire d'exploration fonctionnelle ou dans des consultations hospitalières spécialisées.

2• Quand un test de provocation conjonctivale est-il indiqué ?

Le test permet de confirmer l'implication d'un allergène comme responsable d'une conjonctivite, d'analyser le seuil de réactivité de la conjonctive dans le cadre du suivi d'une désensibilisation, et de vérifier l'efficacité de gouttes ophtalmiques.

3• Quand un test de provocation orale est-il indiqué ?

Lorsque le diagnostic est incertain, le test de provocation orale différencie la simple sensibilisation, mise en évidence par les tests cutanés ou sanguins, d'une authentique allergie alimentaire ou médicamenteuse.

L'aliment ou le médicament présumé responsable est donné à doses croissantes dans le but de reproduire les symptômes :

– L'aliment naturel est donné à des doses croissantes, du milligramme à plusieurs grammes selon l'aliment, doublées à chaque prise, toutes les 15 à 30 minutes en l'absence de manifestation et jusqu'à obtention de la dose finale, celle ingérée normalement.

– Pour un médicament, les doses, moins nombreuses, sont données toutes les 30 minutes, et progressivement augmentées jusqu'à la dose thérapeutique. Le test de provocation respecte la voie d'administration du médicament : soit orale soit injectable.

Ce test est impérativement réalisé dans une structure hospitalière apte à prendre en charge des réactions allergiques graves, proche d'une unité de soins intensifs avec un personnel médical spécialisé. Il ne sera effectué qu'après signature du consentement éclairé faisant suite aux informations données par votre médecin sur le protocole qui sera réalisé, les risques possibles. Une voie veineuse peut être mise en place avant le début du test de provocation pour permettre, en cas de réaction, un traitement rapide et adapté par injection intraveineuse. La surveillance avant et après chaque nouvelle dose comporte une prise de la tension artérielle, du pouls, une évaluation de l'état de la peau, de la respiration, la recherche de douleurs abdominales. Si vous êtes asthmatique, une mesure de votre souffle (débit expiratoire de pointe) pourrait être effectuée aux mêmes temps que la prise de la tension artérielle.

Ce test permet d'établir formellement le diagnostic d'allergie ou de l'exclure quand les tests cutanés ou sanguins sont positifs, prouvant une sensibilité, mais que l'histoire est imprécise, ancienne et mal documentée.

Dans le cadre d'une allergie alimentaire, il vous indique quelle est la dose qui déclenche les symptômes. Vous pouvez ainsi mettre en place avec l'allergologue un protocole de réintroduction progressive de l'aliment pour induire une tolérance, et suivre l'évolution voire la guérison de votre allergie alimentaire. Si le test est négatif, vous pourrez réintroduire les aliments incriminés à tort.

Dans le cadre d'une suspicion d'allergie médicamenteuse, les tests cutanés ne sont disponibles que pour les pénicillines, les céphalosporines et les anesthésiques généraux. Comme il n'existe pas de tests sanguins, le test de provocation est le seul moyen de prouver l'existence ou l'absence d'une réaction allergique à un médicament.

QUELLES SONT LES CONTRE-INDICATIONS AU TEST DE PROVOCATION ORALE?

Dans le cas d'une allergie alimentaire, le test est contre-indiqué si l'allergie est assez sévère pour provoquer un choc anaphylactique ou si vous souffrez d'un asthme instable malgré un traitement. Si votre asthme est stabilisé, vous pouvez faire ce test; il sera simplement différé si, le jour venu, vous avez des sifflements, une diminution de votre souffle ou un état infectieux.

Dans le cas d'une allergie médicamenteuse, si vous avez présenté des manifestations cliniques très sévères telles qu'un choc anaphylactique ou une réaction grave touchant plusieurs organes, le médecin ne prendra pas le risque de reproduire cette réaction grave et vous proposera alors un médicament de remplacement. De même, il ne fera pas le test si le médicament suspect n'est pas indispensable et peut donc être supprimé ou s'il peut être remplacé par une molécule différente, sans risque de réaction croisée.

Le test de provocation bronchique

Ce test, réalisé au cours d'une spirométrie, recherche des signes d'hyperréactivité bronchique, c'est-à-dire un rétrécissement des bronches en réponse à différents stimuli. C'est en quelque sorte une réponse exagérée des bronches qui peut survenir lors de l'inhalation d'histamine, d'acétylcholine, de métacholine, ou lors d'un effort ou d'une hyperventilation. Cette hyperréactivité bronchique est retrouvée dans l'asthme et dans certaines maladies des poumons comme la bronchite chronique, l'allergie respiratoire sans asthme associé, chez des sportifs de haut niveau.

Parfois les symptômes font fortement penser à un asthme mais la spirométrie, qui mesure la respiration, est normale. Un test de provocation bronchique normal exclut le diagnostic d'asthme. Dans d'autres cas, les symptômes sont au contraire atypiques pour un asthme, ou si la personne a une toux chronique. Le test de provocation bronchique recherche alors une hyperréactivité bronchique. Il se fait en milieu hospitalier, essentiellement dans des services de pneumologie.

1• Quelles sont les précautions à prendre?

Avant le test, vous devez arrêter un éventuel traitement par les bronchodilatateurs selon un délai variable en fonction des médicaments utilisés:
– les médicaments à courte durée d'action sont arrêtés 6 heures avant le test;
– les médicaments à longue durée d'action sont arrêtés au moins 12 heures avant le test.

Il est également nécessaire de ne pas fumer dans les 6 heures qui précèdent le test.

D'autres médicaments peuvent gêner le bon déroulement du test ou en fausser les résultats, le médecin vous conseillera donc de suspendre un éventuel traitement anti-inflammatoire de type corticothérapie ou des thérapeutiques à visée anti-allergique. De même, dans la mesure du possible, il est conseillé d'interrompre un traitement par bêtabloquant, après accord de votre médecin traitant ou de votre cardiologue. D'autres facteurs peuvent influencer la réponse au test, tels que des infections virales ou bactériennes.

QUELLES SONT LES CONTRE-INDICATIONS AU TEST DE PROVOCATION BRONCHIQUE ?

Le test de provocation bronchique est formellement contre-indiqué en cas d'asthme instable et en cas d'insuffisance respiratoire. L'insuffisance respiratoire sévère est définie par un volume expiratoire maximal par seconde (VEMS) inférieur à 70 % de sa valeur théorique. Ce test est également contre-indiqué en cas de maladie cardiaque sévère et d'hypertension artérielle sévère et/ou mal contrôlée. Le test ne sera pas réalisé en cas d'infarctus du myocarde ou d'accident vasculaire cérébral récent de moins de 3 mois. L'existence d'anévrysme artériel, d'un glaucome ou d'un adénome de la prostate non traités sont des contre-indications à discuter au cas par cas. Le test est déconseillé en cas d'insuffisance respiratoire modérée, en cas de grossesse ou d'allaitement ainsi qu'en cas de traitement par inhibiteurs de cholinestérases comme dans la myasthénie, une maladie neuromusculaire rare. Le test est de réalisation plus délicate lorsque la personne ne coopère pas ou éprouve des difficultés à souffler dans le spiromètre : cela ne permet pas d'obtenir des mesures fiables.

2• Comment se déroule le test ?

Très simple, le test d'exposition bronchique dure entre 30 et 45 minutes. Il consiste à stimuler vos bronches en vous faisant respirer, à l'aide d'un aérosol doseur, des doses progressivement croissantes d'une substance pharmacologique telle que la métacholine ou l'histamine jusqu'à une dose maximale déterminée.

Le médecin vous installe sur un spiromètre, une machine qui sert à la réalisation d'épreuves fonctionnelles respiratoires (voir page 54), et vous pose un pince-nez afin que la respiration se fasse exclusivement par la bouche. À l'aide d'un embout buccal, vous respirez tout d'abord tranquillement dans la machine, puis le médecin vous demande de prendre une grande inspiration et de souffler tout l'air présent dans vos poumons « vite et fort ». Cela permettra de déterminer votre VEMS de base, ou volume expiratoire maximal par seconde, c'est-à-dire le volume d'air maximal que vous expulsez en une seconde. Cette valeur sera comparée aux valeurs théoriques maximales pour une personne du même âge, du même sexe, de même taille que vous et en l'absence de toute maladie respiratoire. C'est ce VEMS qui est surveillé tout au long du test, remesuré après chaque bouffée de produit contenu dans l'aérosol doseur. Le choix de la première dose administrée prend en compte la gravité de l'asthme : plus l'asthme est sévère, plus cette dose sera petite.

Le test d'exposition bronchique est dit « positif » si votre VEMS chute de plus de 20 % au cours de l'épreuve. La dose de substance pharmacologique entraînant cette chute de 20 % de votre VEMS est appelée « CP20 ». À l'inverse, le test est dit « négatif » si votre VEMS n'est pas modifié alors que le médecin a atteint la dose maximale prédéterminée de la substance pharmacologique administrée.

Si le test est positif, le médecin vous donne un traitement bronchodilatateur pour contrer l'effet de la substance respirée et normaliser la respiration et le VEMS.

3• Quelles sont les complications possibles ?

Le test de provocation bronchique n'est pas un examen dangereux. Son objectif étant de dépister l'asthme, le principal risque est donc la survenue d'une crise d'asthme. Dans ce cas, le personnel médical vous administre immédiatement des bronchodilatateurs. L'inhalation du produit peut vous faire tousser et parfois provoquer une sensation de manque d'air. Les symptômes disparaissent immédiatement après l'administration de médicaments appropriés. Le test est réalisé sous surveillance médicale et paramédicale afin que ces médicaments soient administrés le plus rapidement possible en cas de crise. Dans tous les cas, vous ne repartez du service qu'une fois la respiration complètement normalisée, ce qui sera prouvé par la normalisation du VEMS.

4• Le test de provocation bronchique spécifique pour l'asthme professionnel

Dans certaines circonstances particulières, le test de provocation bronchique non spécifique n'est pas suffisant. Le test de provocation spécifique examine si un allergène particulier ou un agent irritant reproduit des symptômes respiratoires comme une crise d'asthme. De la même façon que des doses croissantes de métacholine ou d'histamine sont inhalées au cours du test non spécifique, des doses croissantes d'allergènes sont inhalées au cours du test spécifique. C'est le test de référence dans le cas particulier de l'asthme professionnel. Il permet de relier les symptômes respiratoires de la personne avec le contact d'un allergène présent dans son milieu professionnel. Par exemple, l'asthme du boulanger est un asthme allergique à la farine. D'autres substances chimiques peuvent également être à l'origine de pathologies pulmonaires professionnelles, par exemple les isocyanates. Les contre-indications sont les mêmes que pour les tests non spécifiques.

Plusieurs méthodes peuvent être utilisées. Dans certains cas, la personne est exposée aux conditions de survenue de son asthme avec la substance incriminée : il s'agit d'un test dit « réaliste » car il reflète les conditions réelles d'exposition à l'allergène ou à l'agent irritant. Dans d'autres cas, la personne est exposée dans une cabine à des aérosols contenant l'allergène ou l'agent irritant à des doses ou des concentrations croissantes. Ces tests en cabine sont uniquement réalisés dans des centres spécialisés avec un service de soins intensifs respiratoires à disposition.

Les tests spécifiques peuvent être réalisés sur deux jours consécutifs. Le premier jour, un test « contrôle » est réalisé avec une substance neutre « placebo ». Le deuxième jour, le test est réalisé avec la substance suspectée dans la symptomatologie respiratoire. La personne est parfois hospitalisée 24 heures pour rester sous surveillance médicale pendant la nuit au cas où surviendraient des symptômes tardifs.

LA MESURE DU MONOXYDE D'AZOTE

La mesure du monoxyde d'azote (NO) exhalé est parfois prescrite pour mesurer l'inflammation des voies aériennes. Après une inspiration maximale, on vous demande d'expirer lentement et de façon prolongée dans un sac. Le gaz expiré est ensuite analysé.

Les photopatch-tests

Lorsqu'un certain nombre de constatations notées au cours de l'interrogatoire et/ou de l'examen clinique font évoquer le rôle du soleil ou de la lumière comme facteur déclenchant ou aggravant de la réaction cutanée, il peut être nécessaire de poursuivre les investigations pour confirmer cette hypothèse de photodermatose ou dermatose photo-induite. Deux situations peuvent se présenter : la photo-toxicité et la photo-allergie qui donnent des tableaux assez différents mais qui sont souvent intriqués.

1• Qu'est-ce qu'une réaction phototoxique ?

Une réaction phototoxique est une dermatose qui ne met pas en jeu le système immunitaire. Elle correspond à une augmentation de la photo-réactivité normale de la peau due soit à une cause interne telle que la prise de médicament, une maladie…, soit à une cause externe telle que l'application d'un cosmétique ou d'un traitement local comme une crème ou un gel, le contact avec certaines plantes… Elle se manifeste comme un coup de soleil intense, anormalement fort pour une exposition souvent minime, strictement limité aux zones cutanées exposées à la lumière. Les zones naturellement photo-protégées sont les plis derrière l'oreille, la zone sous le menton et les orbites. Elle évolue rapidement, comme un coup de soleil, en laissant parfois une pigmentation résiduelle. Tout le monde est susceptible de faire une réaction photo-toxique. L'exemple de la dermite des prés est bien connu ainsi que les taches brunes que laissent sur la peau certains parfums après une exposition au soleil.

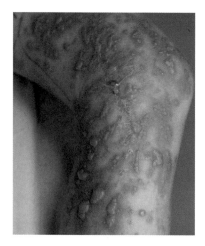

Dermite des prés

2• Quelle différence entre une réaction phototoxique et une photo-allergie ?

Dans le cas d'une photo-allergie, une sensibilisation met en jeu le système immunitaire. La substance «mère» est inoffensive sans soleil, mais se transforme sous l'influence de la lumière en un allergène responsable des manifestations allergiques classiques (photo-métabolisation). Il s'agit le plus souvent d'un eczéma qui gratte et qui a la particularité d'être localisé aux zones cutanées exposées à la lumière. Ses limites sont peu nettes et débordent sur les zones non exposées.

À la différence des réactions phototoxiques, une minorité seulement des personnes exposées vont se sensibiliser. Les molécules responsables peuvent être appliquées sur la peau ou liées à la prise d'un médicament. Un exemple bien connu est celui de l'eczéma photo-allergique dû au kétoprofène, un gel anti-inflammatoire souvent utilisé par les sportifs.

Cependant, cette différence n'est pas toujours facile à faire. Les dermatoses phototoxiques favorisent en effet la survenue des photo-allergies, il est donc possible d'avoir les deux manifestations intriquées, et un eczéma peut être aggravé par le soleil. Ce sont alors les photopatch-tests qui permettront de faire la part des choses.

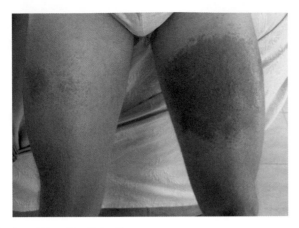

Photo-allergie au kétoprofène (Ketum®)

3• Comment se déroule une séance de photopatch-tests?

Ces tests ont pour objectif de reproduire la réaction que la personne a présentée sur une zone limitée de la peau du dos. Ces tests sont réalisés selon la méthode des patch-tests, mais les allergènes utilisés sont différents. Toutes les molécules susceptibles d'être responsables de la réaction sont étudiées: médicaments, certaines molécules parfumées, filtres solaires…
Une batterie de ces tests, posée sur un côté du dos, sert de référence. Une batterie identique, posée sur l'autre côté du dos, est décollée après 24 heures de contact; cette zone cutanée est alors exposée aux UV, d'où le nom de photopatch-test. La lecture se fait à 24 ou 48 heures puis à 72 heures après irradiation. Si l'accident que vous avez présenté est un eczéma photo-allergique à une molécule donnée, seul le photopatch-test est positif. En revanche, si le patch-test et le photopatch-test sont positifs tous les deux, il s'agit d'une simple allergie de contact à cette molécule et le soleil n'a alors été qu'un facteur aggravant.

OÙ FAIRE LES PHOTOPATCH-TESTS?

Le matériel nécessaire à leur réalisation, qui comprend un simulateur solaire et une lampe UVA, est coûteux; seuls de rares centres spécialisés en sont pourvus. Par ailleurs, cette exploration demande beaucoup de temps en raison des différentes étapes qui doivent respecter une chronologie bien précise sur plusieurs jours.

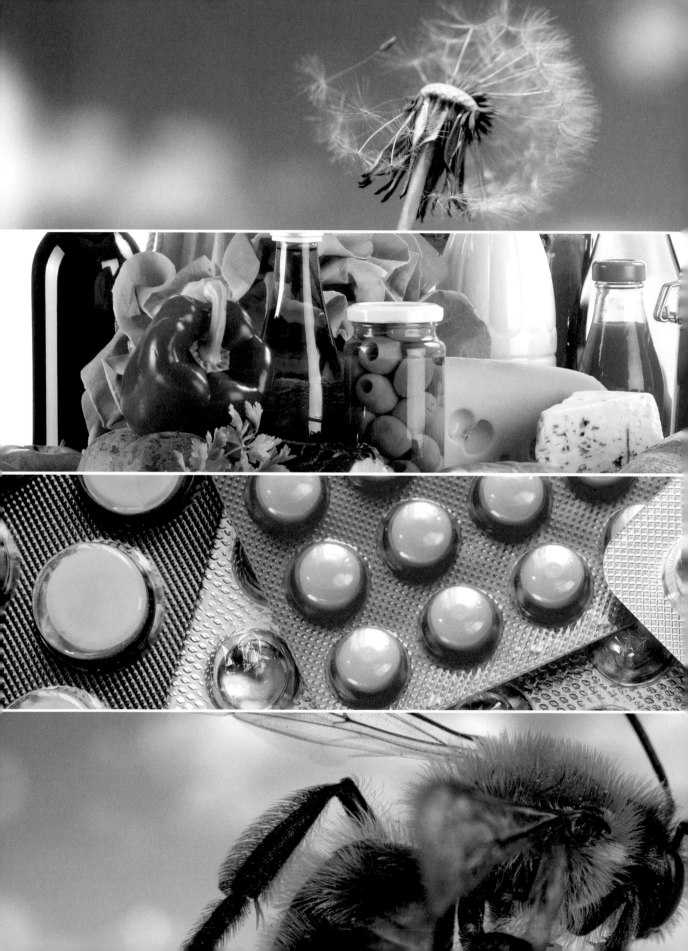

Quels sont les allergènes coupables ?

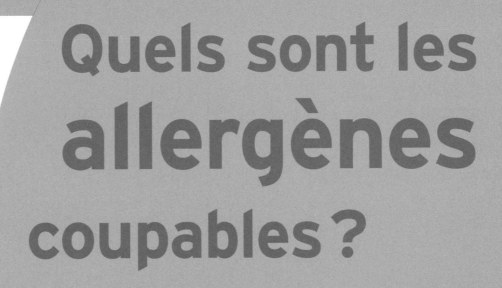

L'environnement

Les allergies sont provoquées par les allergènes présents dans notre environnement. Que ce soit à l'intérieur des maisons, à l'extérieur ou sur les lieux de travail, de multiples substances peuvent déclencher les symptômes d'allergie.

Les allergènes dans la maison

1 • Les acariens

Les acariens sont des lointains cousins de la famille des arachnides (araignées). Invisibles à l'œil nu, ils mesurent 0,2 à 0,4 mm de longueur. Parmi plus de 50 000 espèces, ce sont les acariens de la poussière qui sont susceptibles de provoquer des allergies, essentiellement *Dermatophagoides pteronyssinus*, *Dermatophagoides farinae* et *Blomia tropicalis* (et parfois *Acarus siro* et *Pidoglyphus destructor*). Ils ne vivent que 3 mois mais se reproduisent rapidement (une femelle pond jusqu'à 80 œufs), surtout quand l'humidité et la chaleur sont assez élevées : une hygrométrie entre 65 et 80% et une température entre 20 et 30 °C. Ils se font donc beaucoup plus rares en altitude à partir de 1 500 m où l'air est froid et sec ou dans le désert.

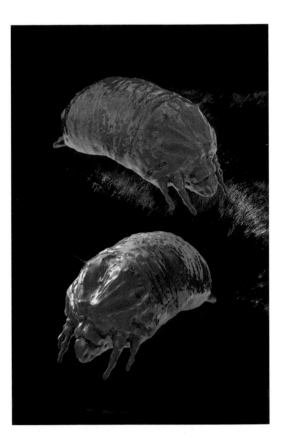

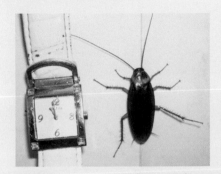

LES COQUERELLES

Les cafards et cancrelats, couramment appelés blattes ou coquerelles, sont des insectes aplatis de l'ordre des dictyoptères. Ils prolifèrent dans des lieux humides et obscurs contenant des résidus de nourriture : dans les cuisines (derrière les meubles et gros appareils électroménagers, les placards), les gaines d'aération et d'isolation, les fentes des murs, les vide-ordures, les buanderies. Fréquentes dans les habitats vétustes, les coquerelles peuvent cependant coloniser très rapidement les immeubles neufs par l'intermédiaire de gaines d'aération ou par introduction d'un élément provenant d'un immeuble infesté (meuble, matelas). Elles sont particulièrement difficiles à éradiquer : elles se multiplient rapidement, et sont capables de survivre 90 jours sans nourriture. La fréquence de la sensibilisation aux coquerelles serait d'environ 5% de la population mais l'allergie isolée aux coquerelles est très rare : le plus souvent il s'agit d'une sensibilisation croisée chez des personnes allergiques aux acariens. Les symptômes d'allergie sont essentiellement la rhinite allergique avec éternuements et écoulement nasal, la toux voire l'asthme.

POUR DIMINUER LA CONCENTRATION EN ACARIENS

– Aérer l'habitat: faire circuler l'air, diminuer l'humidité et la chaleur.
– Éviter tapis, moquette et tentures.
– Laver la literie.
– Passer régulièrement un aspirateur muni d'un filtre adapté.
– Dépoussiérer avec un chiffon humide.
– Déménager en altitude (à partir de 1 500 m) si cela ne suffit pas!

D'OÙ VIENT LE NOM DES ALLERGÈNES?

Les allergènes sont désignés par les 3 premières lettres du genre (ici, «Der» pour Dermatophagoides), la première lettre de l'espèce («p» pour pteronyssinus) et un nombre arabe selon l'ordre de leur découverte («1»).

Comment se manifeste une allergie aux acariens?

Il s'agit essentiellement de rhinite, de conjonctivite allergique et/ou d'asthme. En raison d'une exposition permanente, on parle d'allergie perannuelle. Les acariens seraient également impliqués dans la dermatite atopique ou l'eczéma. L'allergie aux acariens devient plus évidente quand les symptômes surviennent dans des lieux où la concentration en acariens est plus forte, comme dans des maisons de campagne, humides et peu habitées.

Quelle est sa fréquence?

Un peu moins de la moitié des allergies respiratoires (44%) sont dues aux acariens, ce qui en fait la deuxième source d'allergie après les pollens. À eux seuls, les acariens sont responsables de 65 à 90% des asthmes allergiques de l'enfant selon les pays.

Comment identifier une allergie aux acariens?

Le diagnostic commence par un interrogatoire minutieux, «l'enquête policière», qui détaille les symptômes, les circonstances déclenchantes, l'environnement et les habitudes de vie. Les symptômes surviennent quelle que soit la période de l'année avec des aggravations aux intersaisons, fin été-début automne et fin hiver-début du printemps. Généralement, les allergiques aux acariens vont mieux l'été car ils vivent dehors. Leur état s'améliore à la montagne à partir de 1 500 m d'altitude car les acariens ne se développent pas dans une atmosphère sèche et froide. Souvent les allergies récidivent pendant des séjours dans des maisons humides, mal aérées et inconstamment habitées. Si le médecin pense que vous êtes allergique aux acariens après l'interrogatoire et l'examen clinique, il confirmera ce diagnostic avec des tests cutanés, les prick-tests, qui vont démontrer que vous êtes bien allergique à cet allergène.

Où vivent les acariens?

Les acariens se développent surtout à l'intérieur des habitations, même les plus «propres». On les retrouve dans la literie (oreillers, matelas), les rideaux, les «toutous», les canapés, les tapis, les moquettes, les vêtements et les meubles rembourrés. Les concentrations d'acariens dans la literie présentent des fluctuations au cours de l'année avec des pics à la fin de l'automne et au printemps, probablement en raison d'une humidité relative favorable. Ils se nourrissent de

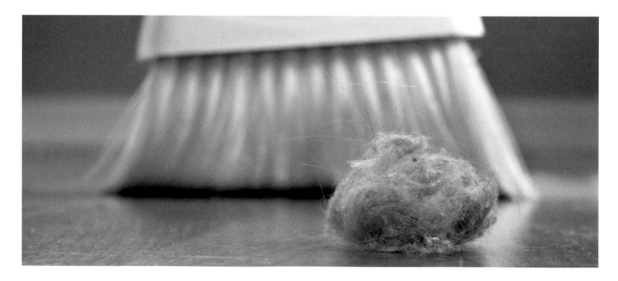

squames humaines : débris de peau morte, de cheveux et d'ongles retrouvés en quantité dans la literie. Un quart de gramme de squames pourrait nourrir plusieurs millions d'acariens pendant 3 mois. Un gramme de poussière peut contenir jusqu'à 10 000 acariens et un matelas plus de 2 millions.

Un taux de 2 mg d'acariens par gramme de poussière peut sensibiliser une personne à risque d'allergie, et 10 mg par gramme de poussière suffisent à provoquer une crise d'asthme. L'allergène majeur de la sensibilisation aux acariens, Der p 1, est présent dans leurs déjections, appelées pelotes fécales. Ces pelotes fécales d'au moins 10 µm peuvent être en suspension dans l'air mais retombent en quelques minutes.

De manière anecdotique, on trouve des acariens dits de stockage dans des granges et des entrepôts. Ces acariens de «campagne», contrairement aux acariens domestiques, se nourrissent de farine de grains de céréale. *L'Acarus siro* se retrouve dans la croûte de certains fromages comme la mimolette. Ces acariens provoqueraient les mêmes types de manifestations que les acariens domestiques. La contamination massive d'aliments a été à l'origine de rares cas de réaction sévère.

Que faire en cas d'allergie aux acariens ?

Les personnes allergiques aux acariens souffrent souvent d'autres allergies, ce qui complique leur prise en charge. Les mesures environnementales qui tentent de diminuer la concentration en acariens dans votre chambre et dans votre lit ne permettent pas toujours de supprimer tous les signes d'allergie car la réponse dépend des individus et de nombreux facteurs peuvent venir influencer le résultat. Elles améliorent cependant la qualité de l'air intérieur. Il vous est conseillé d'aérer suffisamment chaque jour en créant des courants d'air, de maintenir une température intérieure à moins de 21 °C et une humidité inférieure à 40 %, d'éviter les sources d'acariens telles que tapis, moquette, canapé rembourré, «toutous», tentures, rideaux…, de faire régulièrement le ménage, de passer l'aspirateur avec un filtre adapté (HEPA), de dépoussiérer avec un linge humide, de ranger vos affaires personnelles comme les vêtements dans des boîtes ou des placards, d'éviter les radiateurs électriques soufflants, de préférer des revêtements d'intérieur lavables, un sommier à lattes, des oreillers en matière synthétique, de laver régulièrement les coussins, les draps, les duvets, les taies, les couvertures à la plus haute température possible, au moins 60 °C. La pose de housses hermétiques anti-acariens, associée au lavage de toute la literie, réduit en un mois d'un facteur 100 à 1 000 l'exposition aux allergènes d'acariens.

DES CONTAMINATIONS CROISÉES AVEC DES COUSINS

Il existe une relation avec des espèces voisines : 10 % des allergiques aux acariens font une réaction aux escargots : c'est le syndrome acariens-gastéropodes. Ces allergies croisées ont également été décrites avec les bulots, les patelles (ou berniques, arapèdes), les lamellibranches (moules, huîtres) ou les crustacés (crevettes, crabes).

QU'EST-CE QU'UN FILTRE HEPA ?

Un filtre HEPA (*High Efficiency Particulate Air*) est un dispositif permettant de «filtrer» l'air aspiré par un aspirateur avant qu'il ne soit rejeté dans une pièce.

LA CHAMBRE EN CAS D'ALLERGIE AUX ACARIENS

– Installer une housse anti-acariens sur le matelas
– Aérer largement et longuement tous les jours, même en hiver, volets ouverts, moustiquaires ouvertes
– Aérer le lit quotidiennement, fenêtre ouverte
– Maintenir la température à 19 °C maximum en période de chauffe
– Supprimer les sommiers tapissiers
– Remplacer la literie en plume par une literie synthétique, lavable en machine
– Laver les draps toutes les semaines à 60 °C
– Laver couettes, couvertures, oreillers, «toutous»… tous les 3 mois à 60 °C
– Limiter le nombre de «toutous» dans le lit (pas plus de 3) ; ils doivent être lavables en machine
– Placer au congélateur les éléments de literie non lavables à 60 °C avant de les mettre dans la machine
– Remplacer la moquette par un sol lisse et supprimer les tapis
– Dépoussiérer au chiffon microfibre légèrement humide
– Choisir un aspirateur, avec sac, de type HEPA 13 (ou plus)

ATTENTION ! Il n'existe pas de label anti-acarien au Québec. Cette dénomination sur un produit n'a pas de valeur d'efficacité.

COMMENT INSTALLER UNE HOUSSE ANTI-ACARIENS ?

Le jour de l'installation de la housse :
– laver la couette / la couverture (ne pas laver en nettoyage à sec) à 60 ºC ;
– laver oreiller, traversin, draps… à 60 ºC ;
– placer les « toutous » au congélateur quelques heures puis les laver.

2• Les animaux

D'après une étude réalisée pour le compte de l'Association des médecins vétérinaires du Québec en pratique des petits animaux, le Québec compte plus de 2,5 millions de chats et de chiens, et plus de la moitié des foyers possèdent un animal de compagnie (au moins un chat ou un chien).

Comment se manifeste une allergie aux animaux de compagnie ?

Les signes d'allergie peuvent être d'ordre respiratoire, ils se manifestent alors par une rhinite ou un asthme parfois extrêmement sévère. Peuvent aussi se produire une conjonctivite, une poussée d'eczéma, voire de l'urticaire. Le chat est responsable de plus des deux tiers des allergies aux animaux de compagnie, sans même qu'il soit présent, soit par son passage, soit indirectement par le portage de l'allergène par son propriétaire.

LES NOUVEAUX ANIMAUX DE COMPAGNIE

Les chats et les chiens ne sont pas les seuls en cause ; les « nouveaux animaux de compagnie », les NAC, viennent encore accroître l'exposition aux allergènes dans les domiciles. Par convention, sont appelés NAC tous les animaux de compagnie autres que le chat et le chien, soit une grande variété d'espèces allant du rat au scorpion en passant par les reptiles venimeux. Les cochons d'Inde et le hamster sont très appréciés des plus petits mais leur allergie peut s'avérer très sévère.

Quelle est sa fréquence ?

L'allergie aux animaux vient au troisième rang, après celle aux pollens et aux acariens. Environ 5 à 10 % de la population québécoise serait allergique aux animaux de compagnie. Il est difficile d'avoir des chiffres précis sur la fréquence exacte des différents types d'allergies des Québécois aux animaux, notamment aux chats, qui serait plus fréquente qu'à celle due aux chiens. La sensibilisation au chat dans des études de population européenne varie de 36 % pour les adolescents finlandais (19 % pour le chien) à 3,1 % pour des enfants allemands de 10 ans (2,6 % pour le chien).

DES CHATS VARIÉS, MAIS TOUS ALLERGISANTS

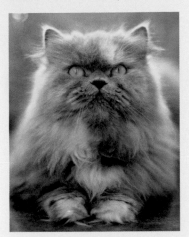

De la famille des félidés, on dénombre plus de 80 races de chat (*Felis domesticus*). Le chat «de gouttière» constitue la majorité de cette population féline. Il existerait une certaine variation de la capacité allergisante selon la race du chat, mais aussi très variable selon les individus. L'allergie à un chat ne dépendrait ni de sa couleur, ni de sa taille, ni de la longueur de ses poils. Le chat dit «hypoallergénique» ne l'est que dans la mesure où ses protéines seraient différentes de celles du chat domestique, mais ses protéines ont potentiellement les mêmes propriétés allergisantes.

Des techniques de vaccination pour rendre le chat non allergisant sont à l'étude actuellement. L'allergène félin est considéré comme perannuel au même titre que les acariens avec probablement le même effet nocif générateur d'asthme à long terme.

Son apparition au domicile durant la petite enfance semblerait augmenter le risque de sensibilisation à l'avenir dans la plupart des cas, et notamment dans les familles prédisposées aux allergies.

Des allergènes très répandus

Nous pouvons retrouver les allergènes d'animaux domestiques partout. Les phanères des animaux, qui comprennent les poils, les sécrétions, la salive, l'urine, les peaux mortes sont largement éparpillés par leurs propriétaires, notamment dans les lieux publics, les transports en commun, les établissements scolaires, les cinémas… sur les tissus des sièges par exemple, et même dans les maisons où il n'y a pas d'animaux. L'allergène du chat est présent dans les écoles, les garderies, les hôpitaux et peut même provoquer certaines sensibilisations ainsi que des symptômes chez des enfants sensibilisés.

L'allergène majeur du chat, la protéine Fel d 1, est une glycoprotéine transportée dans l'air par des particules très fines de 2,5 µm de diamètre, ce qui explique sa bonne pénétration dans les voies aériennes et sa persistance pendant plusieurs mois sur les surfaces. Elle a été retrouvée dans l'air des salles de classe où il y avait des propriétaires de chats à des concentrations plus importantes que dans les maisons sans chat. Même après leur éviction, les allergènes du chat peuvent persister pendant 6 mois.

Comment identifier une allergie aux animaux?

Pour confirmer une allergie aux animaux, le médecin allergologue mène un questionnaire détaillé et effectue des tests cutanés qui vont démontrer que vous êtes bien allergique à cet allergène. Le questionnaire recherche la survenue des symptômes au contact avec l'animal (nez qui pique ou qui coule, éternuements, yeux qui démangent, deviennent rouges, pleurent, toux, sifflements, gêne respiratoire…), ou leur apparition dans une maison où il a séjourné. À l'opposé, tout rentre dans l'ordre quelques heures après le contact.

Que faire en cas d'allergie aux animaux?

L'éviction de l'animal semble une proposition de bon sens, mais cette décision peut s'avérer délicate pour les propriétaires et leurs enfants. En pratique, la séparation de l'animal de compagnie est refusée dans 80 % des cas. Environ 6 millions d'Américains sont allergiques au chat et les deux tiers d'entre eux possèdent au moins un chat à la maison. De la même façon, au Québec, les allergiques possèdent autant d'animaux que les non-allergiques!

À défaut d'éviction, les meilleures mesures au domicile consistent à éviter au maximum l'animal: il ne devrait pas pénétrer dans la maison ou tout au moins dans les chambres à coucher, s'installer sur le lit ou sur le canapé… Pour éliminer au mieux l'allergène, il vous est conseillé de passer souvent l'aspirateur. Il semblerait que les appareils munis de filtres à haute efficacité pour les particules aériennes (HEPA) diminueraient la concentration des allergènes et la symptomatologie des enfants allergiques et asthmatiques. Certains animaux, à condition d'y être habitués précocement, pourraient être lavés de manière régulière, mais la réduction de l'allergène (d'un facteur 5) ne durerait qu'un jour! Chat échaudé va craindre l'eau froide! La désensibilisation ou l'immunothérapie aurait démontré une certaine efficacité par voie injectable. Il faut aussi se méfier des possibles allergies aux autres phanères d'animaux comme le cheval, le hamster, le lapin, la souris…

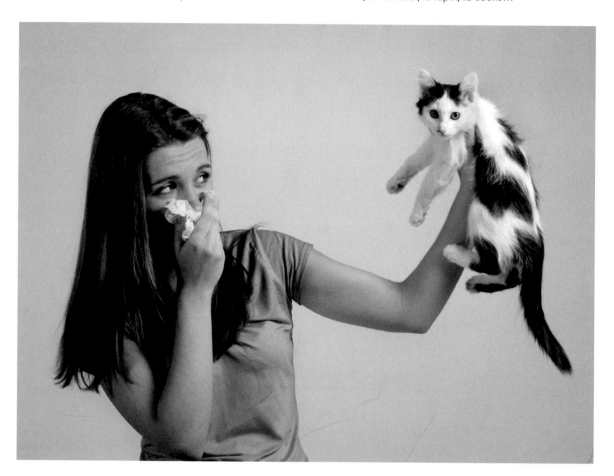

Que faire avant la naissance d'un enfant?

La présence du chat avant la naissance pourrait avoir parfois un effet préventif sur la survenue d'allergie chez certains enfants: un effet très incertain… dont personne ne connaît la durée véritable. La présence d'un chien diminuerait le risque de sensibilisation aux autres aéroallergènes, mais les résultats d'études peuvent parfois être contradictoires en raison de la multiplicité des facteurs d'influence dans la genèse de cette allergie… Globalement, il semblerait, d'après la majorité des études épidémiologiques, que le fait de garder l'animal déjà présent à la naissance d'un enfant ne soit pas un facteur déterminant dans l'évolution ou l'apparition de ses allergies, quelle que soit l'histoire familiale allergique. Donc si vous avez déjà un animal, vous pouvez le garder pour l'instant, mais en acquérir un après la naissance de l'enfant allergique deviendrait plus aléatoire…
L'acquisition ou l'adoption d'un animal devrait faire l'objet d'une véritable discussion avec le médecin allergologue afin de prendre une décision mûrement réfléchie à la lumière d'éventuels tests. Il s'agit d'un projet à construire qui pourrait engager la santé et avoir des conséquences à long terme sur les membres de votre famille et votre entourage ainsi que sur l'organisation générale. En cas de survenue d'allergie parfois grave, la situation peut devenir difficile pour la famille et… l'animal.

3 • Les moisissures

Dans les pays tempérés, 10 à 60 % des habitations sont humides et 10 à 30 % renferment des moisissures. Une proportion substantielle de la population est donc exposée à l'humidité ou aux moisissures au domicile. Les études sur la population générale montrent que cette exposition à l'humidité ou aux moisissures est associée à une augmentation de l'ordre de 50 % des symptômes des voies aériennes supérieures (rhinite, rhinoconjonctivite) et inférieures (toux, crachats, sifflements, et exacerbations d'asthme). Sur le long terme, une exposition initiale au domicile à l'humidité, aux moisissures ou à des odeurs de moisi augmente l'apparition d'un asthme de l'ordre de 30 à 70 %.

Il faut penser à une allergie aux moisissures si l'habitat est humide (traces de moisissures sur les murs), si le micro-environnement est humide (bois, lac, cours d'eau, fond de vallée…), si les symptômes surviennent dans des conditions particulières d'exposition, et/ou coïncident avec la présence de spores dans l'atmosphère. En plus des tests cutanés et des IgE spécifiques pour le diagnostic, les prélèvements aéromycologiques (c'est-à-dire de spores de moisissures dans l'air) aident au diagnostic allergologique.

Le mécanisme de l'atteinte des voies respiratoires due aux moisissures peut être lié à un phénomène allergique aux moisissures elles-mêmes (tests cutanés ou IgE spécifiques aux moisissures positifs) ou aux acariens dont la prolifération augmente en présence d'humidité (tests cutanés ou IgE spécifiques aux acariens positifs). Le mécanisme est cependant non allergique dans la majorité des cas. L'humidité entraîne la prolifération de bactéries toxiques pour l'appareil respiratoire, les moisissures peuvent par elles-mêmes libérer des composés organiques volatils microbiens délétères ou, en dégradant l'habitat, libérer des composés organiques volatils chimiques, toxiques.

En pratique, l'existence d'humidité, de moisissures excessives et d'odeur de moisi suffit à expliquer en partie ou en totalité l'existence de problèmes chroniques des voies respiratoires. Des prélèvements mycologiques ne sont effectués qu'en cas de doute, une fois que vous avez consulté un médecin spécialisé (au mieux après une visite de votre domicile par un hygiéniste en environnement). En effet, si vous présentez des symptômes chroniques des voies respiratoires de cause indéterminée, il faut penser à une exposition cachée aux moisissures derrière un papier peint, sous un évier, à la cave par exemple.

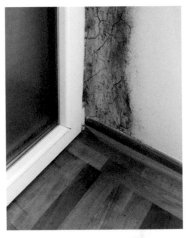

Moisissures évidentes

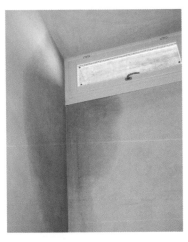

Traces d'humidité

QU'EST-CE QU'UN MASQUE FFP ?

Les masques FFP (*filtering facepiece particles* ou pièce faciale filtrante contre les particules) sont des appareils de protection respiratoire de haute qualité destinés à protéger des fines particules. Il existe trois classes d'efficacité en fonction du taux de filtration et du taux de fuite vers l'intérieur. Le masque FFP1 est le moins filtrant des trois et sert essentiellement comme masque anti-poussières (très efficace pour le bricolage notamment). Son pourcentage de filtration d'aérosols est de 70 % au minimum et son pourcentage de fuite vers l'intérieur de 22 % au maximum.

PRÉVENIR LES MOISISSURES

Éliminez les moisissures présentes en nettoyant en profondeur avec un détergent, puis en rinçant sans détremper, enfin en désinfectant avec de l'eau de Javel diluée au 1/10. Protégez-vous avec des lunettes, des gants et un masque FFP1 au minimum pendant cette opération. Éliminez surtout la cause de l'apparition des moisissures dans la maison : fuite d'eau, problèmes de gouttière, remontées d'humidité à partir des murs… Aérez la maison, et notamment la salle de bains, après utilisation. En cas de problème important, il faut savoir faire appel à une entreprise spécialisée dans l'éradication des moisissures.

Deux moisissures, *Alternaria* et *Cladosporium*, sont importantes en allergie. La moisissure *Alternaria* libère ses spores à l'extérieur en quantité importante pendant la période estivale, parce qu'elle parasite les herbes. Elles peuvent être responsables de rhinite et d'asthme, parfois sévères surtout pendant les mois d'été.

Les allergènes de l'extérieur : les pollens

1 • Comment se manifeste une allergie aux pollens ?

Les pollens sont responsables de manifestations allergiques respiratoires, appelées pollinose. Au niveau oculaire et nasal, on utilise le terme de rhume des foins ou de rhinite allergique saisonnière. Au niveau des bronches, on parle d'asthme pollinique.

La rhinite allergique saisonnière se traduit par des symptômes nasaux que l'on cote suivant leur intensité de 0 à 3 : 0 (absents), 1 (légers), 2 (modérés), 3 (sévères). Ils se traduisent surtout par une sensation de démangeaison (prurit) du nez ou de la gorge, des crises d'éternuements en salve, un nez bouché (obstruction nasale) ou qui coule (rhinorrhée). S'y associe souvent une conjonctivite (rhinoconjonctivite) qui se traduit par des démangeaisons oculaires, un larmoiement, une rougeur oculaire.

COMMENT DIFFÉRENCIER UNE RHINITE ALLERGIQUE SAISONNIÈRE D'UNE RHINITE INFECTIEUSE (RHUME) ?

– Son caractère variable pendant l'année : elle survient chaque année à la même période
– Son caractère variable dans la journée : les symptômes disparaissent pendant la nuit
– L'importance des éternuements en salve et des démangeaisons nasales
– L'existence d'une conjonctivite associée : rhinoconjonctivite allergique, et la moindre fréquence des bronchites infectieuses.

L'asthme pollinique survient souvent au moment du pic saisonnier pollinique. De gravité variable, il peut être intermittent ou permanent et sévère, et peut même conduire à une hospitalisation en urgence, voire en réanimation. Il peut se traduire par une sensation d'oppression thoracique, un essoufflement, une toux sèche et une respiration sifflante. L'asthme pollinique est associé à la rhinoconjonctivite allergique une fois sur quatre, mais il peut parfois être isolé. Dans ce dernier cas, la survenue des symptômes d'asthme chaque année à la même période doit faire évoquer un asthme pollinique.

Votre qualité de vie si vous êtes atteint de rhinoconjonctivite allergique est d'autant plus altérée que la rhinite est sévère. Les enfants ont des difficultés scolaires d'apprentissage, du fait de la fatigue et des nuits perturbées. Ils deviennent irritables et éprouvent plus de difficultés à prendre part aux événements sociaux ou familiaux, ce qui peut entraîner frustration, tristesse, colère ou retrait. Les adultes connaissent les mêmes problèmes, ce qui est à l'origine d'absentéisme professionnel, de «présentéisme» (diminution de la productivité au travail) et d'absentéisme parental pour la prise en charge d'un enfant malade. Ces phénomènes induisent des coûts indirects souvent peu pris en compte, mais qui, du fait de la prévalence élevée de la rhinite allergique, représentent en fait des sommes considérables, au moins la moitié des coûts directs induits par la dépense des soins.

2• Une prédisposition familiale

En général, la pollinose survient chez des personnes prédisposées par un terrain génétique familial, que l'on appelle le terrain atopique. Celui-ci se traduit d'abord par une sensibilisation aux allergènes, qui peut être détectée par les tests cutanés et/ou les immunoglobines E (IgE) spécifiques. Quelques années plus tard, cette sensibilisation s'exprime par la triade suivante : rhinite allergique, asthme atopique (ou allergique), eczéma atopique (à distinguer par exemple de l'eczéma de contact). D'autres membres de la famille, parents, oncles, tantes, cousins, etc., sont touchés. Les symptômes surviennent souvent chez l'enfant ou l'adulte jeune. On retrouve aussi souvent une allergie à des allergènes non polliniques présents toute l'année dans l'environnement tels qu'acariens, chat, chien ; les personnes sont poly-sensibilisées. Les IgE spécifiques contre le pollen ainsi que les IgE totales sont élevées.

La pollinose survient parfois chez des personnes sans terrain atopique familial ou personnel. Ni elles ni personne dans leur famille n'ont jamais présenté d'eczéma atopique. La rhinite allergique survient tard dans la vie, les autres tests cutanés aux aéroallergènes sont négatifs (mono-sensibilisation), les IgE spécifiques contre le pollen sont peu élevées, les IgE totales sont souvent normales. Ceci se voit souvent chez des personnes arrivés récemment, à la retraite par exemple, dans des régions avec des pollens très agressifs et abondants, comme l'herbe à poux dans le sud du Québec. Ces pollens peuvent toucher toute la population fraîchement arrivée.

3• Quelle est la fréquence de la rhinoconjonctivite allergique (RCA)?

La fréquence de la RCA reste mal connue, car elle dépend notamment de la population étudiée, le plus souvent par des questionnaires. Les enquêtes peuvent concerner tout le monde, par exemple des écoles où la quasi-totalité des enfants participent à l'enquête ou uniquement des personnes malades vues en consultation d'allergologie par exemple, mais où ne se présentent que celles atteintes de RCA sévère. Par ailleurs, on ne dispose pas toujours dans ces études des tests cutanés ou des IgE spécifiques, pour être certain du diagnostic. De ces études, il ressort que la fréquence de la RCA varie avec l'âge. On peut estimer qu'elle est de l'ordre de 3 à 4 % à l'école primaire, de 6 % environ dans le secondaire (collège), qu'elle atteint un plateau d'environ 15 % chez l'adulte jeune, pour décroître ensuite progressivement en dessous de 10 % après 65 ans.

L'INFLUENCE DE LA POLLUTION SUR LES ALLERGIES AUX POLLENS

La pollution atmosphérique peut agir à trois niveaux:
– Sur la personne exposée. La pollution chimique due aux particules, de diesel notamment, et à l'ozone augmente l'irritation des voies respiratoires, surtout dans les circonstances expérimentales. La plupart des polluants abaissent le seuil de réactivité des muqueuses nasales, oculaires ou bronchiques.
– Sur le pollen. Elle augmente la production de pollen en modifiant sa fonction reproductive. Elle en fragilise l'enveloppe, ce qui libère plus facilement les particules allergisantes contenues à l'intérieur du pollen.
– Sur la réaction allergique. Elle augmente la réaction allergique *via* la production de radicaux libres pro-inflammatoires par les pollens pollués. Elle peut aussi induire la réaction allergique: une exposition simultanée à l'ambroisie et aux particules diesel induit l'apparition d'anticorps IgE anti-ambroisie, ce qui ne se produit pas en présence de l'ambroisie seule ou de particules de diesel seules.

4• Comment identifier les allergènes?

L'allergologue recherchera d'abord si vous ou votre famille présentez un terrain prédisposé aux allergies. Il vous examine pour classer votre rhinite de légère à modérée ou sévère suivant vos symptômes, recherche les éventuels symptômes oculaires, et l'existence d'une éventuelle atteinte bronchique associée. Il vous posera également des questions sur le retentissement sur la qualité de vie. Enfin, au moindre doute, il pratique une mesure de la fonction respiratoire à la recherche d'une obstruction bronchique. Une obstruction bronchique réversible, qu'un bronchodilatateur fait disparaître, est très évocatrice d'un asthme.

L'allergologue cherche à quelle période de l'année surviennent les symptômes. En fonction de vos réponses, il pourra déjà déterminer si vous êtes allergique aux arbres (au printemps), aux graminées (l'été), ou aux mauvaises herbes (fin d'été, début d'automne). Au printemps, où de nombreux arbres pollinisent en même temps, il pourra aussi consulter le calendrier pollinique local, fourni par l'INSPQ (Institut national de santé publique du Québec), qui pourra lui permettre de savoir exactement quels étaient les pollens présents pendant les mois où vos symptômes sont apparus.

Les tests cutanés

Le diagnostic se fait par des prick-tests aux pollens suspectés. Le médecin associe systématiquement à ces tests cutanés aux pollens des tests aux allergènes présents toute l'année, comme les acariens, le chat, le chien, la blatte, de façon à savoir si cette pollinose est isolée (mono-sensibilisation) ou s'intègre dans un terrain allergique généralisé (poly-sensibilisation). Environ un quart d'heure après leur introduction, si vous êtes sensibilisé, vous présenterez une réaction urticarienne (comme une piqûre d'ortie) avec une triade caractéristique: démangeaisons (prurit), rougeur (érythème) et gonflement de la peau (œdème), dont la taille, est comprise le plus souvent entre 3 et 10 mm.

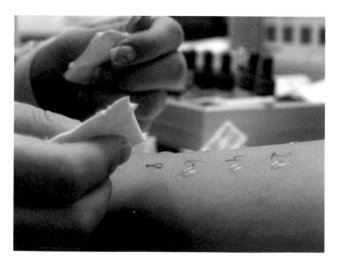

Le dosage des IgE

L'allergologue peut compléter les tests cutanés par une prise de sang pour mettre en évidence les anticorps contre ces pollens de type réaction allergique immédiate (IgE spécifiques du pollen recherché), dont le taux est d'autant plus élevé que la réaction clinique aux pollens est importante. Il peut arriver que les tests cutanés ou les IgE spécifiques soient négatifs, malgré l'existence d'une rhinite allergique avérée. Il faut savoir répéter ces tests, jusqu'à 2 ans après le début des symptômes. Enfin, ces tests peuvent être vraiment négatifs dans les cas où vous êtes allergique à une substance non présente dans les extraits utilisés pour les tests cutanés et/ou les IgE spécifiques ou en cas de rhinite allergique locale.

Distribution géographique de l'herbe à poux au Québec

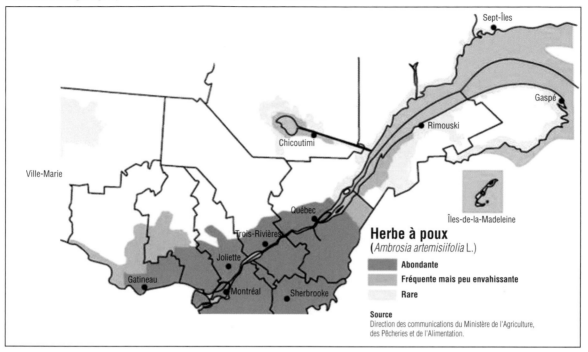

Herbe à poux
(*Ambrosia artemisiifolia* L.)

- **Abondante**
- **Fréquente mais peu envahissante**
- **Rare**

Source
Direction des communications du Ministère de l'Agriculture,
des Pêcheries et de l'Alimentation.

Concentration moyenne hebdomadaire maximale observée (en grains/m³) pour certains pollens selon la ville, entre mi-mars et mi-octobre , 2007-2008

	MONTRÉAL		SHERBROOKE		QUÉBEC	
	2007	2008	2007	2008	2007	2008
FEUILLUS						
Aulne	6,1	77,4	2,8	118,3	18,2	74,1
Bouleau	140,3	244,1	245,3	420,2	334,9	474,5
Chêne	35,9	68,4	43,0	59,2	122,8	125,6
Érable	26,6	54,6	30,0	64,2	47,9	77,1
Frêne	316,2	128,1	48,3	144,9	78,2	76,0
Peuplier et Tremble	191,0	322,8	36,7	683,9	40,5	57,2
CONIFÈRES						
Famille des Cupressaceaea	108,3	102,0	14,8	53,8	8,4	41,3
Famille des Pinaceaeb	185,5	211,3	106,3	112,8	144,8	138,2
MAUVAISES HERBES						
Ortie	26,4	28,9	5,2	6,9	4,0	5,6
Herbe à poux	83,2	89,0	22,8	15,2	29,1	27,4
Autres mauvaises herbes	8,2	11,4	7,8	3,7	56,4	74,8
FAMILLE DES GRAMINÉES	31,4	20,4	66,6	35,7	18,1	32,0

Famille des *Cupressaceae*: cèdres, génévriers et ifs
Famille des *Pinaceae*: sapin, pin, épinette, pruche et mélèze

Source : Prévalence des symptômes et du diagnostic de la rhinite allergique chez les 15 ans et plus au Québec, 2008 -
Institut national de santé publique du Québec

QUELS SONT LES ALLERGÈNES COUPABLES?

Proportion de personnes symptomatiques selon le facteur déclenchant, parmi les personnes qui ont eu des symptômes de rhinite allergique au cours des 12 derniers mois, par région sociosanitaire, Québec, 2008

	RSS	FACTEUR DÉCLENCHANT		
		Pollens	Acariens	Animaux
		(%)	(%)	(%)
01	Bas-Saint-Laurent	63,4 (-)	53,3	(%)
02	Saguenay-Lac-Saint-Jean	71,3	56,9	36,8
03	Capitale-Nationale	75,2	65,2 (+)	44,2
04	Mauricie/Centre-du-Québec	74,0	49,5	47,7 (+)
05	Estrie	72,3	46,7 (-)	37,0
06	Montréal	70,9 (-)	55,7	31,3 (-)
07	Outaouais	82,0 (+)	59,0	42,1
08	Abitibi-Témiscamingue	65,4 (-)	58,8	48,4 (+)
09	Côte-Nord	66,5 (-)	61,3	36,5
10	Nord-du-Québec	62,5 (-)	56,1	37,7
11	Gaspésie/Îles-de-la-Madeleine	70,8	59,7	37,1
12	Chaudière-Appalaches	71,6	57,7	37,1
13	Laval	77,4	62,3 (+)	35,4
14	Lanaudière	81,5 (+)	50,1	39,3
15	Laurentides	79,3	55,8	30,1 (-)
16	Montérégie	81,7 (+)	51,7	33,7 (-)
	Ensemble du Québec	**75,5**	**55,4**	**40,0**

Proportion de personnes symptomatiques selon la saison, parmi les personnes qui ont eu des symptômes de rhinite allergique au cours des 12 derniers mois, par région sociosanitaire, Québec, 2008

	RSS	SAISONS			
		Printemps	Été	Automne	Hiver
		(%)	(%)	(%)	(%)
01	Bas-Saint-Laurent	(%)	45,2	29,7	13,9*
02	Saguenay-Lac-Saint-Jean	36,8	40,8 (-)	23,5 (-)	14,9
03	Capitale-Nationale	44,2	46,4	23,7 (-)	11,6*
04	Mauricie/Centre-du-Québec	47,7 (+)	52,3	34,1	11,9*
05	Estrie	37,0	46,0	25,0	11,7*
06	Montréal	31,3 (-)	48,7	27,0	15,2*
07	Outaouais	42,1	44,1	26,7	11,9*
08	Abitibi-Témiscamingue	48,4 (+)	36,6 (-)	23,9	16,9
09	Côte-Nord	36,5	41,9 (-)	25,0	16,9*
10	Nord-du-Québec	37,7	30,2 (-)	26,9	19,8* (+)
11	Gaspésie/Îles-de-la-Madeleine	37,1	38,8 (-)	26,0	15,3*
12	Chaudière-Appalaches	37,1	50,5	24,2 (-)	13,2*
13	Laval	35,4	51,7	40,5 (+)	14,7
14	Lanaudière	39,3	56,5	31,9	7,8* (-)
15	Laurentides	30,1 (-)	50,6	33,6	8,7*
16	Montérégie	33,7 (-)	55,0 (+)	36,2 (+)	8,6* (-)
	Ensemble du Québec	**40,0**	**49,9**	**30,2**	**12,1**

Source: Prévalence des symptômes et du diagnostic de la rhinite allergique chez les 15 ans et plus au Québec, 2008 - Institut national de santé publique du Québec

Nb: Les régions dont la proportion est significativement supérieure à celle du reste du Québec sont identifiées par un (+) tandis qu'un (-) identifie les régions qui sont significativement inférieures au reste du Québec (au seuil de 5%).

* Coefficient de variation supérieur à 15% et inférieur ou égal à 25%.

5• Que faire en cas de pollinose?

La quantité de pollen dans l'air augmente les jours chauds et ensoleillés, les jours de vent et diminue les jours de pluie. Pour combattre votre allergie, vous pouvez limiter le plus possible leur contact.

Les antihistaminiques et les corticoïdes locaux peuvent soulager vos symptômes. Leur action cependant est limitée et les symptômes reviennent dès que vous arrêtez le traitement alors que les pollens sont encore présents dans l'air. Le médecin peut vous proposer une désensibilisation si vos symptômes deviennent trop gênants.

6• Les principaux pollens responsables

Les principaux pollens allergisants sont transportés par le vent (pollens anémophiles) à distance de leur lieu d'émission et sont ainsi à l'origine de pollinoses de la population alentour. Ils s'opposent ainsi aux pollens plus lourds, transportés par les insectes comme les abeilles (pollens entomophiles). Ces derniers pollens sont de ce fait rarement responsables de pollinose. Il s'agit dans ce cas de pollinose de voisinage, chez les personnes habitant à quelques mètres de la plante pollinisante.

Les graminées, l'ambroisie, le bouleau et les cupressacées sont les plus fréquemment impliqués dans les pollinoses, mais bien d'autres plantes ont des pollens allergisants: le peuplier, le plantain, l'armoise, l'aulne, le noisetier, le frêne, le platane, l'olivier, le chêne.

> **COMMENT LIMITER L'EXPOSITION AUX POLLENS?**
>
> – Évitez les promenades en forêts et dans les parcs pendant les périodes de pollinisation correspondant à votre allergie.
> – Fermez les fenêtres en milieu de matinée et en début d'après-midi quand les pollens sont le plus présents.
> – Roulez en voiture les vitres fermées.
> – Ne tondez pas de pelouse si vous êtes allergique aux pollens de graminées, ne taillez pas de cyprès si vous êtes allergique à leur pollens.
> – Lavez-vous les cheveux à la fin de journée avant de vous coucher.
> – Portez des lunettes de soleil à l'extérieur.

> **POUR ALLER PLUS LOIN**
>
> D'autres pollinoses sont plus rares. Plusieurs sites web offrent des renseignements sur les pollens, notamment www.meteomedia.com et www.msss.gouv.qc.ca.

Les graminées (Poacées)

Avec plus de 10 000 espèces, les différentes graminées fourragères représentent une famille botanique très importante, par leur présence dans le monde entier dans un grand nombre d'espaces. Elles libèrent le même type de pollen, de grosse taille (20 à 30 µm), qui pénètre peu dans les bronches. Les plus connues sont la phléole (*Phleum pratense*), le dactyle (*Dactylis glomerata*), la flouve odorante (*Anthoxanthum odoratum*), le pâturin (*Poa pratensis*),et l'ivraie (*Lolium perenne*). Les allergènes de ces différentes graminées sont proches, ce qui explique des allergies croisées. Les graminées céréalières (blé, avoine, maïs, seigle) pollinisent pendant la même période, mais sur une durée plus courte et, du fait de leur poids plus élevé, ne sont le plus souvent qu'à l'origine de pollinoses de voisinage.

Typiquement, la période de pollinisation dure environ deux mois. Elle commence à la mi-mai pour se terminer à la mi-juillet. Elle est aussi retardée dans les régions montagneuses, décalée à juillet-mi-août, et peut varier en fonction des conditions météorologiques telles que pluviosité ou sécheresse.

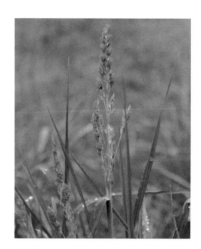

Dactyle

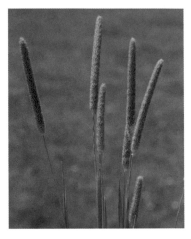

Phléole

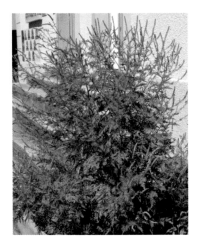

Ambrosia artemisiifolia

Habituellement, les symptômes se traduisent par une rhinoconjonctivite allergique, plus rarement par une atteinte bronchique. En revanche, pendant certains orages, si la pollinisation a été forte avant l'orage, les vents violents peuvent déchiqueter l'enveloppe des grains de pollens et laisser échapper des particules polliniques de petite taille qui pénètrent alors dans les bronches et peuvent être à l'origine d'«épidémies» d'asthme souvent sévères qui conduisent à des consultations aux urgences hospitalières.

L'ambroisie

Le genre *Ambrosia* qui appartient à la famille des astéracées (ou composées) comme le tournesol, comprend plus de 40 espèces, dont trois sont répertoriées au Québec. Une espèce est principalement responsable d'allergie : *Ambrosia artemisiifolia* (petite herbe à poux). Cette espèce annuelle estivale est originaire d'Amérique du Nord : 75 % des Québécois allergiques aux pollens le sont à l'herbe à poux.

Elle se développe en milieu agricole, dans les cultures printanières, notamment de tournesol, de maïs ou de soya, mais aussi après la récolte, dans les intercultures d'été, comme les chaumes de céréales, qui représentent 80 % de la totalité des surfaces envahies, ainsi que dans les jachères mal entretenues ou les friches agricoles. C'est aussi une plante urbaine que l'on retrouve dans cinq milieux différents : les zones aménagées (espaces verts, gares, habitations, cimetière…), les espaces naturels (bords de cour ou plans d'eau), les friches, les voies linéaires (bords de routes, de voies ferrées ou navigables) et enfin les chantiers. À l'état adulte, la plante peut atteindre une hauteur de 40 cm à 1,50 m. La floraison intervient fin juillet, lorsque la durée des jours commence à diminuer. La pollinisation commence au cours de la seconde quinzaine du mois d'août, les pics sont atteints fin août, et l'émission de pollens se poursuit en septembre, avec des variations suivant les régions. Elle est favorisée par un temps sec et ensoleillé, et des températures nocturnes supérieures à 10 °C. Dans la journée, les pics apparaissent plutôt en fin de matinée. La fructification apparaît fin septembre et se poursuit jusqu'à l'apparition des premiers jours de gel. Dans un contexte de changement climatique, l'ambroisie tend à s'étendre vers des zones géographiques plus nordiques.

La pollinose est souvent sévère, avec une rhinite qui peut se compliquer de sinusite, une conjonctivite avec de fortes démangeaisons, et assez fréquemment une trachéite ou un asthme qui survient pendant le pic pollinique.

Les allergiques à l'ambroisie sont souvent sensibilisés voire allergiques au céleri. Des cas d'allergie croisée entre ambroisie et litchis sont connus.

LE NOM LATIN DES PLANTES

Le nom latin d'une plante est composé du nom de genre suivi du nom d'espèce. Par exemple, le nom latin du bouleau verruqueux est *Betula* (genre) *verrucosa* (espèce). Les genres sont regroupés dans des familles. Ainsi, le bouleau appartient à la famille des bétulacées, qui comprend aussi l'aulne, le bouleau, le charme et le noisetier.
Le même principe s'applique aux noms d'animaux.

LA LUTTE CONTRE L'AMBROISIE

La prévention est la priorité dans les zones où l'ambroisie ne s'est pas encore installée de façon importante. Il ne faut pas la laisser croître seule ; la présence d'autres plantes qui lui font concurrence (végétalisation) l'empêche de se développer. L'idéal est surtout d'intervenir avant la pollinisation pour l'empêcher de se reproduire. Dans les zones où l'ambroisie est déjà installée, comme dans le sud du Québec, autour des grandes villes, la lutte curative repose sur l'information de tous les acteurs, le particulier, l'entrepreneur, l'industriel, les responsables des espaces verts ou des voies linéaires (par exemple chemin de fer). L'arrachage est nécessaire si la plante est dominante, ou le traitement herbicide si la surface est importante. Dans tous les cas, le but est de rétablir la végétalisation.

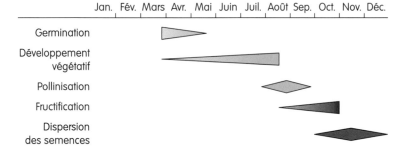

Le cycle végétatif de l'ambroisie (*Ambrosia artemisiifolia*)

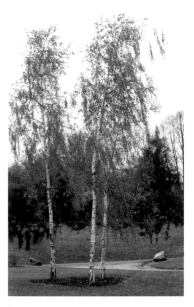

Bouleau

Le bouleau

Le bouleau appartient à la famille des bétulacées comme l'aulne. Dix espèces de bouleau poussent au Canada dont deux très répandues au Québec, *Betula papyrifera* (bouleau à papier) et *Betula alleghaniensis* (bouleau jaune). Il est le premier arbre responsable de pollinose dans l'est du Canada où son implantation est la plus forte. Son potentiel allergisant peut néanmoins varier d'une année sur l'autre, à la fois parce que le nombre de pollens émis peut varier, mais aussi parce que la concentration en allergènes par pollen peut aussi être différente. Les fleurs du bouleau, mâles et femelles, sont des chatons. Les chatons mâles, situés à l'extrémité des rameaux, qui s'allongent et pendent à la fin de l'hiver, libèrent des millions de grains de pollen dans l'atmosphère. La pollinisation dure un peu plus d'un mois environ en avril et mai suivant les régions. Du fait de la petite taille de ses grains de pollen, de l'ordre de 20 µm, le bouleau est responsable de pollinoses souvent sévères, avec une atteinte bronchique fréquente, qui peut se traduire par une simple toux ou aller jusqu'à des crises d'asthme franches.

Si vous êtes allergique au bouleau, vous pouvez également être sensibilisé aux pollens d'aulne, de charme, de noisetier, de chêne et de châtaignier. Cette sensibilisation est liée à un allergène commun. Il peut exister aussi des allergies bouleau-pomme.

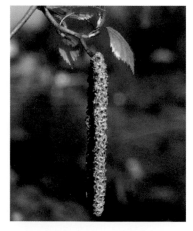

Chaton mâle de bouleau contenant les grains de pollen

99

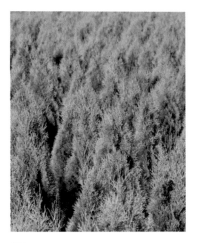

Cèdres

Les cupressacées

Cette famille comprend les cyprès, les genévriers, les cèdres, les ifs et les thuyas. En revanche, les pollinoses au genévrier sont plus rares. La pollinisation commence dès l'hiver et peut durer jusqu'au printemps. Les manifestations oculaires ou nasales prédominent: l'atteinte oculaire (conjonctivite) invalidante est quasi constante, la rhinite seule ou associée à une sinusite survient dans environ 70% des cas. Il peut survenir également une toux sèche, un asthme, voire des manifestations cutanées comme de l'urticaire. Enfin, on observe, en cette période hivernale, des infections rhino-sinusiennes dans la moitié des cas environ, voire rhino-bronchiques. Certains allergiques aux pollens de cyprès développent une allergie à la pêche.

L'amarante

C'est une mauvaise herbe commune au Québec (*amaranthus*). Sa période de pollinisation peut s'étaler de juillet jusqu'à octobre, et elle peut causer une rhinoconjonctivite allergique incommodante.

Le plantain

Le plantain (*Plantago*) est considéré comme une cause de pollinose mineure au Québec. En effet, la concentration de pollens dans l'atmosphère est faible, et la période de pollinisation souvent courte, environ 15 jours en juin. Par ailleurs, les personnes sensibilisées au plantain le sont le plus souvent aux graminées qui pollinisent pendant la même période.

L'armoise

L'armoise (*Artemisia vulgaris*), qui ressemble à l'ambroisie, pousse comme elle, le long des routes et des chemins, dans les friches. Cette herbacée pollinise à la fin de l'été (fin août, début septembre). Il peut exister des allergies croisées entre pollens d'armoise et céleri, carotte, épices, ambroisie.

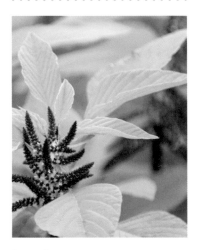

Amarante

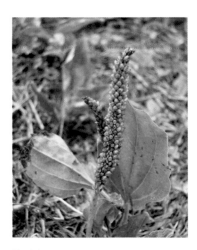

Plantain

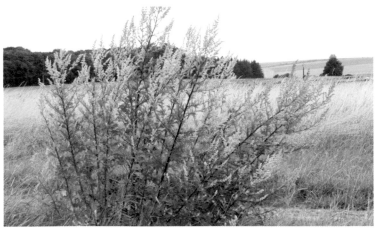

Armoise

Le peuplier et le tremble

Ces deux arbres du genre populus, produisent des comptes élevés de pollen au Québec. La saison pollinique débute fin mars-début avril et se termine en mai.

Le frêne

Le frêne appartient à la famille des oléacées. Ses pollens peuvent atteindre des valeurs élevées dans le sud du Québec. La plupart proviennent de l'espèce *Fraxinus excelsior*, la plus répandue. Le frêne pollinise environ dix jours avant le bouleau, si bien qu'il n'est pas toujours facile de distinguer une pollinose au frêne de celle du bouleau.

Les pinaceae

Au Québec, le pin et l'épinette sont prévalents et pollinisent de mai à juin; ils sont une source importante de pollinose.

L'érable

L'érable, du genre Acer est un arbre commun et emblématique au Québec. Il est responsable de pollinoses au printemps, avec une courte pollinisation d'une durée d'une semaine en avril-mai.

Le chêne

Il existe plus de 100 variétés de chênes différents. Aux États-Unis, où les chênes sont très nombreux, ils sont à l'origine de pollinoses printanières fréquentes. Au Québec, les pollinoses au chêne sont également présentes. Elles semblent plus fréquentes dans le sud.

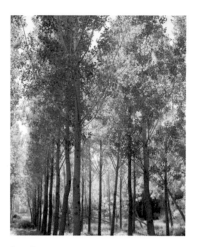

Peuplier

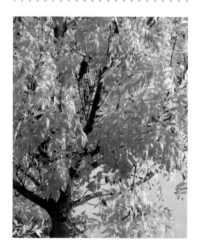

Frêne

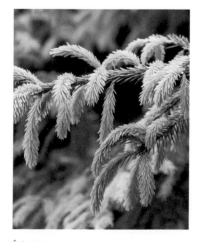

Épinette

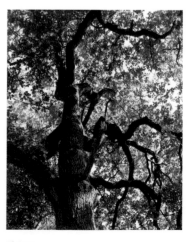

Chêne

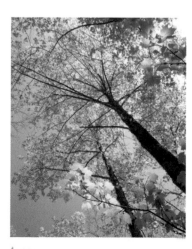

Érable

Les allergènes sur le lieu de travail

Les lieux de travail peuvent être responsables de quatre types de manifestations d'allergie: la conjonctivite, la rhinite, l'asthme et les eczémas de contact. C'est leur caractère professionnel qui est détaillé ici. Certaines professions sont plus exposées aux allergies que d'autres.

DEUX EXEMPLES D'ALLERGIES AU TRAVAIL

Laetitia, 27 ans, se plaint de toux, de nez qui coule et d'yeux qui piquent depuis plus d'un an lorsqu'elle travaille dans son salon de coiffure. Tout a commencé par des éternuements lorsqu'elle a mélangé la poudre d'un décolorant avec une crème oxydante. Lors des semaines suivantes sont apparus successivement des troubles oculaires puis des sifflements lors de la préparation et l'application des produits de décoloration. Son médecin généraliste, suspectant une allergie professionnelle, l'adresse à un allergologue qui confirme le caractère allergique des signes cliniques et démontre la relation entre l'apparition des symptômes et l'exposition professionnelle. Laetitia rapporte les produits qui lui donnent le plus de symptômes. Le plus souvent, le diagnostic d'allergie respiratoire professionnelle peut être posé à se stade. En cas de doute diagnostique, le médecin peut proposer un test d'exposition aux produits manipulés, à réaliser dans un centre spécialisé. Le médecin proposera à Laetitia de déclarer sa rhinite et/ou asthme en maladie professionnelle. Laetitia pourra alors adresser la déclaration à son employeur.

Laurent, 30 ans, consulte son allergologue car il se plaint d'une gêne respiratoire sifflante depuis un mois. Ses symptômes sont une toux sèche et une gêne respiratoire 5 à 6 fois par semaine le jour. Il se plaint aussi d'une rhinorrhée (il utilise deux paquets de mouchoirs en papier par jour) et d'une conjonctivite toute l'année depuis 8 ans. Il est boulanger-pâtissier depuis 15 ans. L'allergologue suspecte alors une allergie professionnelle à la farine qu'il vérifie en réalisant des tests cutanés à différentes farines et en demandant à Laurent de relever son débitmètre de pointe (petit appareil destiné à mesurer la vitesse maximale du souffle) pendant et en dehors du travail. D'autres tests sont possibles mais réservés à des centres spécialisés: tests d'hyperréactivité bronchique non spécifiques, tests de provocation nasale ou bronchique à la farine. Après lecture des tests cutanés qui se révèlent positifs à la farine de blé et de seigle et une modification du débitmètre de pointe pendant et en dehors du travail, l'allergologue conclut à une allergie à la farine qu'il propose à Laurent de déclarer en maladie professionnelle. Laurent refuse car il veut poursuivre son métier de boulanger. Il préfère prendre des mesures de prévention afin de diminuer son exposition à la farine, par exemple, installer un système d'aspiration au-dessus de son pétrin et améliorer la ventilation de son lieu de travail. Il prendra régulièrement son traitement vis-à-vis de la rhinite, de la conjonctivite et de l'asthme. Trois mois plus tard, Laurent revoit son allergologue. Son état clinique s'étant bien amélioré, il est décidé d'un commun accord qu'il poursuive son activité professionnelle.

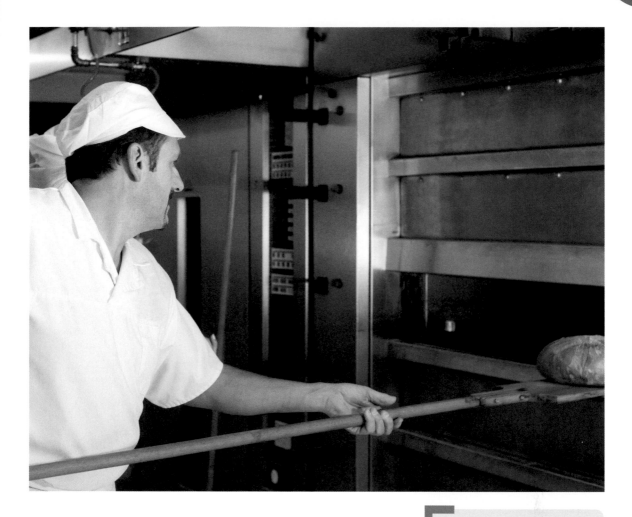

1• Quelle est la fréquence des manifestations allergiques au travail?

- La conjonctivite survient très fréquemment pour certaines causes, par exemple jusqu'à 40 % dans les allergies aux animaux de laboratoire, associée à la rhinite dans plus de la moitié des cas.
- La rhinite, 3 à 4 fois plus fréquente que l'asthme, représente 30 à 40 % des cas. Elle peut être allergique mais aussi non allergique, c'est-à-dire sans mettre en jeu des anticorps de l'allergie (IgE); elle est alors dite irritative. Lorsqu'une rhinite allergique est sévère au travail, les risques d'asthme sont plus grands.
- L'asthme professionnel, qui représente 10 % des causes d'asthme, peut lui aussi être allergique ou non allergique. S'il est allergique, il s'accompagne de conjonctivite et de rhinite. S'il est irritatif, il apparaît 24 heures après une exposition importante vis-à-vis d'un produit chimique ou parfois après des expositions peu importantes mais multiples. Environ 80 % des asthmes professionnels sont d'origine allergique et 20 % non allergique.
- La dermatite de contact allergique touche 2 à 6 % de la population générale et 30 à 40 % des dermatites seraient d'origine professionnelle.

L'IMPORTANCE DU DIAGNOSTIC PRÉCOCE D'UNE MALADIE SOUS-DÉCLARÉE

Le médecin du travail a un rôle essentiel dans le dépistage de ces maladies. Le médecin généraliste et l'allergologue permettront de confirmer le diagnostic avec précision. En effet, seul l'arrêt de l'exposition le plus rapidement possible peut permettre une guérison. Cependant, malgré un changement de profession, un certain nombre de malades conserveront leurs symptômes, d'où l'importance d'un diagnostic précoce de l'allergie professionnelle.

2• Quels sont les causes et les métiers responsables d'allergies professionnelles ?

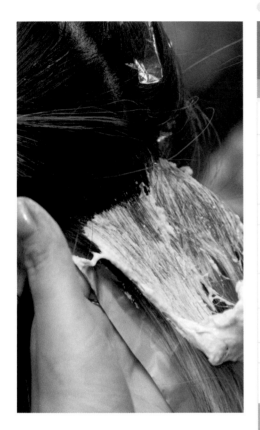

QUELQUES AGENTS RESPONSABLES DE L'ASTHME PROFESSIONNEL AVEC PÉRIODE DE LATENCE, ET QUELQUES MÉTIERS ET MILIEUX DE TRAVAIL ÀRISQUE	
Agents chimiques	Lieu
Anhydride trimellitique et anhydride phtalique	Industrie chimique, industrie des adhésifs, industrie des matières plastiques
Colophane	Industrie des adhésifs, soudeur
Formaldéhyde et glutaraldéhyde	Industrie des cosmétiques, chimiste, personnel médical, personnel de laboratoire, tanneur
Henné et persulfates	Coiffeur
Isocyanates	Industrie des matières plastiques (produits tels que les polyuréthanes), débosseleur, isolateur
Latex	Professionnel de la santé humaine et animale
Méthacrylate deméthyle	Industrie automobile, industrie chimique, industrie du bâtiment, manucure, dentisterie
Métaux	Industrie métallurgique, soudeur
Médicaments et produits pharmaceutiques	Industrie pharmaceutique, pharmaceutiquesprofessionnel de la santé
Agents dérivés des protéines d'origine animale	LIEU
Animaux de laboratoire (rat, souris,lapin, etc.)	Technicien de laboratoire et(personnel exposé aux animaux
Crustacés et fruits de mer	Industrie alimentaire, employé de conserverie, cuisinier
Poulet et animaux de la ferme	Travailleur des abattoirs, éleveur
Agents dérivés des protéines d'origine végétale	LIEU
Farines	Industrie alimentaire, boulanger, cuisinier,meunier
Agents dérivés des protéines d'origine microbienne	LIEU
Enzymes	Fabrication de détergents, industrie alimentaire

Source: brochure Asthme professionnel, p.11, publiée par la Commission de la Santé et la Sécurlté uu Travail (CSST), 2004.

DERMATOSES INDEMNISÉES PAR LA CSST DANS LE SECTEUR DE LA SANTÉ PAR PROFESSION DE 1995 À 2000							
Professions	Travailleurs santé*		Dermatoses		Jours indem.s	Coûts	
	NBRE ÉTP	% ÉTP	NBRE	%	MOYENNE	MOYENNE	Total
PAB	21 001	13%	44	14%	14	1 210$	53 244$
Infirmières aux.	9 304	6%	19	6%	19	2 044$	38 839$
Infirmières	38 327	25%	34	11%	19	2 203$	74 895$
Trav. cuisines	7 122	5%	56	18%	35	1 731$	96 951$
Trav. de métiers	1 879	1%	47	15%	36	1 127$	52 947$
Trav. entretien	6 464	4%	28	9%	12	746$	20 884$
Trav. buanderies	1 252	1%	7	2%	5	299$	2 093$
Professionnels	16 058	10%	24	8%	13	898$	21 543$
Tech./Assis. tech.	20 085	13%	14	6%	129	9 081$	127 139$
Personnel dentaire	7 000	4%	24	8%	299	15 342$	408 570$
Éducateurs	6 864	4%	13	4%	11	348$	16 316$
Pers. de bureau	19 130	12%	2	1%	6	710$	1 419$
Autres	966	1%	3	1%	3	274$	823$
TOTAL	155 672	100%	315	100%	51	2 907$	915 663$

Source : Dossier Dermatoses - Objectif Prévention - vol. 25 - no 3 - 2002
ÉTP : Équivalent temps plein

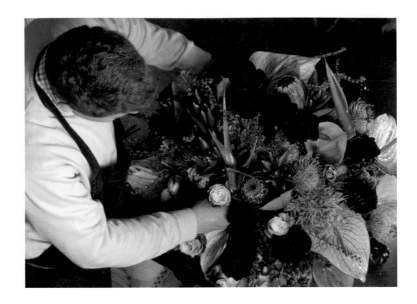

3• Qu'est-ce qui peut faire penser à une allergie professionnelle?

Le premier élément qui orientera votre médecin est l'apparition des symptômes tels que conjonctivite, rhinite et asthme sur les lieux du travail. Les signes débutent quelques minutes (parfois quelques heures) après le début du travail, et peuvent être plus importants pour certaines tâches, par exemple lorsque le boulanger vide un sac de farine, ou certains jours selon l'exposition aux allergènes ou le type d'allergènes. Un chercheur pourra être plus malade les jours où il manipule le plus les animaux de laboratoire, ou certains animaux, par exemple plus les rats que les souris…

Le deuxième élément est le rythme des symptômes travail-congés, ce qui signifie l'apparition des signes au travail *et* leur disparition en dehors du travail, par exemple le week-end ou lors de congés. Au début, vous pouvez dire que votre état s'améliore en quelques heures en dehors du travail. Cependant, avec le temps, la diminution des symptômes lors des vacances sera de plus en plus longue à obtenir voire même n'apparaîtra plus du tout.

Pour l'eczéma de contact ou dermatite de contact, les symptômes apparaissent 24 à 48 heures après le contact avec l'agent en question. La lésion cutanée est localisée à l'endroit du contact et, dans 92 % des cas, il s'agit des mains.

4• Comment être sûr qu'il s'agit d'une allergie d'origine professionnelle?

Le médecin penche vers ce diagnostic devant l'association d'une conjonctivite, d'une rhinite et d'un asthme qui survient sur les lieux du travail et s'améliore en dehors du travail alors que vous êtes exposé à un produit connu pour donner des allergies professionnelles. Cependant, pour confirmer ce diagnostic, il vous prescrira des tests cutanés dans un premier temps, voire un dosage sanguin si nécessaire, pour vérifier que vous possédez des anticorps de l'allergie (IgE) vis-à-vis du produit suspecté.

En cas d'asthme irritatif, le diagnostic repose sur l'apparition des symptômes d'asthme sur les lieux du travail et la présence d'agents connus pour être irritants. Il peut être confirmé par des tests d'exposition professionnelle, par exemple pour les coiffeurs ou le personnel de nettoyage. Pour les dermatites de contact, en plus de l'histoire rapportée par la personne malade, le diagnostic repose sur des patch-tests positifs, tests cutanés dans le dos de la personne et lus à 48 et 72 heures.

5• Que faire en cas d'allergie professionnelle ?

L'origine professionnelle ne modifie en rien la thérapeutique utilisée pour traiter la rhinite, la conjonctivite et l'asthme. Les dermatites de contact d'origine professionnelle sont traitées comme tout eczéma : des émollients et des corticoïdes en crème. L'efficacité de la désensibilisation n'a été démontrée que lors d'études très limitées pour l'allergie professionnelle à la farine, au latex et aux allergènes animaux tels que chien, chat, cheval. Elle n'est pas recommandée en cas d'asthme allergique à la farine ou au latex.

En fait, seule la prévention reste le traitement le plus efficace à long terme car elle agit sur les causes de la maladie :

– Pour la rhinite, la conjonctivite et l'asthme, la prévention consiste à essayer de diminuer l'exposition aérienne à l'allergène par des systèmes de ventilation et de filtration, voire le port de masque et de lunettes.

– Pour l'eczéma, une prévention collective peut être envisagée d'abord par l'information du personnel, l'identification des agents irritants et allergisants, une automatisation des opérations évitant le contact cutané, la réduction en allergène de certains produits (ciment, teintures…). Au niveau individuel, vous pouvez vous laver les mains à l'eau tiède en évitant l'eau chaude qui aggrave l'état cutané, porter des gants de protection lors du travail en milieu humide, adaptés en épaisseur et en longueur de manchette aux activités et aux produits manipulés.

6• Comment faire reconnaître une allergie professionnelle ?

En cas de doute, parlez-en avec votre allergologue, qui posera le diagnostic avec l'aide du médecin du travail. Les maladies allergiques professionnelles sont répertoriées. Une fois votre maladie déclarée, vous pourrez bénéficier d'une compensation en rapport avec votre maladie professionnelle et votre employeur devra vous reclasser. Cependant, les reclassements ne sont pas toujours possibles et la maladie professionnelle peut conduire à la perte d'emploi. C'est une des raisons pour lesquelles les maladies allergiques professionnelles sont sous-déclarées.

POUR ALLER PLUS LOIN

Vous pouvez trouver des informations sur les tableaux des maladies professionnelles sur
http://www.csst.qc.ca/publications/Pages/ListePublications.aspx

---

Les aliments

Méconnue et rare il y a une soixantaine d'années, l'allergie alimentaire connaît ces trois dernières décennies un accroissement régulier, principalement dans les pays développés. En forte augmentation, elle concerne 2 à 3 % des adultes, mais reste plus fréquente chez l'enfant (ratio de 3 enfants pour 1 adulte).

Les aliments responsables d'allergie alimentaire sont variés et dépendent non seulement de facteurs sociologiques et culturels, mais encore des innovations des procédés technologiques dans l'industrie agroalimentaire qui créent de nouveaux allergènes et, par conséquent, de nouveaux risques d'allergies alimentaires. D'après le réseau AllerGen et l'Agence Canadienne d'inspection des aliments, les aliments les plus souvent responsables, en ordre alphabétique, sont l'arachide, le blé, le sésame, le lait, la moutarde, les noix, les œufs, les produits de la mer (poissons, crustacés, mollusques), le soya et les sulfites. Nous verrons en détail dans ce chapitre la fréquence et les particularités de l'allergie à chacun de ses aliments.

Comment se manifeste une allergie alimentaire ?

Les manifestations cliniques de l'allergie alimentaire sont variées et se modifient avec l'âge. Elles peuvent être généralisées comme le choc anaphylactique ou au contraire concerner un organe particulier. Les organes qui peuvent être atteints, seuls ou plusieurs simultanément, sont la peau (urticaire, dermatite atopique), les muqueuses (œdème des lèvres, de la gorge ou du larynx), le tube digestif (régurgitations, vomissements, constipation ou diarrhée) et les voies respiratoires (asthme, rhinite). Les manifestations les plus graves, car elles peuvent entraîner le décès, sont le choc anaphylactique, l'œdème du larynx (dénommé souvent angioedème) et l'asthme aigu grave. Elles peuvent toucher adultes comme enfants.

LES ALIMENTS

Le réseau AllerGen : *Allergy, Genes and Environnment Network'* se traduit en français par Réseau sur les allergies, gènes et environnement. Il s'agit d'un réseau national de recherche financé par Industrie Canada, via les Réseaux de centres d'excellence du Canada. Fondé en 2004, ses membres comprennent des cliniciens chercheurs, des cadres de l'industrie, des professionnels de la santé, des représentants d'associations de patients ainsi que des *policy makers* dont le travail et les efforts combinés visent à améliorer la qualité de vie des Canadiens atteints d'allergies alimentaires, d'asthme et d'anaphylaxie. Chaque année, il anime une conférence à l'échelle nationale pour stimuler les échanges au sujet des nombreux projets de recherche fondamentale et épidémiologique qu'il chapeaute, et publie chaque trimestre une revue qui résume les avancées et publications effectuées par les chercheurs du réseau. Pour plus d'informations : www.rce-nce.gc.ca

STRATÉGIE NATIONALE SUR LES ALLERGIES ALIMENTAIRES

NFASt: *National Food Allergy Strategy* ou, en français, Stratégie nationale sur les allergies alimentaires. Cette association, tout récemment fondée en juin 2015, a pour but de former une plateforme de mobilisation qui va permettre au Canada de se positionner en tant que leader global dans l'amélioration de la gestion de l'allergie alimentaire et de l'anaphylaxie. Son rôle est également de recueillir et colliger toute les données du réseau Allergen sur les allergies alimentaires et l'anaphylaxie, afin de consolider et diffuser les meilleures données disponibles au pays sur le diagnostic, le traitement et la prise en charge des allergies alimentaires et de l'anaphylaxie.

À titre de références épidémiologiques, les études suivantes subventionnées par Allergen et chapeautées par NFASt seront citées dans le chapitre: SCAAALAR: *Surveying Canadians to Assess the prevalence of food Allergies and Attitudes towards food LAbelling and Risk* (sondage auprès des Canadiens pour évaluer la prévalence des allergies alimentaires et des attitudes par rapport au risque relié à l'étiquetage des aliments)

SPAACE: Surveying the Prevalence of food Allergy in All Canadian Environment (sondage sur la prévalence des allergies alimentaires dans tous les environnements Canadiens)

C-CARE: Cross-Canada Anaphylaxis Registry (registre pancanadien d'anaphylaxie).

1 • Chez l'enfant

Les allergies alimentaires peuvent concerner les enfants dès le premier âge.

La dermatite atopique

La dermatite atopique apparaît comme le premier symptôme et l'expression clinique la plus précoce de la marche atopique: l'eczéma est facilement reconnaissable chez un nourrisson de quelques semaines de vie, d'autant que l'on retrouve souvent chez ses parents des antécédents de dermatite atopique. Votre enfant a 50% de risques de présenter ce symptôme si vous ou l'autre parent est atteint et 80% si vous êtes atteints tous les deux. L'association à des troubles digestifs peut suggérer la présence d'allergie alimentaire.

Les aliments ne sont pas toujours en cause, mais lorsqu'ils le sont, ce sont le lait, les œufs, l'arachide, le soya et le blé. L'allergie au lait de vache peut apparaître avant l'âge d'un mois et constitue par conséquent l'allergie alimentaire la plus précoce. Depuis une vingtaine d'années, on voit apparaître le syndrome des allergies alimentaires multiples qui se caractérise par une dermatite atopique particulièrement sévère et très précoce associée à des troubles digestifs et une cassure de la courbe de taille et de poids. Lorsque la dermatite atopique est associée à un asthme, les médecins parlent de syndrome dermo-respiratoire; environ 50% des enfants porteurs de dermatite atopique développeront ultérieurement de l'asthme. Ainsi, l'eczéma constitue parfois le mode d'entrée des allergies multiples chez un enfant.

Les troubles fonctionnels intestinaux

Une réaction allergique, aiguë ou chronique, peut se manifester sous forme de douleurs abdominales, de vomissements et de diarrhée. Les douleurs abdominales du nourrisson, appelées coliques du nourrisson, s'expriment par des pleurs après le biberon auxquel peuvent s'associer des vomissements, de la diarrhée. L'enfant peut devenir irritable. La constipation est un symptôme plus rare.

Le reflux gastro-œsophagien est très fréquent chez l'enfant même non allergique puisque les deux tiers des nourrissons de 4 mois ont au moins une régurgitation par jour. La majorité des reflux gastro-œsophagiens disparaissent à 12 mois. Une allergie aux protéines de lait doit être évoquée principalement dans les formes rebelles au traitement médical, surtout si le nourrisson souffre d'une dermatite atopique ou a des antécédents familiaux d'atopie.

LES URGENCES ALLERGIQUES

Le risque d'urgence allergique chez l'enfant a été reconnu au Canada par l'instauration d'une loi spéciale en Ontario en 2005, la *Loi visant à protéger les élèves anaphylactiques* ou *Loi Sabrina* de 2005, qui est entrée en vigueur le 1er janvier 2006. Elle est la première loi du genre au monde et elle oblige tous les conseils scolaires de l'Ontario à instituer dans les écoles des politiques ou procédures relatives à l'anaphylaxie, y compris de la formation pour le personnel et des directives sur l'administration des médicaments. Cette loi doit son nom au décès tragique en 2003 d'une adolescente allergique alors qu'elle avait consommé un aliment probablement contaminé à la cafétéria de son école secondaire. Une telle loi n'est pas encore en vigueur dans les autres provinces, mais d'importantes initiatives à l'échelle nationale visent à en compenser l'absence par l'instauration de plans d'urgence pour l'anaphylaxie en milieu scolaire.

Selon l'étude C-CARE, à partir de 624 observations de réactions allergiques alimentaires touchant les enfants de moins de 18 ans, environ 70 % étaient jugées modérées (difficultés respiratoires, stridor, diarrhées, douleurs abdominales crampiformes, vomissements récurrents). Près de 95 % avaient une prescription valide d'auto-injecteur d'épinephrine et 71,3 % des réactions ont été traitées par l'administration d'une dose d'épinephrine à l'urgence. Les facteurs associés aux réactions sévères incluaient la présence d'asthme, l'allergie aux arachides et le traitement par stéroïdes oraux à l'urgence.

L'asthme constitue un facteur de gravité potentiel en cas d'allergie alimentaire. En effet, les réactions sévères voire mortelles induites par les aliments ont presque toujours une composante respiratoire avec une crise d'asthme grave. Il est important de bien équilibrer un asthme par un traitement régulier chez un enfant qui présente une allergie alimentaire, tout particulièrement s'il s'agit de l'arachide ou des noix.

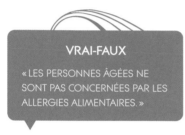

Les autres manifestations

La réaction allergique alimentaire peut s'exprimer à des degrés divers au niveau de différents organes :

– L'urticaire aiguë ou récidivante est une situation fréquente, facilement reconnaissable, parfois impressionnante. Elle est souvent associée à un gonflement des paupières, des lèvres ou du visage.

– Une rhinite, une simple congestion du nez ou une conjonctivite peuvent être observées lors d'une réaction allergique alimentaire. Elles peuvent constituer les premiers signes d'une réaction qui va se généraliser..

– Un syndrome oral est noté plutôt chez le grand enfant et l'adulte qui sont sensibilisés à des pollens.

2• Chez l'adulte

Les tableaux cliniques de l'allergie alimentaire chez l'adulte sont aussi variés que chez l'enfant, mais ils se singularisent par une fréquence plus élevée des formes les plus graves.

L'ensemble des allergies alimentaires de l'adulte est constitué par :

– les allergies alimentaires acquises dans l'enfance et qui persistent à l'âge adulte ;

– les allergies alimentaires nouvellement acquises par un mécanisme de sensibilisation croisée avec des allergènes respiratoires (ou pneumo-allergènes), notamment pollens ou acariens ;

– les allergies alimentaires directes nouvellement acquises sans phénomène de sensibilisation croisée pour lesquelles on évoque des perturbations du système immunitaire digestif.

Les tableaux cliniques observés dans l'allergie alimentaire de l'adulte restent classiques :

– urticaire et angioedème sont les symptômes les plus fréquents avec le syndrome oral. Ce dernier associe, de façon variable selon les personnes, des démangeaisons dans la bouche, des gonflements des lèvres immédiatement après la consommation de l'aliment (souvent végétal) souvent cru, ils sont parfois associés à des manifestations de rhinoconjonctivite ; l'eczéma qui occupait une place prédominante chez l'enfant ne concerne désormais que 9 % des adultes ;

– anaphylaxie : l'allergie alimentaire est l'un des grands pourvoyeurs de chocs anaphylactiques (environ un tiers des chocs allergiques aux États-Unis), notamment dans les allergies sévères à des aliments potentiellement cachés dans des préparations (arachide par exemple) ;

– asthme : si vous êtes asthmatique et si vous souffrez aussi d'une allergie alimentaire associée, votre asthme pourra donner lieu à une crise potentiellement sévère en cas de contact avec l'aliment. L'asthme peut alors participer au mauvais pronostic de l'allergie alimentaire ;

– une forme particulière d'allergie alimentaire est appelée anaphylaxie induite par l'exercice physique (AAIEP).

– À partir de l'adolescence, le nombre de chocs anaphylactiques (27 %) et d'angioedème laryngé (12 %) devient de plus en plus fréquent. Les formes bénignes comme le syndrome oral occupent une place importante avec 17 % des allergies alimentaires de l'adulte. Le syndrome oral se manifeste par des démangeaisons des lèvres, de la bouche, de la gorge, voire un gonflement des lèvres lors de la consommation de fruits crus comme les pommes, les poires, les prunes, les abricots, les cerises ou les noisettes… Les sujets allergiques aux pollens de bouleau présentent ainsi une allergie croisée : l'allergie alimentaire est secondaire à celle due aux pollens en raison de composants allergéniques semblables et communs entre les pollens et les fruits.

Certains paramètres peuvent aggraver les réactions allergiques : il s'agit de l'effort, de l'absorption d'alcool et de la prise de certains médicaments comme les anti-inflammatoires et ceux pour traiter l'hypertension artérielle.

Quelle est sa fréquence ?

L'allergie alimentaire touche désormais environ 4 à 5 % de la population canadienne et concerne encore plus fréquemment les enfants : environ 7 à 8 %. Elle affecterait plutôt les garçons que les filles, mais plus les femmes que les hommes chez l'adulte. Toutes les études épidémiologiques retrouvent désormais une augmentation constante de l'allergie alimentaire. Aux États-Unis, le nombre des consultations pour ce motif a triplé en moins de 10 ans, entre 1997 et 2004.

Les réactions graves, regroupées sous le terme d'anaphylaxies sévères, surviennent de plus en souvent. Les causes alimentaires sont les plus fréquentes, avant celles dues aux médicaments ou aux piqûres d'insectes. Les formes graves regroupent le choc anaphylactique, l'œdème laryngé et l'asthme aigu grave. Au Canada, environ 3 visites sur 100 dans un hôpital pédiatrique universitaire sont dues à une anaphylaxie.

L'ANAPHYLAXIE ALIMENTAIRE INDUITE PAR L'EFFORT

L'anaphylaxie alimentaire induite par l'effort (AAIE), assez rare, touche les adolescents et les adultes. Cette forme d'allergie alimentaire obéit à une chronologie particulière. Quelques minutes après l'ingestion de l'aliment suivie d'un effort apparaissent de l'urticaire, un asthme, voire un choc anaphylactique. Ce qui est remarquable, c'est que la consommation de l'aliment responsable, plus de 4 à 5 heures avant un effort, est parfaitement supportée et n'entraîne aucun symptôme.

L'effort est particulier et l'AAIE s'observe plutôt lors de la marche, de la course, de séances d'aérobie, plus rarement lors de la pratique du vélo, du ski ou de la natation. Les aliments concernés sont le plus souvent le blé, le céleri et les crustacés. La prévention de ce type d'allergie repose sur un délai à respecter de 4 à 5 heures de diète entre l'ingestion de l'aliment incriminé et la réalisation de l'effort.

SURVEILLEZ LA LISTE DES INGRÉDIENTS

Lisez bien la composition sur *chaque* paquet acheté, elle peut varier d'un paquet à l'autre au gré du fabricant.

GARE AUX ALLERGÈNES MASQUÉS

Un allergène masqué alimentaire est un ingrédient qui entre dans la composition d'un aliment et dont la présence n'est pas reconnue ni même soupçonnée. Cet ingrédient peut être incorporé volontairement lors de la fabrication de l'aliment ou au contraire involontairement par contamination lors du transport ou du stockage dudit ingrédient.

Comment identifier l'allergène en cause?

L'identification d'un aliment dans le déclenchement d'une allergie alimentaire repose sur une démarche diagnostique rigoureuse menée par l'allergologue: questionnaire sur la liste de tous les aliments qui peuvent être impliqués dans la réaction, tests cutanés avec les extraits commerciaux complétés par les tests cutanés avec les aliments natifs, bilan sanguin avec le dosage des IgE spécifiques des aliments suspectés. Nous nous limiterons ici aux allergènes alimentaires les plus courants. En aucun cas il ne s'agit d'une liste exhaustive.

Un aliment est composé d'un grand nombre de protéines dont certaines sont des allergènes; un même aliment contient donc différents allergènes dont une véritable cartographie a été établie en les regroupant par famille selon leurs structures et leurs fonctions. L'allergologue peut ainsi faire des diagnostics précis grâce aux explorations biologiques qui complètent les tests cutanés et rechercher les phénomènes d'allergie croisée entre des sources allergéniques différentes. La désignation des allergènes recourt à la dénomination latine de l'aliment. Par exemple, le nom latin de l'arachide est *Arachis hypogea*. Pour ses allergènes, on prend les trois premières lettres du genre (*Ara*) et la première lettre de l'espèce (*h*) et on affecte ensuite un chiffre correspondant à l'ordre de découverte de l'allergène. En cas d'allergie à l'arachide, l'allergène qui joue un rôle très important est Ara h 2.

Que faire?

Le traitement repose essentiellement sur l'éviction de l'aliment contenant le ou les allergènes responsables. La présence d'un ingrédient appartenant à la liste des allergènes à étiquetage obligatoire dans un produit alimentaire fait l'objet d'une déclaration obligatoire s'il a été introduit volontairement lors du processus de fabrication et s'il est toujours présent dans le produit fini. L'étiquetage obligatoire ne s'applique donc pas s'il y a introduction involontaire d'un allergène dans le produit fini industriel lors du processus de fabrication (chaîne de fabrication, stockage…) et lors du transport de matière première.

ALLERGÈNES À ÉTIQUETAGE OBLIGATOIRE DES PRODUITS ALIMENTAIRES TRANSFORMÉS ET PRÉ-EMBALLÉS

1. Céréales contenant du gluten (blé, seigle, orge, avoine, épeautre, kamut) et produits à base de céréales
2. Crustacés et produits à base de crustacés
3. Œufs et produits à base d'œufs
4. Poissons et produits à base de poisson
5. Arachide et produits à base d'arachide
6. Soya et produits à base de soya
7. Lait et produits à base de lait
8. Amandes, noisettes, noix de cajou, pacanes, noix de macadamia, noix du Brésil, noix de Grenoble, pistache et produits à base de ces noix
9. Moutarde et produits à base de moutarde
10. Graines de sésame et produits à base de graines de sésame
11. Anhydride sulfureux et sulfites en concentration de plus de 10 mg/kg ou 10 mg/l (exprimés en SO_2)
12. Mollusques et produits à base de mollusques

LA MOUTARDE

La moutarde appartient à la famille des brassicacées, comme le radis, différentes variétés de choux, les brocolis, le navet, le rutabaga, le cresson, le raifort et le colza. Elle peut être responsable d'allergie allant du syndrome oral au choc anaphylactique en passant par l'urticaire, l'œdème. Elle contient des substances allergisantes par contact ou par ingestion. Comme pour les autres allergies alimentaires, l'exploration allergologique passe par l'interrogatoire, les tests cutanés, les IgE spécifiques et le test de provocation si nécessaire. Le diagnostic n'est pas toujours facile car la moutarde contient des substances irritantes qui peuvent donner des tests cutanés faussement positifs.

Les allergies croisées entre la moutarde et les aliments de la même famille sont rares. Mais il existe des allergies croisées avec les pollens d'armoise.

LE CÉLERI

Il est le principal représentant de la famille des ombellifères, qui comprend aussi le fenouil, la carotte, le persil, l'aneth, la coriandre, le cumin, l'anis vert, la livèche, le panais. Le céleri est souvent masqué dans un plat. Il est consommé cru et cuit. La forme crue est responsable d'allergie, parmi les plus sévères des allergies aux aliments végétaux.

Il existe des allergies croisées entre les différentes ombellifères et entre le céleri et le pollen de bouleau et d'armoise.

1 • Le lait

L'allergie aux protéines du lait de vache, la plus précoce des allergies, peut se manifester dès l'âge de quelques semaines. Avec une incidence estimée à 0,7 % au Canada, elle occupe la troisième place de l'allergie alimentaire chez l'enfant derrière l'œuf, l'arachide, mais devant le poisson. En revanche, les allergies aux laits de mammifère touchent 16 % des formes sévères de l'enfant.

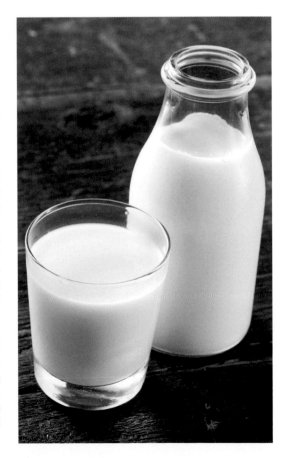

Qu'est-ce qui provoque l'allergie ?

Les protéines présentes dans les laits des différents mammifères (lait de vache, lait de brebis, lait de chèvre et même lait humain) sont très proches. Le lait de vache, qui contient 35 à 40 g de protéines par litre, se compose de deux fractions après coagulation :

– le lactosérum ou petit-lait (20 % des protéines) qui contient de la β-lactoglobuline (10 %), de l'α-lactalbumine (5 %), des immunoglobulines (3 %), de la sérum-albumine bovine (1 %), de la transferrine (traces).

– le coagulum ou lait caillé qui contient de la caséine (80 %). La caséine qui résiste au traitement thermique est l'allergène en cause dans la plupart des allergies persistantes au lait de vache.

Comment reconnaître une allergie au lait de vache ?

Il existe souvent une confusion de terminologie entre intolérance et allergie aux protéines du lait de vache. Les médecins emploient le terme «intolérance» lorsque les tests cutanés et biologiques demeurent négatifs, bien que les signes cliniques évoquent une allergie, surtout en cas de signes digestifs. Une intolérance au lactose (le sucre du lait), n'est pas due à un phénomène immunologique mais à un déficit enzymatique.

L'INTOLÉRANCE AU LACTOSE

Le lactose est le sucre du lait. Les laits de vache, de brebis et de chèvre en contiennent environ 50 g par litre, le lait humain 70 g/l. Composé d'une molécule de glucose et d'une molécule de galactose, le lactose, pour être absorbé par l'organisme, doit être coupé en deux par une enzyme, la lactase, qui se trouve dans l'intestin grêle. L'activité de la lactase est maximale à la naissance pour diminuer ensuite à partir du sevrage vers l'âge de 5 ans chez 70 % de la population mondiale. Cependant, l'expression de l'activité lactasique peut toutefois persister chez les peuples se nourrissant du lait de leurs troupeaux comme les Peuls ou les Bantous d'Afrique.

Cette intolérance primaire au lactose, déterminée par nos gènes, affecte jusqu'à 90 % des Africains et des Asiatiques et seulement 15 % des Européens. Un déficit en lactase peut apparaître à la suite d'une altération de la muqueuse intestinale en raison de pathologies infectieuses comme une gastroentérite (il ne faut jamais donner de lait en cas de diarrhée aiguë) ou d'une affection chronique de l'intestin comme les maladies inflammatoires chroniques (maladie de Crohn par exemple), maladie cœliaque, allergies alimentaires à formes digestives.

Lorsque l'activité de la lactase est réduite, le lactose non absorbé reste dans l'intestin, provoquant une diarrhée. De plus, au niveau du gros intestin, le lactose dégradé par la flore bactérienne aboutit à la formation de gaz responsables d'une aggravation de la diarrhée, de douleurs abdominales, de ballonnements et de gaz. En cas de déficit en lactase, l'ingestion d'un aliment contenant du lactose provoque dans les 2 heures des douleurs abdominales, des ballonnements et une diarrhée. Le diagnostic est essentiellement clinique. Les explorations complémentaires, telles que mesure de l'hydrogène dans l'air expiré après consommation de lactose, étude génétique, sont le plus souvent accessoires et coûteuses.

LES ALLERGIES AUX LAITS DE CHÈVRE ET DE BREBIS

L'allergie au lait de vache est souvent associée à une allergie au lait de brebis ou au lait de chèvre car les structures de leurs protéines sont très semblables. Par conséquent, en cas d'allergie au lait de vache, il est tout à fait déconseillé de proposer la consommation de lait de brebis et de chèvre. Inversement, il existe des cas d'allergie aux protéines des laits de chèvre et/ou de brebis sans allergie aux protéines de lait de vache. Cette situation concerne souvent des enfants allergiques à plusieurs aliments, qui développent des réactions graves après ingestion de faibles quantités de protéines présentes sous forme cachée : pizzas, produits cuisinés contaminés lors de la fabrication…

Outre les manifestations habituellement rencontrées au cours des allergies alimentaires (urticaire, œdème, choc anaphylactique…), les symptômes digestifs occupent une place particulière en cas d'allergie aux protéines du lait de vache. Un reflux gastro-œsophagien résistant au traitement médical et parfois un blocage alimentaire peuvent être les manifestations d'une œsophagite à éosinophile. L'examen histologique des prélèvements de la muqueuse œsophagienne au cours d'une endoscopie montre la présence de cellules de type polynucléaire à éosinophiles. D'autres aliments peuvent être responsables d'œsophagite à éosinophile : blé, arachide, soya, poisson, œuf.

Les autres manifestations digestives induites par les protéines du lait de vache sont les entéropathies et les colites associant vomissements, ballonnements abdominaux et diarrhée, qui peuvent être préoccupants en phase aiguë. Les manifestations chroniques peuvent provoquer un amaigrissement.

Que faire ?

L'allergie aux protéines du lait de vache évolue assez souvent favorablement puisqu'elle disparaît chez 60 % des enfants à 5 ans. Dans un premier temps, il faut suivre un régime d'éviction.

Depuis la réglementation canadienne de 2008, le lait est obligatoirement mentionné dans la liste des ingrédients des produits industriels pré-emballés. La législation ne concerne pas l'étiquetage de précaution (mentions : «traces éventuelles», «est fabriqué dans un atelier qui utilise», «peut contenir des traces de…»). Ces mentions sont des démarches volontaires des industriels dans le but d'informer le consommateur du risque de présence de l'allergène. Lisez bien la liste des ingrédients sur les paquets, la composition peut varier d'un fabricant à l'autre. Pour éliminer le lait, il faut éviter tout produit comportant une des mentions suivantes : lait, protéines de lait, protéines de lactosérum de lait, caséine de lait, caséinate de lait, lactalbumine de lait, lactose de lait, margarine, crème, beurre. Faites aussi attention aux produits de soins dermatologiques et cosmétiques qui peuvent contenir des protéines de lait.

Si votre nourrisson est allergique aux protéines du lait de vache, vous pouvez lui donner des laits ayant subi des traitements enzymatiques et thermiques (hydrolyse) qui cassent les protéines allergisantes du lactosérum et la caséine en molécules plus petites, ce qui diminue leur pouvoir allergisant. Dans de rares cas, les hydrolysats poussés de caséine ou du lactosérum peuvent être à l'origine d'allergie (10 % des enfants allergiques au lait). L'hydrolysat poussé de protéines de lait est alors remplacé par un lait à base de mélange d'acides aminés ou à base de soya.

Pour éliminer ou atténuer les symptômes en cas d'intolérance au lactose, vous éviterez les aliments lactés contenant une forte teneur en lactose en sachant qu'il existe de fortes particularités individuelles. La plupart des personnes intolérantes supportent 10 à 15 g de lactose. Les yogourts contenant des probiotiques (micro-organismes, bactéries ou levures vivantes), dont l'effet serait bénéfique sur la santé sont plus digestes. Les fromages affinés sont généralement bien supportés car pauvres en lactose.

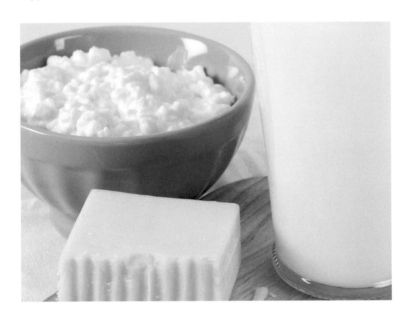

VRAI-FAUX

« MON BÉBÉ EST ALLERGIQUE AU LAIT DE VACHE. JE DOIS LUI DONNER DES LAITS HYPOALLERGÉNIQUES (DE PROTÉINES PARTIELLEMENT HYDROLYSÉES »

FAUX

De tels laits « hypoallergéniques » ne conviennent pas à tous les enfants allergiques aux protéines de vache car la dénaturation chimique et thermique des protéines est insuffisante. Ils sont simplement indiqués en prévention des allergies au lait chez les nourrissons à risque d'allergie : antécédents familiaux d'allergie alimentaire ou d'atopie chez les parents et dans la fratrie, de même que chez certains patients allergiques au lait qui peuvent les tolérer. La pertinence de ces laits s'évalue au cas par cas avec l'allergologue.

TENEUR EN LACTOSE DES PRINCIPAUX PRODUITS LAITIERS		
Aliments	Portion	Teneur en lactose (grammes)
Lait	100 ml	5
Yogourt	125 ml	6
Crème glacée, entremets	100 ml	5
Fromages frais	100 ml	4
Crème fraîche	100 ml	3,3
Beurre, margarine	5 g	Traces
Gruyère, parmesan, bleu	30 g	1-2
Cheddar	30 g	0,5
Camembert	30 g	0,1

FAUX

Si plus de 3 400 médicaments (comprimés, suspensions buvables, poudre pour systèmes d'inhalation) contiennent du lactose comme excipient, c'est en quantités très faibles (quelques dizaines de milligrammes le plus souvent). Ils peuvent être pris sans problème même si vous souffrez d'une intolérance au lactose.

Vous pouvez remplacer les laitages par des laits sans lactose ou à teneur réduite en lactose par un procédé enzymatique ou physique d'ultrafiltration. Si vous prenez vos repas à l'extérieur du domicile et que vous craignez les sources cachées de lactose dans les préparations industrielles, vous pouvez prendre de la lactase d'origine bactérienne ou fongique 30 à 60 minutes avant de manger.

RÉGIME D'ÉVICTION DU LAIT DE VACHE

	Aliments permis	Aliments interdits
Lait et produits laitiers	Hydrolysat poussé de caséine : Pregestimil®, Nutramigen® 1 LGG, Nutramigène® 2 LGG, Allernova®, Nutriben® APLV Hydrolysat de protéines de riz : Modilac® expert riz 1 et 2 Hydrolysats de protéines de lactosérum : Galliagène®, Peptijunior® Mélanges d'acides aminés : Néocate®, Nutramigène® AA, Néocate Advance® (à partir de 1 an) La prescription du substitut de lait doit être faite par le médecin	Laits pour nourrissons 1er âge Laits de suite 2e âge Laits hypoallergéniques (HA) de protéines partiellement hydrolysées* Lait de vache sous toutes ses formes Tous les desserts à base de lait : entremets, flan, crème, glace Yogourt, petit-suisse, fromage blanc Tous les fromages Lait de chèvre, brebis, jument (risque fort d'allergies croisées) Lait et yogourt au soya
Viandes	Agneau, lapin, porc, volaille, bœuf, veau Jambon blanc de qualité supérieure	Autres jambons blancs* Jambon de dinde et de poulet**
Féculents, céréales, produits sucrés	Pain ordinaire : baguette… Farine infantile sans lait Chocolat noir à croquer ou à cuire Bonbons acidulés	Pain tranché*, biscottes* Farines lactées biscuitées Pâtisseries du commerce Brioches, pain au lait, pain au chocolat Biscuits contenant du lait Chocolat au lait et blanc, caramel Entremets, glaces Poudres chocolatées Purée du commerce*, potages industriels*
Matières grasses	Huiles d'olive, de tournesol, de maïs Margarine sans lait	Crème Beurre dans certains cas Mayonnaises du commerce* Margarines* Sauce béchamel

* Sauf exception

** Produits pouvant contenir du lait ; lisez bien l'étiquette sur chaque paquet acheté. (D'après CICBAA.)

2 • L'arachide

L'allergie à l'arachide, deuxième cause des allergies alimentaires de l'enfant, concerne presque un quart de ces enfants. Après l'âge de 3 ans, elle occupe même la première place. Elle est la cause la plus fréquente des réactions allergiques sévères qui peuvent être mortelles. Ainsi, d'après les données de l'étude SCAAALAR, environ 1,5 à 2 % des enfants Canadiens sont allergiques à l'arachide, et ces chiffres ne cessent d'augmenter. Plus de la moitié ont un asthme associé, et environ 40 % font de l'eczéma.

Qu'est-ce qui provoque l'allergie ?

L'arachide, *Arachis hypogea*, est une légumineuse qui contient 25 % de protéines et 50 % de lipides. On a identifié des allergènes parmi les protéines de réserve et les protéines de défense de la graine. On retrouve des protéines similaires dans les pollens, mais sans grand retentissement clinique parce qu'elles sont rapidement détruites par la chaleur et les enzymes : protéine de défense des pollens de bouleau (PR-10) présente dans l'arachide sous l'appellation Ara h 8. Ces protéines de structure du cytosquelette (profilines ou Ara h 5), que l'on retrouve également dans la plupart des pollens, des fruits et des légumes, sont sans implication dans le déclenchement d'une allergie.

Au contraire, les protéines de réserve qui résistent à la chaleur et à la digestion (albumine 2S ou Ara h 2, viciline 7S ou Ara h 1, légumine 11 S ou Ara h 3) jouent un rôle très important dans le déclenchement de l'allergie à l'arachide. L'allergologue peut prescrire des analyses sanguines pour faire rechercher les IgE spécifiques vis-à-vis de ces protéines et confirmer le diagnostic. Les protéines de défense (*lipid transfer protein* ou Ara h 9), également résistantes à la chaleur et à la digestion, sont plus rarement concernées.

VRAI-FAUX

« LES HUILES D'ARACHIDE SONT DANGEREUSES POUR LES ALLERGIQUES. »

FAUX
Actuellement les huiles d'arachide sont suffisamment raffinées pour être consommées sans risque par une personne allergique à l'arachide, car elles ne contiennent à toutes fins pratiques, pas de protéines.

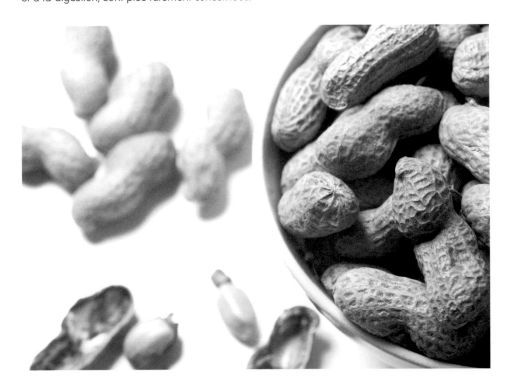

Comment reconnaître une allergie à l'arachide?

L'allergie à l'arachide peut s'accompagner de symptômes sévères. Les situations les plus graves, voire mortelles, viennent de manifestations respiratoires chez des asthmatiques. Les doses déclenchantes sont parfois très faibles puisque 10 % des enfants allergiques à l'arachide réagissent à une dose inférieure à 15 mg, soit un cinquantième d'arachide. La présence de poussière d'arachide dans l'atmosphère peut occasionner une crise d'asthme par simple inhalation en milieu confiné, par exemple dans une cabine d'avion où des passagers en mangent.

Que faire?

L'allergie à l'arachide est fréquemment persistante et la guérison n'intervient que dans 20 % des cas. En cas d'allergie sévère chez des enfants, l'élimination complète de l'arachide est très contraignante pour l'enfant et pour l'entourage, ce qui amène certaines équipes médicales à mettre en place des protocoles de désensibilisation ou d'induction de tolérance pour éviter d'éventuels accidents et engager la guérison. Ceci demeure toutefois au stade expérimental.

Dans la réglementation de nombreux pays, l'arachide est obligatoirement mentionnée dans la liste des ingrédients des produits industriels préemballés. Cette réglementation ne concerne pas l'étiquetage de précaution (mentions: «traces éventuelles», «est fabriqué dans un atelier qui utilise», «peut contenir des traces de…»). Ces mentions sont des démarches volontaires des industriels dans le but d'informer le consommateur du risque éventuel de la présence de l'allergène.

ALIMENTS POUVANT CONTENIR DE L'ARACHIDE	
Lait et produits laitiers	Produits laitiers pour petit déjeuner contenant des céréales Crèmes dessert parfum praliné
Viande, poissons, œufs, charcuterie	Aucun
Pain, céréales et dérivés	Pain et céréales pour petit déjeuner contenant de l'arachide Biscuits aromatisés à la cacahuète
Fruits	Cacahuète sous toutes ses formes
Matières grasses	Beurre de cacahuète
Sucre et produits sucrés	Barres de céréales et/ou chocolatées. Tous les biscuits secs, pâtisseries artisanales ou industrielles Barres de céréales et/ou chocolatées contenant des noisettes, des amandes…nougats, pralines, bonbons avec amandes, noisettes Chocolat aux noisettes, au nougat, noix de pécan… Pâtes à tartiner chocolatées Produits à base d'amandes sans étiquetage Décors de gâteaux, de glace à base de pâte d'amande, avec des poudres dites de «noisettes» ou avec poudres de fruits secs sans précision
Assaisonnements et condiments	Lire les étiquettes Sauce de cuisine africaine à base de pâte d'arachide

D'après CICBAA.

Voici les conseils donnés par le CICBAA si vous ou votre enfant êtes allergiques à l'arachide:

– Évitez les arachides sous toutes leurs formes: graines, beurre de cacahuète, plats contenant de la cacahuète (cuisines africaine, chinoise…).

– L'huile d'arachide. Les industriels ne doivent plus utiliser les termes «huiles et graisses végé-tales» lorsqu'il s'agit de l'arachide. Les huiles d'arachide provenant de l'Amérique du Nord ne contiennent que des traces infimes de protéines d'arachide qui ne posent plus aucun problème pour les allergiques à l'arachide. En principe, vous n'avez pas à la supprimer. En revanche, vous ignorez la provenance de l'huile d'arachide utilisée dans les restaurants étrangers (orientaux, méditerranéens, moyen-orientaux, qui peuvent utiliser des huiles non raffinées achetées chez leurs grossistes) ainsi que pour l'utilisation d'huiles non raffinées dites «*gourmet oils*».

– Les traces d'arachide. Il n'y a pas de notion de quantité dans les mentions: «traces éventuelles», «est fabriqué dans un atelier qui utilise», «peut contenir»… Il s'agit le plus souvent d'infimes quantités sous forme de poussière d'arachide, mais aussi exceptionnellement d'un éclat qui peut être présent de façon accidentelle. Pour les huiles et les traces, l'allergologue vous conseillera sur le degré de suppression en fonction de vos antécédents et de vos symptômes.

– Évitez tous les mélanges apéritifs contenant des noix saupoudrées.

– Évitez toutes les crèmes glacées avec poudres dites «de noisettes» (qui peuvent contenir des noisettes, des amandes, des arachides…) ou poudres de noix sans précision. Faites attention aux nougats.

– L'ensemble des noix pose une problématique supplémentaire à cause du risque de contami-nation. Par prudence, on conseille souvent d'éliminer noix, noix de cajou, pacanes, noix du Brésil, noix de macadamia, noisette, pistache, amande lorsqu'elles sont consommées sous forme de mélange apéritif, de poudre d'amande et noisette (macarons, frangipane, visitandine…) ou d'éclats (décor de glace, nougats) Cependant, chez beaucoup de gens, lorsque ces noix sont consommées directement après avoir cassé la coque, il n'y a aucun risque. Une évaluation détaillée à ce sujet est habituellement faite par l'allergologue recevant un patient référé pour allergie à l'arachide.

– Les légumineuses (petits pois, pois cassé, haricots, lentilles, soya) peuvent être responsables de réactions croisées avec l'arachide. Il vous est conseillé d'évaluer la consommation au cas par cas avec l'allergologue.

– Si votre enfant a une dermatite atopique, il vous est conseillé d'éviter les shampooings, les produits de soins dermatologiques et cosmétiques qui contiennent de l'huile d'arachide ou d'amande douce.

– Évitez le contact avec les appâts utilisés lors de la pêche (à base d'arachide). Les aliments en poudre pour poissons, oiseaux (peut-être petits mammifères) peuvent contenir de l'arachide: il y a un risque à la manipulation et à l'inhalation.

– Le risque d'asthme à l'arachide par inhalation de poussières est important: veillez à l'hygiène de la maison lors des fêtes. Méfiez-vous des voyages en avion, certaines compagnies distribuent des sachets d'arachides à tous les passagers.

3• Les noix

Les noix constituent un groupe dont font partie les anacardiacées (noix de cajou et pistaches), les amandes, les noisettes, les noix de Grenoble, les pacanes (noix de pécan), les noix du Brésil et les noix de macadamia. Selon l'étude canadienne SCAAALAR (2010), environ 0,7% des enfants canadiens sont allergiques aux noix, et ces chiffres semblent stables, avec une prévalence similaire publiée dans l'étude SPAACE cinq ans plus tard, en 2015.

QUELS SONT LES ALLERGÈNES COUPABLES?

NOIX RESPONSABLES D'ALLERGIES	
Noix de cajou *Anacardium occidentale*	Pistache *Pistacia vera*
Noix de Grenoble *Juglans regia*	Pacanes (noix de pécan) *Carya illinoenses*
Noix du Brésil *Bertholletia excelsa*	Amande *Prunus dulcius*
Noisette *Corylus avellana*	Noix de macadamia *Macadamia integrifolia*

Qu'est-ce qui provoque l'allergie?

Comme pour l'arachide, les allergènes responsables sont des protéines de réserve et de stockage et des protéines similaires sont retrouvées dans les pollens de bouleau.

La noisette, *Corylus avellana*, contient divers allergènes comme des protéines de réserve (albumine 2S ou Cor a 14, viciline 7S ou Cor a 11, légumine 11S ou Cor a 9), des protéines de défense (*lipid transfer protein* ou Cor a 8) ainsi qu'une protéine de défense semblable à celle des pollens de bouleau (PR-10) facilement détruite par la chaleur et les enzymes salivaires et digestives. Les protéines de structure du cytosquelette (profilines ou Cor a 2), que l'on retrouve également dans la plupart des pollens, fruits et légumes, n'ont pas d'implication dans le déclenchement d'allergie. Ainsi, si vous êtes allergique aux pollens de bouleau, vous pouvez ressentir des démangeaisons de la bouche et des lèvres en mangeant des noisettes fraîches et parfaitement supporter les noisettes grillées et la pâte à tartiner à base de noisette. Ces symptômes sont bénins, ils peuvent être plus graves si vous souffrez d'une allergie aux autres protéines.

On retrouve naturellement des allergies croisées entre les noix de la même famille botanique comme la noix de cajou et la pistache, mais vous pouvez également souffrir de co-allergies entre différentes noix et l'arachide, pourtant éloignés dans la classification botanique. C'est le bilan allergologique qui peut déterminer ces différentes co-allergies.

Que faire?

Les noix sont des allergènes à déclaration obligatoire sur l'étiquetage. Les mesures d'éviction n'en sont pas moins délicates à respecter parce qu'ils sont très présents sous forme cachée, soit par introduction volontaire dans la composition de l'aliment, par exemple dans la charcuterie (pistache ou noisette) ou une sauce pesto (noix de cajou), soit par contamination accidentelle lors de la fabrication d'un aliment industriel ou d'un plat cuisiné. Ainsi, le risque d'allergie sévère est bien réel devant ces allergènes masqués qui peuvent déclencher des réactions cliniques pour de faibles quantités, de l'ordre de quelques milligrammes.

Le régime d'éviction des noix est presque toujours associé à un régime d'éviction à l'arachide, en raison du risque de contamination sur les chaînes de fabrication et de conditionnement des produits alimentaires. C'est le bilan allergologique qui permet alors de préciser les allergies dont vous souffrez. En l'absence d'allergie à l'arachide, un régime d'éviction aux noix peut être prescrit de façon isolée:

- amandes, noisettes, noix de Grenoble, noix de cajou, pacanes, noix du Brésil, noix de macadamia, pistaches, qui sont à déclaration obligatoire;

La réglementation ne concerne pas l'étiquetage de précaution (mentions: «traces éventuelles», «est fabriqué dans un atelier qui utilise», «peut contenir des traces de… »). Ces mentions sont des démarches volontaires des industriels dans le but d'informer le consommateur du risque de présence de l'allergène. Attention également aux produits de soins dermatologiques et cosmétiques qui peuvent contenir des huiles ou des protéines de noix.

ALIMENTS CONTENANT OU POUVANT CONTENIR DES NOIX

- Laits et produits laitiers: crèmes dessert praliné et aux marrons, fromages aux noix
- Lait d'amande
- Charcuteries: saucissons, saucisses, pâtés, mortadelles (pistache)
- Pains spéciaux
- Céréales pour petit déjeuner, muesli
- Barres de céréales et barres chocolatées contenant des amandes et noisettes, chocolat aux noisettes, amandes…, chocolat praliné
- Éclats de noisettes et d'amandes sur les enrobages de glaces
- Nougats, pralines, dragées et chocolats aux noisettes, amandes, noix…
- Pâtes à tartiner de type Nutella
- Gâteaux à la frangipane, au pralin, avec des décors de pâte d'amande
- Mélanges pour salades avec des noix
- Huiles de noix, de noisettes
- Apéritif à base d'amande (Marsala)
- Plats cuisinés et sauces: certaines noix peuvent entrer dans la composition de plats asiatiques, tajines, taboulés, sauces au pesto, sauces tomate italiennes…

RÉGIME D'ÉVICTION DES LÉGUMINEUSES

- Soya
- Pois chiches
- Pois cassés : utilisés sous forme de farine dans les charcuteries et les préparations type croquettes, d'amidon dans les biscuits. Le pois cassé n'est pas un allèrgène à déclaration obligatoire, il peut être étiqueté sous les mentions suivantes : protéines de pois, farine de pois, protéines végétales
- Lentilles
- Haricots en grains, petits pois
- Farine de fève : ajoutée comme additif dans la farine de blé en panification

4• Les légumineuses

Les légumineuses, qu'il ne faut pas confondre avec les «légumes», nom commun de plantes potagères très différentes, sont omniprésentes dans notre alimentation. Elles sont divisées en trois sous-familles : mimosoïdées (acacia), césalpinidées (tamarin, caroube, séné) et papilionidées (arachide, soya, lupin, pois, pois chiche, haricot, lentille, fève).

D'après les données de l'étude SPAACE, 0,1 % des enfants canadiens ont une allergie au soya.

Le soya

Le soya est principalement responsable de réactions allergiques immédiates (urticaire, œdème, choc anaphylactique). Les manifestations respiratoires (rhinite, asthme) sont rares. Cependant, quelques cas d'asthme ou de rhinite professionnels ont été rapportés, notamment dans les secteurs des industries de production d'aliments pour bétail, chez les débardeurs, les agriculteurs et les boulangers. Actuellement, la prévalence de l'allergie au Québec est faible, inférieure à 1 % de la population générale. Toutefois, la survenue d'accidents sévères et l'utilisation de plus en plus fréquente du soya dans l'industrie agroalimentaire ont rendu son étiquetage obligatoire depuis 2008 au Canada.

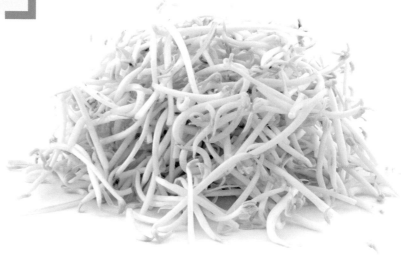

LES POUSSES DE SOYA : UN « FAUX » SOYA

Le haricot mungo, appelé improprement soya vert, est une plante originaire d'Inde qui n'a rien à voir avec l'espèce soya. En germant, sa graine donne «les pousses de soya» ou «germes de soya», qui peuvent être consommés par les allergiques au soya.

Le soya constitue l'une des principales sources de protéines et d'huile pour l'alimentation humaine et animale. Les graines peuvent être consommées fraîches, transformées en farine de soya ou pressées pour obtenir de l'huile. L'huile de soya rentre entre autres dans la composition d'assaisonnements et de la margarine. Le soya et ses dérivés (miso, tofu, natto, douchi, etc.) constituent une partie importante des régimes alimentaires asiatiques. La sauce soya est un produit fermenté à base de soya et de blé.

La lécithine de soya utilisée comme additif dans les saucisses, les pizzas, les boulettes de viande, les croquettes et les sucreries est le plus souvent bien tolérée. Les laitages à base de soya, souvent utilisés comme lait de substitution en cas d'allergie aux protéines du lait de vache ou d'une intolérance au lactose.

Les allergènes de soya sont répartis en plusieurs familles :

– des protéines de stockage classées en vicilines et en légumines qui représentent les allergènes majeurs du soya ;
– des protéines des coques du soya (prolamines), responsables d'asthme sévère et reconnues comme allergènes professionnels ;
– une protéine commune à l'allergène majeur du pollen de bouleau, responsable de réaction croisée entre pollen de bouleau et soya ;
– des oléosines impliquées dans la formation des huiles et l'albumine 2S du soya, responsables de réactions croisées avec l'arachide.

Le soya est un allergène à déclaration obligatoire sur l'étiquetage. Il faut supprimer de l'alimentation le soya sous toutes ses formes : graines, germes, farine, lait de soya (de consommation courante, comme laits infantiles), crèmes dessert au soya, sauce au soya, le tofu ainsi que les produits comportant dans leur composition les mentions suivantes : protéines de soya, protéines végétales. Évitez les restaurants de type asiatique et oriental, où de nombreux plats contiennent du soya.

ALIMENTS ÉVENTUELLEMENT CONSOMMABLES

Les huiles et les lécithines de soya ne sont pas concernées par les conseils d'éviction, sauf avis de l'allergologue. Le soya OGM résistant au glyphosate n'a pas de risque allergique identifié.

ALIMENTS CONTENANT OU POUVANT CONTENIR DU SOYA

– Préparations à base de viande hachée : steak haché, veau haché s'ils ne sont pas garantis 100 % pur bœuf, ou veau
– Préparations à base de volailles panées ou sous forme de beignets : croquettes, cordon bleu…
– Terrines de viande et de légumes, certaines charcuteries
– Pains spéciaux, certaines biscottes et craquelins
– Biscuits du commerce, particulièrement les produits diététiques
– Poudres de protéines : compléments alimentaires utilisés dans l'alimentation des sportifs et dans les régimes amaigrissants
– Sauces exotiques

LES ALLERGIES CROISÉES ENTRE LÉGUMINEUSES

Si vous être allergique à l'arachide, vous présentez un risque variable d'allergies à d'autres légumineuses. L'allergologue fera un questionnaire détaillé et pourra décider avec vous si il est pertinent de faire un test cutané pour d'autres légumineuses. Le soya est le seul aliment susceptible d'entraîner des réactions allergiques sévères dans le cadre des allergies croisées avec les pollens de bouleau.

Le pois cassé

Les pois cassés sont largement utilisées comme émulsifiants, gélifiants, solubilisants et comme apport protéique (5 à 20 % du produit fini). Ils sont incorporés sous forme de farine dans les charcuteries et les préparations type croquettes. Certains biscuits peuvent également contenir de la farine ou de l'amidon de pois, en particulier les biscuits sans gluten. Ils peuvent également être utilisés sous forme de liant dans les glaces.

Les allergènes potentiels majeurs des pois sont la viciline et la conviciline, responsables de réactions croisées fréquentes avec la lentille et l'arachide. Comme leur étiquetage n'est pas obligatoire, cette allergie peut être dangereuse.

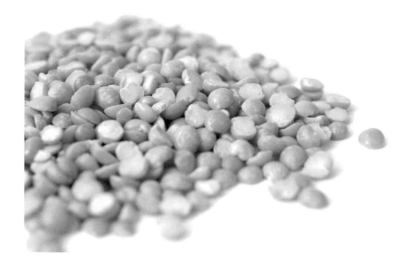

5 • L'œuf

L'allergie à l'œuf, allergie alimentaire la plus fréquente dans tous les pays, concerne un tiers des enfants souffrant d'allergie alimentaire. Selon les données de l'étude canadienne SPAACE (2015), environ 1 % des enfants canadiens seraient allergiques aux œufs. Parmi la quarantaine environ de protéines iden tifiées dans l'œuf de poule, une dizaine sont des allergènes.

Qu'est-ce qui provoque l'allergie ?

Les principaux allergènes du blanc d'œuf responsables des allergies alimentaires de l'enfant sont l'ovomucoïde, l'ovalbumine, l'ovotransferrine ou conalbumine et le lysozyme. L'ovomucoïde (11 % des protéines du blanc d'œuf) est résistante à la chaleur, ce qui explique la persistance de l'allergie à l'œuf cuit chez certains enfants. Pour d'autres, seuls les œufs crus ou peu cuits seront responsables d'allergie. Ils pourront par exemple manger des gâteaux mais pas de la mousse au chocolat. L'ovalbumine est la principale protéine du blanc d'œuf (64 %) et ne résiste pas à la cuisson. Sa fonction est inconnue. L'ovotransferrine ou conalbumine (14 % des protéines du blanc d'œuf) est également détruite par la chaleur et possède des propriétés antibactériennes, immunostimulantes et antioxydantes. En raison de ses propriétés antibactériennes, le lysozyme (3,5 % des protéines du blanc d'œuf) est utilisé par l'industrie agroalimentaire comme conservateur dans certains fromages et par l'industrie pharmaceutique. Toutefois, son impact dans les réactions allergiques reste faible ; l'enquête allergologique détermine s'il vous affecte. Le principal allergène du jaune d'œuf est l'α-livétine. Chez l'enfant, une allergie à cette protéine explique l'allergie croisée avec la viande de poulet, à déterminer par l'enquête allergologique. Le plus souvent l'allergie à l'α-livétine est responsable chez l'adulte d'une allergie croisée avec les plumes ou les déjections d'oiseau et le jaune d'œuf.

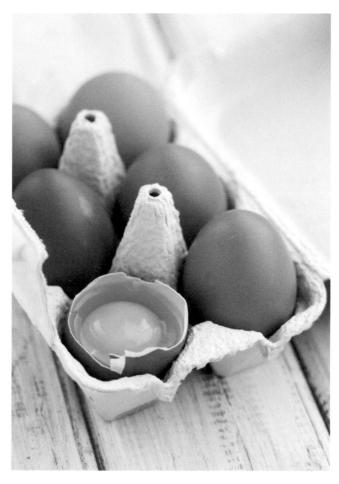

Comment reconnaître une allergie à l'œuf ?

L'allergie à l'œuf chez l'enfant est très souvent associée à d'autres allergies alimentaires comme au lait de vache et à l'arachide. Elle est plus fréquente chez les garçons et se présente parfois sous la forme d'une dermatite atopique.

Que faire ?

L'allergie à l'œuf évolue le plus souvent spontanément vers la guérison après l'âge de 6 ans. Si l'allergie persiste, l'allergologue vous recommandera de continuer d'éviter les œufs dans votre alimentation.

L'œuf est un allergène à déclaration obligatoire sur l'étiquetage. Supprimez de votre alimentation tout produit comportant les mentions suivantes : œuf, blanc d'œuf, jaune d'œuf, protéine d'œuf, liant protéique d'œuf. Voyez avec votre médecin s'il faut obligatoirement supprimer les aliments pouvant contenir du lysozyme d'œuf. Attention aux shampooings et produits cosmétiques pouvant contenir des protéines d'œuf.

LE SYNDROME ŒUF-OISEAU

Si vous avez développé une rhinite, une conjonctivite ou un asthme après l'acquisition d'oiseaux, par exemple perruches, inséparables, canaris ou perroquets, vous avez peut-être été sensibilisé à certaines protéines comme l'α-livétine en respirant les poussières de plumes ou de déjections. Dans un second temps, vous pourrez faire une réaction allergique, urticaire, angioedème, asthme ou choc anaphylactique, en mangeant du jaune d'œuf qui contient aussi de l'α-livétine.

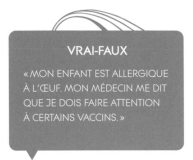

VRAI-FAUX

«MON ENFANT EST ALLERGIQUE À L'ŒUF. MON MÉDECIN ME DIT QUE JE DOIS FAIRE ATTENTION À CERTAINS VACCINS.»

VRAI

Certains vaccins contiennent des protéines d'œuf : rougeole-oreillon-rubéole, grippe, fièvre jaune et encéphalite à tiques. Les quantités de protéines (ovalbumine) présentes sont très faibles, de l'ordre du microgramme, et les accidents tout à fait exceptionnels. Les études ont démontré que le vaccin contre la grippe peut se donner de façon sécuritaire en une dose. En contrepartie, d'autres vaccins présentent un risque de réaction non négligeable et demandent une administration graduée sous supervision d'un allergologue (fièvre jaune et encéphalite). Gardez également à l'esprit que d'autres constituants des vaccins comme les gélatines ou les antibiotiques peuvent entraîner des allergies.

RÉGIME D'ÉVICTION DE L'ŒUF		
	Aliments autorisés	**Aliments interdits**
Laits et produits laitiers	Lait, laits aromatisés Fromages frais (Yogourts) Fromages AOC (appellation d'origine contrôlée) Produits laitiers	Autres fromages (peuvent contenir du lysozyme E1105) Entremets : crème anglaise, crème pâtissière, île flottante
Viandes, poissons	Viandes fraîches et surgelées Jambons blancs et secs Poissons frais et surgelés, en conserve, au naturel Coquillages et crustacés	Viandes et poissons cuisinés Charcuteries, quenelles *Farce, terrines, préparations panées et en beignets* Goberge
Œuf		Œuf sous toutes ses formes
Pain, céréales et dérivés	Tous les pains Riz, semoule, maïs, blé Pâtes Céréales pour petit déjeuner	Pâtes aux œufs, cannellonis, raviolis Quiches, gnocchis, feuilletés *Pizza, sandwichs et hamburgers*
Pomme de terre Légumes secs	Pommes vapeur, frites, rissolées, en purée	Pommes noisette, dauphine, Duchesse, gaufrettes
Légumes verts	Tous : frais, surgelés et en conserve	Gratins, mousses et beignets de légumes, crudités et légumes mimosa, antibois, polonaise (termes culinaires)
Fruits	Tous : frais, compotes, au sirop	Gratins, mousses, beignets de fruits
Matières grasses	Beurre, margarines, crème, toutes les huiles	Mayonnaises Sauces : hollandaise, béarnaise, rémoulade…
Sucre et produits sucrés	Sucre, miel, confiture, chocolat, sorbets	Pâtisseries, biscuits, brioches, viennoiseries, glaces, marrons glacés, *pâte d'amande, confiseries*
Boissons	Toutes	*Certains vins peuvent être clarifiés avec des protéines d'œuf non soumises à étiquetage*

En *italique*, aliments pouvant contenir de l'œuf.
D'après CICBAA.

6• Le blé

La première description d'une allergie respiratoire à la farine de blé responsable de rhinite et d'asthme chez les boulangers remonte au XVIIIe siècle. L'allergie alimentaire à la farine de blé a été découverte plus récemment. Elle occupe le huitième rang des allergies alimentaires chez l'adulte (données de SPAACE) et fait partie des cinq allergènes les plus couramment rencontrés chez le nourrisson de moins d'un an.

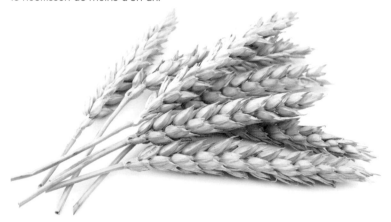

Qu'est-ce qui provoque l'allergie?

Quatre groupes de protéines peuvent être allergènes: les albumines (15% de l'ensemble des protéines), les globulines (5%), les gliadines (40%) composées de différentes fractions (α, β, ω) et les gluténines (40%).

Le gluten est un mélange complexe de gliadines et de gluténines. Dans le cas de l'anaphylaxie alimentaire induite par l'effort, l'allergène en cause, lorsqu'il s'agit d'une allergie au blé, est une fraction particulière des gliadines, l'ω5-gliadine.

Les «isolats de blé», encore appelés «hydrolysats de blé», obtenus par des traitements chimiques et thermiques du gluten, sont utilisés dans l'industrie agroalimentaire comme stabilisants, épaississants et émulsifiants. Ils entrent dans la composition des plats cuisinés et de viandes reconstituées (escalope cordon bleu, pâtés en croûte, jambon, saucisses…). Ils sont mentionnés sur l'étiquetage sous le nom de «protéines de blé». Les hydrolysats de blé rentrent également dans la composition de certains cosmétiques et peuvent être responsables d'une urticaire de contact.

Comment reconnaître une allergie au blé?

Les manifestations dues à la farine de blé sont semblables à celles des autres allergies alimentaires; quelques autres symptômes spécifiques peuvent aussi apparaître:

- l'anaphylaxie alimentaire induite par l'effort;
- les formes digestives avec le côlon irritable: la colopathie de fermentation est responsable le plus souvent des troubles fonctionnels intestinaux; plus rarement, une gastro-entérite chronique à éosinophiles peut arriver.
- l'intolérance au gluten: voir l'encadré.

L'INTOLÉRANCE AU GLUTEN

L'intolérance au gluten, responsable de la maladie cœliaque, est différente de l'allergie à la farine de blé. La présence d'anticorps anti-transglutaminase, auto-antigènes, entraînent une atrophie de la muqueuse intestinale lors de la consommation de gluten. Cette maladie chronique intestinale touche une personne sur 270 en Finlande et une sur 5 000 en Amérique du Nord. Les symptômes chez l'enfant sont des ballonnements, des gaz et des diarrhées, responsables d'une perte de poids et de signes de carence: anémie, troubles osseux… Les formes tardives après 40 ans se manifestent par des symptômes digestifs atypiques comme la constipation. Le traitement consiste en un régime à vie sans gluten.

Que faire ?

L'allergie à la farine de blé chez l'adulte semble persistante, contrairement à ce qui se passe chez l'enfant où la guérison est habituelle. Le blé est un allergène à déclaration obligatoire sur l'étiquetage. Supprimez de votre alimentation tous les produits comportant les mentions suivantes : blé, froment, orge, avoine, seigle, épeautre, kamut, gluten, amidon de blé, amidon de blé purifié en gluten, matières amylacées de blé, protéines de blé. Les produits contenant des sirops de glucose de blé, dextroses de blé, malto-dextrines de blé peuvent faire l'objet de recommandations particulières. Ils ne sont pas à supprimer de façon systématique. Attention aux produits de soins dermatologiques et cosmétiques qui peuvent contenir des protéines de blé et d'avoine.

RÉGIME D'ÉVICTION DU BLÉ	
Aliments permis	**Aliments interdits••**
Céréales et farineux	Maïs, riz, soya, sarrasin, manioc, quinoa et leurs dérivés (amidon, farine, fécule, crème, semoule) Tapioca, « fleur de maïs » Pommes de terre fraîches, précuites sous vide, frites surgelées, chips Fécule de pomme de terre	Blé, orge, avoine, seigle, froment, épeautre et leurs dérivés (amidon, farine, semoule, flocons) Pâtes, raviolis, gnocchis Pain, pain tranché, pain complet, biscotte, chapelure, pain d'épices ; autres produits à base de fécule de maïs Toutes les pâtisseries commerciales (biscuits salés et sucrés), pâtes à tarte, quiches, pizzas, tourtes, pâtés, crêpes, purées en flocons, pommes dauphines, céréales* Cas particuliers : pain azyme, hosties
Produits laitiers	Lait entier, demi-écrémé, écrémé, en poudre, concentré sucré Yogourts, fromages frais Fromages cuits : gruyère, comté, cantal, hollande, bonbel, saint-paulin, tome Fromages fermentés : camembert, brie, coulommiers	Certaines préparations industrielles à base de lait : flans, crèmes, laits gélifiés* Certains fromages à tartiner
Viandes, poissons, œufs	Viandes fraîches surgelées, au naturel, conserves au naturel Jambon blanc, cru, bacon, épaule, poitrine salée, fumée, rillettes, confit, foie gras naturel Poissons frais, surgelés non cuisinés, non panés Coquillages, crustacés, mollusques Œufs	Préparations panées, en beignets, en croûte, plats cuisinés, pâtés et galantines, saucissons secs, cuits à l'ail, salami, cervelas, chorizo, boudin noir et blanc. Purée, mousse de foie gras Farces industrielles Quenelles de viandes ou de poissons
Légumes	Frais et secs, surgelés non cuisinés, conserves au naturel	
Fruits	Frais, cuits, en compote, surgelés Fruits secs, marrons au naturel	Figues farinées
Produits sucrés	Sucre, confitures et gelées pur fruits, pur sucre, sirop de fruits, miel, caramel liquide, bonbons acidulés, cacao pur	Nougat, chocolat*, poudres chocolatées, sucre glace*
Matières grasses	Huiles, beurre, saindoux, crème fraîche	Beurre allégé, crème allégée, margarine*
Épices et condiments	Épices fraîches et surgelées (sel, poivre en grains, ail, oignon, persil…) Vinaigre, cornichon	Poivre moulu, épices moulues, moutarde*
Boissons	Eau plate, gazeuse, jus de fruits, sodas, limonade Café, thé, chicorée, infusions avec plantes entières Vin, apéritifs, alcool, digestifs (y compris whisky, vodka, gin)	Bières, panachés, boissons et infusions en poudre
	Levure de boulanger	Levure chimique*

* Produit pouvant contenir de la farine de blé, bien lire l'étiquette sur chaque paquet acheté.
** En cas d'entéropathie seulement.
Source : CICBAA.

7• Les poissons

Les allergies aux poissons représentent la cinquième cause des allergies alimentaires du grand enfant. Les réactions allergiques induites sont assez souvent sévères.

Qu'est-ce qui provoque l'allergie ?

Les allergènes responsables sont les parvalbumines, des protéines contenues dans la chair du poisson. Les structures moléculaires sont très semblables entre les différentes parvalbumines de poissons, ce qui explique les allergies croisées entre les espèces. Seul le thon en contient peu. Ces protéines sont résistantes à la chaleur et à la digestion, d'où la sévérité des symptômes. Pendant la cuisson des poissons, les parvalbumines peuvent diffuser dans l'atmosphère, et les vapeurs de poisson peuvent être responsables de crises d'asthme. Il existe d'exceptionnelles allergies alimentaires croisées entre la viande de grenouille et le poisson.

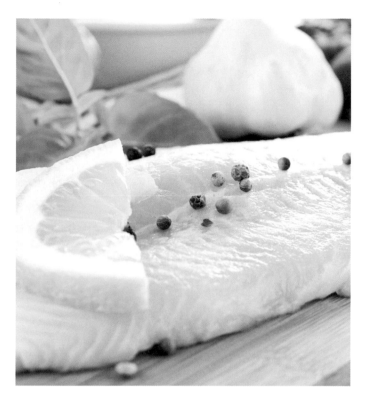

LES FAUSSES ALLERGIES AUX POISSONS

Vous pouvez développer des symptômes évocateurs d'allergie comme de l'urticaire ou un œdème quand vous mangez du poisson alors que les tests se révèlent négatifs. Que se passe-t-il ?

La fausse allergie alimentaire est liée à la présence d'histamine dans la chair du poisson. Cette molécule de signalisation du système immunitaire peut provoquer une urticaire si vous avez déjà eu ce type de réaction avec d'autres aliments comme la tomate, les épinards, la choucroute, les fraises, certains fromages, la charcuterie et les produits dérivés du porc, les crustacés… Les symptômes sont impressionnants mais le plus souvent bénins et répondent bien à l'action des antihistaminiques. Le bilan allergologique est négatif. Vous pourrez remanger du poisson en préférant les surgelés et en évitant le thon, le saumon, les anchois, les poissons fumés…

L'*Anisakis simplex* est un ver très répandu qui parasite les poissons de mer comme le hareng, le saumon, le maquereau, le merlan. L'infection de l'homme se fait par consommation d'une chair de poisson contaminée insuffisamment congelée ou peu cuite. Il y a donc un risque parasitaire, mais également la possibilité de développer une allergie vis-à-vis de certaines protéines du parasite. La congélation et la cuisson enlèvent à *Anisakis* son potentiel infectieux mais le caractère allergisant persiste. Les symptômes sont alors ceux d'une allergie immédiate : urticaire, angioedème, douleurs abdominales, voire choc… Cependant, il n'y a pas de sensibilisation aux poissons. Le diagnostic repose sur la mise en évidence d'IgE spécifiques anti-*Anisakis*.

La scombroïdose est une intoxication qui peut arriver lorsque la décomposition bactérienne produit des niveaux élevés d'histamine dans la chair du poisson à la suite d'une rupture de la chaîne du froid. Les poissons concernés sont principalement le thon ou le maquereau, mais aussi la dorade, l'espadon, la sériole ou la sardine. Les symptômes sont un choc histaminique avec bouffées de chaleur, urticaire, céphalées, brûlures bucco-pharyngées, nausées, vomissements, diarrhée et tachycardie, voire asthme et chute de tension dans les cas les plus graves. En général, l'intoxication est collective et le diagnostic peut être confirmé par le dosage d'histamine dans le poisson qui aura été prélevé et congelé, mais ceci est rarement fait en pratique clinique. Le diagnostic repose donc largement sur la présence d'un tableau clinique typique.

Que faire?

Le poisson est un allergène à déclaration obligatoire sur l'étiquetage. Si vous êtes allergique aux poissons, vous devrez tous les éviter jusqu'à la réalisation d'un bilan allergologique qui vous indiquera si pouvez en consommer certains, probablement le thon. En revanche, vous ne devriez pas développer d'allergie aux gélatines issues du poisson qui sont présentes par exemple dans des confiseries. L'allergie aux poissons n'a pas tendance à disparaître et demeure le plus souvent persistante.

8• Les mollusques et les crustacés

Les allergies aux fruits de mer sont de plus en plus fréquentes. L'étude canadienne SPAACE (2015) cite une prévalence de 1,4% chez les enfants de moins de 18 ans, une augmentation importante par rapport aux chiffres de 2010 qui se situaient à 0,6%

Les allergènes des mollusques et les crustacés

Les allergènes majeurs des crustacés: crevette, langouste, langoustine, crabe, homard, écrevisse, et des mollusques marins: huître, moule, coquille Saint-Jacques, pétoncles, pieuvre, calamar…, sont des protéines musculaires, les tropomyosines, résistantes à la cuisson et à la digestion. Leur degré de ressemblance moléculaire varie entre 57 et 98%, c'est ainsi que le risque de réactivité croisée entre les diverses espèces de coquillages et crustacés est de l'ordre de 75%. Le médecin peut vous proposer un bilan allergologique pour identifier les allergies croisées, ainsi que des évictions ciblées. Les tropomyosines sont également présentes chez les arthropodes comme les acariens, les blattes et les escargots, ce qui explique les allergies croisées acariens-crustacés, acariens-escargots… Les crustacés et les mollusques sont susceptibles d'entraîner des réactions non immunologiques de fausses allergies alimentaires, comme pour les poissons.

Que faire?

Il vaut mieux les éviter. Les crustacés et les mollusques sont des allergènes à déclaration obligatoire sur l'étiquetage.

VRAI-FAUX

« JE SUIS ALLERGIQUE AUX CRUSTACÉS. UNE AMIE M'A DIT QUE J'ÉTAIS PEUT-ÊTRE ALLERGIQUE À L'IODE. »

FAUX
L'allergie à l'iode n'existe pas. Beaucoup d'aliments ou de médicaments contenant de l'iode sont à l'origine d'allergie sans que l'iode en soit la cause. Nous mangeons tous du sel de table enrichi avec de l'iode sans avoir de réaction allergique. Même si vous avez eu une réaction allergique alimentaire aux crustacés ou aux poissons, vous pouvez subir sans risque des examens radiologiques avec injection de produits de contraste radiologiques ou vous désinfecter la peau avec une solution à base d'iode (povidone iodée).

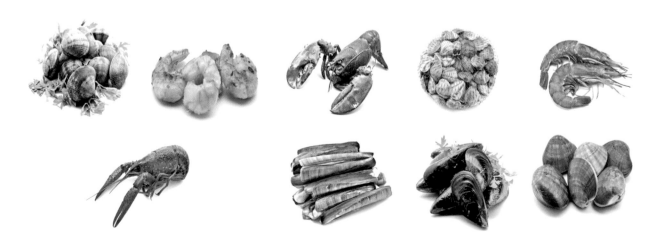

9• Les fruits et les légumes

Les allergies aux fruits et légumes, qui occupent la première place des allergies alimentaires de l'adulte, sont liées à la réactivité aux pollens. Ces réactivités croisées proviennent de la ressemblance importante entre les protéines des différents végétaux : les protéines de défense des végétaux contre les micro-organismes de type PR-10 (*pathogenesis-related protein*), les protéines de transfert des lipides appelés LTP (*lipid transfer protein*), et les protéines de structure du cytosquelette comme les profilines. Toutes ces protéines sont très largement répandues dans le monde végétal.

Les allergies liées à la protéine PR-10

Les allergies alimentaires liées à la protéine PR-10 sont dues à une réactivité croisée avec le pollen de bouleau qui contient également cette protéine. Elles concernent les fruits de la famille des rosacées (cerise, pomme, poire, pêche, abricot, prune, nectarine …), les légumes de la famille des apiacées (carotte, céleri, persil…), certaines noix telles que la noisette, l'amande, la noix de Grenoble ainsi que l'arachide.

La réactivité croisée des noix et de l'arachide avec le pollen de bouleau donne des symptômes modérés, contrairement aux réactions les plus fréquentes, souvent graves, liées à d'autres protéines. La réaction la plus fréquente est une gêne semblable à une brûlure ou un grattage dans la bouche ou dans la gorge, parfois un œdème local. Cette réaction, bénigne la plupart du temps, passe en quelques minutes après le rinçage de la bouche. La protéine PR-10, très fragile, est détruite dans l'estomac et ne donne pas de réaction généralisée. Thermosensible, elle ne résiste pas à la chaleur. Les fruits en compote ou en tarte n'entraînent pas de réactions. Ces allergies sont fréquentes dans l'est du Canada où les bouleaux sont très présents.

Si vous êtes allergique aux pollens de bouleau, vous pouvez également présenter une allergie croisée avec le soya, mais la protéine PR-10 du soya est résistante à la chaleur, ce qui explique la possibilité de réactions généralisées et sévères.

Les allergies liées à la LTP, protéine de transfert des lipides

Les allergies aux fruits et légumes liées à la LTP concernent essentiellement les fruits à noyau, surtout la pêche. Les réactions peuvent être sévères et généralisées, comme un angioedème asphyxiant, un malaise ou un choc anaphylactique. Largement répandue dans le monde végétal, la protéine LTP est également présente dans la pomme, la poire, la myrtille, ainsi que dans les légumes comme la tomate, les carottes ou les féculents tels que le riz ou la pomme de terre. Elle résiste à la cuisson et aux enzymes de l'estomac. Les fruits cuits (compotes) ou les légumes cuits peuvent alors être responsables de réactions allergiques contrairement à l'allergie due à la PR-10. Ces allergies touchent particulièrement les populations du sud de l'Europe, notamment du bassin méditerranéen. Elles sont rarissimes au Québec et au Canada.

Les allergies liées à la profiline

La profiline, un composant de la structure des végétaux, est un allergène très répandu dans le monde végétal. L'existence d'IgE dirigées contre cette protéine se traduit rarement par des symptômes. Toutefois des réactions allergiques sont possibles pour le citron, la banane, la tomate, le melon ou le litchi. Les principales réactions sont un syndrome oral, un angioedème, de l'urticaire, ou encore un eczéma de contact à l'épluchage.

Que faire ?

L'éviction du fruit incriminé dépend de la sévérité des symptômes. En cas de syndrome oral modéré lié à la PR-10, elle ne sera pas obligatoire. En cas de réaction généralisée, l'éviction stricte s'impose. Des désensibilisations par voie orale ou tolérance sont tentées par certaines équipes, notamment pour la pomme, mais restent au stade de recherche clinique.

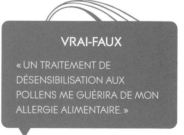

VRAI-FAUX

« UN TRAITEMENT DE DÉSENSIBILISATION AUX POLLENS ME GUÉRIRA DE MON ALLERGIE ALIMENTAIRE. »

FAUX

Bien que l'allergie aux pollens de bouleau induise l'allergie alimentaire, une désensibilisation aux pollens, même si elle est efficace sur la pollinose, ne parviendra pas à guérir l'allergie alimentaire, sauf dans un nombre restreint de cas.

10 • Le sésame

On observe une augmentation des allergies au sésame. Selon SCAAALAR et SPAACE, la prévalence au Canada serait de 0,2 % de la population canadienne en bas de 18 ans.

Qu'est-ce qui provoque l'allergie?

L'allergène majeur du sésame est une albumine 2S, une protéine résistante à la chaleur.

Comment reconnaître une allergie au sésame?

Le sésame est utilisé en boulangerie, dans les pâtisseries moyen-orientales, dans les restaurants exotiques et les plats végétariens. Mais le contact le plus fréquent qui démasque la présence d'une allergie est avec le hummus ou le tahini (beurre de sésame). L'huile de sésame à usage alimentaire est obtenue de façon artisanale par pressage à froid des graines, grillées ou non. C'est une huile non raffinée potentiellement riche en allergènes. L'huile de sésame est également utilisée en cosmétologie ainsi que dans certains produits injectables, en particulier les neuroleptiques.

L'allergie au sésame parfois sévère, peut provoquer un choc anaphylactique. Le risque avec les huiles est bien réel. De plus, il s'agit d'un redoutable allergène masqué, utilisé comme support d'arôme. Des urticaires de contact plus ou moins sévères, voire des chocs anaphylactiques, sont rapportées pour les cosmétiques contenant de l'huile de sésame. Des réactions respiratoires et cutanées immédiates sont possibles par voie aéroportée, notamment en maladie professionnelle chez le boulanger.

Que faire?

Dès lors que le diagnostic est établi, l'éviction s'impose. Le sésame est un allergène à déclaration obligatoire sur l'étiquetage. Il se trouve dans l'alimentation sous forme :

- de graines entières ou pelées, d'huile ;
- de pâte halvah, utilisée dans la cuisine en Extrême-Orient, en Thaïlande, au Pakistan, au Japon, en Inde, au Moyen-Orient et en Afrique du Nord ;
- de hummus (purée de pois chiches et sésame) ;
- de tahini (beurre de sésame).

Supprimez tout produit comportant une des mentions suivantes : sésame, graines de sésame, huile de sésame. Les restaurants à risque sont les «fast-foods», les restaurants «exotiques» : Chine, Afrique du Nord, Thaïlande, Liban, Inde, Japon, Pakistan… : le risque de présence d'huile de sésame, sur des crevettes par exemple, et de contaminants à base de sésame est majeur. Les restaurants gastronomiques utilisent souvent un filet d'huile de sésame pour l'aromatisation de salades, la présentation de coquillages… En raison de réactions croisées fréquentes avec d'autres graines, il vous est conseillé de prendre un avis allergologique. Attention à la manipulation de nourriture pour animaux et aux produits de soins dermatologiques et cosmétiques qui peuvent contenir des protéines de sésame.

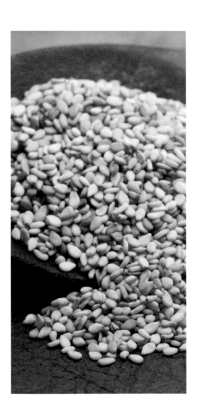

11 • Les viandes

Les allergies aux viandes sont peu fréquentes. Elles concernent essentiellement les allergies aux viandes de mammifères et plus rarement les viandes de volaille.

Qu'est-ce qui provoque l'allergie?

Les albumines (sérum-albumine bovine pour le bœuf et le veau ; albumine du porc…) sont détruites par la chaleur, si bien que la viande cuite n'entraîne pas de réaction. Des réactivités croisées expliquent des allergies entre différentes viandes de mammifères (bœuf, veau, mouton, porc…). Dans le syndrome porc-chat, tous les allergiques à la viandes de porc ont une allergie aux poils de chat ; cependant, les allergiques au chat sont rarement allergiques à la viande de porc. Les immunoglobulines de la viande de bœuf sont parfois considérées comme des allergènes importants, ce qui expliquerait les allergies croisées avec l'agneau et le chevreuil. Les immunoglobulines sont absentes de la viande de poulet et de porc et sont également détruites par la chaleur.

Les radicaux carbohydrates (α-galactose ou α-Gal) ont été récemment identifiés comme étant en cause dans l'allergie aux viandes de mammifères non primates. Les abats, tout particulièrement les rognons, sont riches en α-Gal.

Comment reconnaître une allergie aux viandes?

Une allergie aux viandes se manifeste comme toute autre allergie alimentaire. Cependant, en cas d'allergie à l'α-Gal, les signes d'allergie sont particuliers avec un risque élevé d'anaphylaxie d'apparition tardive, c'est-à-dire parfois 6 à 10 heures après avoir ingéré la viande. Une sensibilisation via une morsure de tique doit se produire préalablement.

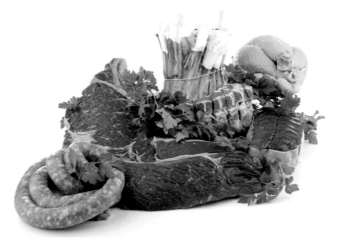

Que faire?

L'allergie aux viandes n'évolue pas vers la guérison et peut même s'aggraver au cours du temps. C'est le cas de l'allergie à l'α-Gal qui apparaît en mangeant des rognons puis s'étend aux viandes de mammifères, puis au lait… Il est à noter qu'elle est extrêmement rare.

12 • Les colorants et les conservateurs

Les industries agroalimentaires utilisent de nombreux additifs comme des colorants, des conservateurs, des antioxydants, des stabilisants, des gélifiants, des liants, des épaississants, des arômes, des releveurs de goût, des édulcorants… Ces additifs concerneraient une minorité des allergènes alimentaires de l'adulte. Ils sont dénommés au Canada par leur nom entier.

Les réactions d'intolérance aux additifs chimiques sont devenues exceptionnelles, à part celles aux métabisulfites. Inversement, les additifs de nature protéique peuvent occasionner des réactions allergiques : lysozyme du blanc d'œuf dans certains fromages, papaïne (clarifiant des bières), colorant rouge cochenille, isolats de blé, pois cassé…

Les colorants

Les colorants sont ajoutés volontairement afin de donner une couleur spécifique à un aliment ou de renforcer une couleur déjà existante ; ils en modifient ainsi l'aspect visuel. Ils peuvent être d'origine chimique ou naturelle : végétale, animale ou minérale. Par exemple, Tartrazine ; Jaune orangé S ; Azorubine ; Amarante ; Rouge cochenille ; Noir brillant.
Si l'intolérance aux colorants a occupé une place médiatique importante il y a quelques

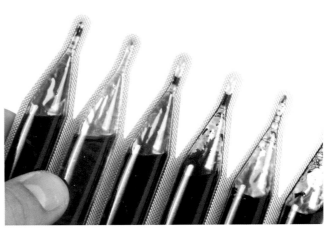

dizaines d'années, elle demeure toutefois rare. Les symptômes cliniques sont principalement des signes cutanés avec eczéma, urticaire (très rare), réaction à la lumière (jaune orangé S, érythrosine) et plus rarement des signes respiratoires (rhinite, asthme) ou exceptionnellement sévères avec choc anaphylactique (Carmine ; Safran ; Annatto).
Le colorant pour lequel les allergies sont le plus souvent observées est le carmin de cochenille, colorant naturel extrait de la cochenille femelle, parasite du cactus du Mexique. L'allergène en cause est une protéine présente dans l'hémoglobine de la cochenille qui induit la fabrication d'anticorps allergiques dirigés contre cette protéine. Le carmin de cochenille est présent dans des confiseries, des desserts lactés, des charcuteries, des boissons comme le Campari et dans les célèbres biscuits champagne.

Les métabisulfites

Les métabisulfites sont utilisés pour lutter contre la décoloration et le brunissement de certains aliments (crustacés, pommes de terre, légumes, fruits secs, légumes déshydratés) et comme agent antimicrobien et conservateur des vins. Ils peuvent provoquer une urticaire ou un asthme qui peut être sévère. La réaction peut être exceptionnellement immunologique. Cependant, le plus souvent, il s'agit d'un mécanisme réflexe dû à l'action des sulfites qui, en milieu acide de l'estomac, dégagent du dioxyde de soufre, lui-même responsable d'un asthme.

CONCENTRATIONS MAXIMALES AUTORISÉES EN SULFITES DANS QUELQUES ALIMENTS	
Aliment/Boisson	Concentration maximale autorisée
Fruits séchés	1 000 mg/kg
Fruits confits	60 mg/kg
Pommes de terre en flocons	100 mg/kg
Crevettes	100 mg/kg
Jus de citron (non frais)	100 mg/kg
Vins rouges	160 mg/l
Cidres	200 mg/l
Vins blancs et rosés	210 mg/l

Les sulfites sont présents dans de nombreux aliments et dans certains médicaments : conservateurs des anesthésiques locaux, certains antibiotiques injectables… Ils sont les seuls additifs à déclaration obligatoire sur l'étiquetage. La directive canadienne concernant l'étiquetage des allergènes a modifié la réglementation concernant l'utilisation des sulfites dans les aliments. Ils doivent être mentionnés avec leur nom en toutes lettres dans la liste des ingrédients si la teneur atteint 10 mg par kg ou 10 mg par l.

En l'absence d'intolérance ou d'allergie, la dose journalière admissible en sulfites est de 0,7 mg par kg de poids corporel, soit 42 mg pour une personne de 60 kg. En dehors des réactions allergiques exceptionnelles, qui nécessitent une éviction stricte, la plupart des réactions cliniques indésirables telles qu'une intolérance aux sulfites proviennent d'un mécanisme toxique, dont la dose réactive est variable selon les personnes. Lisez systématiquement l'étiquette avant de consommer un aliment si vous présentez une intolérance ou une allergie aux sulfites. On en trouve notamment dans les fruits secs (particulièrement riche), dans les pommes de terre transformées, les crustacés, les conserves de poissons, les conserves de cornichons, et certaines crudités conditionnées sous plastique…

ALIMENTS ET PRODUITS QUI CONTIENNENT OU PEUVENT CONTENIR DES SULFITES*

Teneur de 10 à 50 mg/kg ou mg/l	Teneur de 50 à 100 mg/kg ou mg/l	Teneur > 100 mg/kg ou mg/l
Légumes blancs en conserve (salsifis, asperges, endives) Pectine et confitures et gelées avec pectine Crevettes fraîches Sirop de glucose de maïs, amidon de maïs Poivrons marinés Cornichons, légumes conservés dans le vinaigre Pommes de terre sous vide et surgelées Sirop d'érable Champignons Légumes secs blancs (haricot blanc, pois chiches)	Pommes de terre déshydratées Fruits confits ou au sirop Vinaigre de vin Sauces au vin	Fruits séchés (pruneaux, raisins secs, abricots secs…) Jus de raisin et raisin de table Jus de citron et citron vert (non frais) Vin (rouge, blanc, champagne, blanc pétillant, mousseux rosé) Choucroute Oignons en conserve

* Lorsque l'étiquetage des aliments cités ci-dessus ne mentionne pas la présence de sulfites, cela signifie que leur teneur est inférieure au seuil de 10 mg/kg ou 10 mg/l.

D'après CICBAA.

LE VIN CONTIENT TOUJOURS DES SULFITES

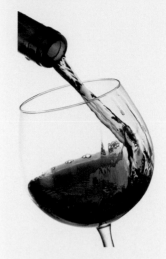

La production conventionnelle de vin a recours aux sulfites ; rares sont les vins totalement sans « sulfites ajoutés », et les levures présentes sur le raisin et dans le vin produisent toujours de manière naturelle de petites quantités de sulfites. Cet additif alimentaire permet d'éviter l'oxydation du vin, agit comme antiseptique contre le développement de levures nuisibles et permet d'arrêter la fermentation. D'une manière générale, il permet une plus longue conservation du vin. Ces conservateurs sont présents en quantité plus importante dans les vins blancs, rosés, et le champagne, moins dans les vins rouges. Les vins produits depuis novembre 2005 doivent obligatoirement mentionner la présence de sulfites à partir d'une teneur totale de 10 mg/l. Les vins élaborés à partir de raisins cultivés en agriculture biologique contiennent aussi des sulfites, mais en plus faibles quantités.

Les médicaments

Les médicaments sont souvent responsables d'effets secondaires, dont certains peuvent être en rapport avec une hypersensibilité. Les effets secondaires des médicaments concerneraient jusqu'à 20% des malades hospitalisés. Parmi ces réactions, un tiers correspondent à des réactions allergiques au vrai sens du terme (c'est-à-dire mettant en cause un mécanisme immunologique).

Comment se manifeste une allergie médicamenteuse?

Les manifestations des allergies médicamenteuses chez l'adulte ne diffèrent pas des autres réactions allergiques: urticaire, œdème, eczéma de contact, asthme, choc anaphylactique. Une forme spécifique de l'allergie médicamenteuse est la toxidermie, qui est une atteinte cutanée grave, équivalente d'une brûlure étendue.

Il est important de différencier une hypersensibilité allergique (ou allergie) d'une hypersensibilité non allergique que l'on appelle souvent «pseudo-allergie» ou intolérance. Bien que les symptômes en soient très proches, les mécanismes et les conséquences en sont différents. Dans l'allergie, notre système immunitaire reconnaît de façon anormale et surtout excessive le médicament (appelé alors allergène). Cette reconnaissance se fait soit à partir des lymphocytes, soit à partir de structures fabriquées par notre organisme, immunoglobulines ou anticorps. La conséquence de cette reconnaissance dite spécifique est un risque de réaction fatale, qui fait la gravité de l'allergie. Dans l'hypersensibilité non allergique, dont les conséquences sont exceptionnellement graves, les mécanismes sont très différents: toxicité, déficit enzymatique, anomalie pharmacologique, dysfonctionnement immunologique…

Quel que soit le médicament, la démarche est toujours la même. Le médecin allergologue mène l'enquête avec le questionnaire médical et éventuellement des tests cutanés, des dosages sanguins et un test de réintroduction soit pour confirmer ou infirmer l'allergie au médicament suspect, soit pour proposer une alternative thérapeutique. En pratique, dans les allergies immédiates, l'exploration débute par le prick-test. Si ce test est positif, il est inutile de continuer avec des intradermoréactions (IDR). En revanche, s'il est négatif, les IDR sont effectuées en partant de la concentration la plus faible vers la concentration la plus élevée. Ce type de bilan peut donc prendre quelques heures car chaque test est lu après 15 à 20 minutes. Dans les allergies retardées, les patch-tests sont indiqués mais nécessitent une organisation sur plusieurs jours. Pour certains médicaments, comme certains antibiotiques ou anesthésiques généraux, il est possible de doser dans le sang les anticorps responsables de la réaction d'allergie immédiate, les immunoglobulines de type E (IgE). La place des tests de réintroduction est discutée au cas par cas pour chaque médicament.

LES RÉACTIONS MÉDICAMENTEUSES CHEZ LES PERSONNES ÂGÉES

La prise de plusieurs médicaments en même temps, la fragilité liée au vieillissement, la faiblesse de la défense immunitaire, les problèmes d'élimination et d'absorption des médicaments, et la dénutrition font partie des facteurs de risque pour développer des réactions au niveau de la peau et des interactions entre les différents médicaments. Les symptômes peuvent être très variés. Pensez à signaler rapidement à votre docteur toute anomalie et notamment toute éruption cutanée.

ATTENTION! Si vous souffrez d'une urticaire chronique, vos symptômes peuvent être réactivés par la prise d'aspirine ou d'anti-inflammatoire sans que cela soit lié à un mécanisme allergique.

Les adultes sont plus fréquemment atteints par les allergies médicamenteuses que les enfants. Les femmes sont deux fois plus concernées que les hommes. La prédisposition aux allergies ne semble pas être un facteur favorisant le développement d'allergies médicamenteuses en général. Ainsi, il n'y a pas plus de risques d'être allergique à la pénicilline ou à d'autres antibiotiques lorsque l'on a un asthme, une rhinite allergique ou un eczéma atopique. Une prédisposition a été identifiée dans l'apparition de toxidermies avec certains médicaments (association de certains phénotypes HLA avec des toxidermies à certains antiépileptiques).

Certaines molécules sont plus fréquemment associées à des effets secondaires d'allure allergique. Toutes réactions confondues, les antibiotiques de la famille des β-lactamines, l'aspirine, les anti-inflammatoires non stéroïdiens arrivent en tête. Parmi les antibiotiques, les β-lactamines sont au premier plan des allergies du fait de la fréquence de leur prescription : les réactions peuvent être immédiates, le plus souvent des urticaires, ou retardées avec des éruptions survenant après plusieurs jours de traitement. L'amoxicilline est la molécule la plus souvent concernée par des réactions dont une partie se révèle de mécanisme allergique après exploration par l'allergologue. Une alternative peut souvent être identifiée au cours des explorations, vous permettant ainsi de ne pas être privé de cette famille médicamenteuse très utilisée pour les infections de la vie quotidienne.

Pour les anesthésiques généraux, ce sont les curares ou myorelaxants qui sont le plus souvent en cause. Certains facteurs de risque ont été identifiés dans l'allergie aux curares ou plus généralement dans l'allergie aux produits anesthésiques : sexe féminin, antécédent de réaction au cours d'une anesthésie générale, âge entre 20 et 50 ans, antécédent connu ou non d'allergie à un produit utilisé pendant l'intervention. Les curares sont au premier rang des agents responsables des réactions anaphylactiques peropératoires, suivis du latex.

L'allergie aux produits de contraste utilisés en radiologie est un événement rare. Souvent cutanée, se manifestant sous forme de plaques ou d'urticaire, voire d'œdème, elle est parfois associée à des signes respiratoires (asthme) ou digestifs (vomissements). Les personnes susceptibles de présenter des réactions au cours d'un examen radiologique avec opacification sont avant tout les asthmatiques qui peuvent présenter une aggravation de leur asthme lors de l'administration du produit. La maladie asthmatique doit donc être équilibrée au mieux avant de réaliser l'examen. Les personnes présentant un antécédent de réaction d'hypersensibilité allergique immédiate à un produit de contraste radiologique présentent un facteur de risque de faire une réaction au cours d'un autre examen avec opacification.

L'allergie aux anti-inflammatoires représente une minorité des cas. Dans la plupart des cas il s'agit plutôt d'une intolérance relevant d'un mécanisme pharmacologique et non d'un mécanisme immunologique. Le plus souvent on voit apparaître quelques minutes, quelques heures, voire plusieurs jours après le traitement, une urticaire ou un œdème isolés qui persistent plusieurs jours. Un traitement antihistaminique permet souvent d'en raccourcir la durée. Les explorations allergologiques permettent souvent de conclure à un mécanisme non allergique. Certaines molécules anti-inflammatoires pourront être mieux tolérées que d'autres et vous permettront d'avoir quand même recours à cette classe médicamenteuse.

Les anesthésiques généraux

Une anesthésie générale supprime de façon temporaire l'état de conscience et la sensibilité à la douleur lors d'une intervention chirurgicale. Cette suppression réversible est obtenue grâce à des médicaments ou des drogues anesthésiques. L'acte lui-même est souvent précédé par une consultation avec l'anesthésiste, appelée consultation pré-anesthésique. Les réactions allergiques lors d'anesthésies générales surviennent le plus souvent très rapidement après l'injection du produit responsable. Il s'agit d'une allergie immédiate.

1• Pourquoi une consultation avant l'anesthésie ?

Sauf urgence, toute intervention chirurgicale est précédée par une consultation au cours de laquelle la personne qui doit être anesthésiée prochainement rencontre l'anesthésiste. De nombreuses raisons non allergologiques justifient cette consultation, mais le dépistage allergologique en est une composante importante. L'anesthésiste vous interroge sur vos antécédents anesthésiques, le déroulement des anesthésies précédentes, l'existence d'antécédents d'allergie aux médicaments, aux antibiotiques en particulier. Il recherche également dans votre histoire des symptômes allergiques qui amènent à suspecter une allergie au latex car toute anesthésie expose au contact avec le latex. Une allergie au latex doit être évoquée principalement dans deux circonstances :

– si vous présentez des démangeaisons ou des lésions d'urticaire au contact de produits en latex tels que des gants, des préservatifs, des ballons de baudruche… ;
– si vous souffrez d'allergie à des aliments souvent associés à l'allergie au latex, comme l'avocat, la banane, le kiwi…

S'il existe dans votre histoire des suspicions allergiques non élucidées, il est possible que l'anesthésiste demande une consultation allergologique avant la réalisation de l'anesthésie générale afin de limiter les risques au maximum.

2• Comment se déroule une anesthésie générale ?

Une anesthésie générale se déroule en trois phases :
– une période pré-opératoire, ou préparation du malade ;
– une période opératoire, l'anesthésie proprement dite ;
– une période post-opératoire, la période de réveil.

La période péri-opératoire désigne l'ensemble des trois périodes. Les réactions allergiques les plus fréquentes surviennent au tout début de l'anesthésie proprement dite, à la phase dite d'induction anesthésique, mais elles peuvent également survenir aux périodes pré-opératoire et post-opératoire. On parlera ainsi d'allergie péri-opératoire pour un événement allergique survenant au cours d'une des trois phases.

L'ALLERGIE AU LATEX

Extrait d'une plante, l'*Hevea brasiliensis*, le latex sert à fabriquer les gants médicaux utilisés par tous les médecins. Le contact direct entre les gants du chirurgien et le sang du malade est à l'origine d'accidents aussi sévères que ceux qui surviennent avec les médicaments. L'allergie aux protéines du latex est responsable de 22 % des chocs anaphylactiques peropératoires de l'adulte (voir chapitre consacré au latex, page 209).

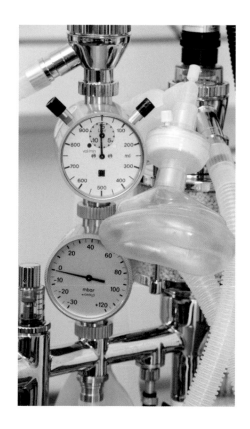

3• Quelles sont les différentes réactions allergiques ?

Tous les médicaments utilisés pour une anesthésie générale sont susceptibles d'induire des réactions allergiques. Ces réactions sont le plus souvent des réactions d'hypersensibilité immédiate, dites réactions anaphylactiques, de sévérité variable. Elles surviennent très rapidement (et parfois même immédiatement) après l'injection du produit.

LES DIFFÉRENTES RÉACTIONS ALLERGIQUES CLASSÉES EN FONCTION DE LA SÉVÉRITÉ DE LA RÉACTION	
Sévérité	**Symptômes**
Grade I	*Signes au niveau de la peau et des muqueuses* Rougeur (érythème) généralisée avec ou sans gonflement (œdème)
Grade II	*Atteintes de plusieurs organes* Signes au niveau de la peau et des muqueuses Diminution de la tension artérielle Accélération des battements cardiaques (tachycardie) Toux avec ou sans gêne respiratoire
Grade III	*Atteinte sévère d'un ou plusieurs organes* Effondrement de la tension artérielle (choc) Accélération (tachycardie) ou diminution (bradycardie) des battements cardiaques Spasme bronchique sévère Signes digestifs
Grade IV	*Arrêt cardiaque et/ou respiratoire*
Grade V	*Décès*

Les réactions de grade I et II sont relativement bénignes. Elles justifient néanmoins une exploration car elles peuvent se reproduire et être plus graves lors d'anesthésies ultérieures si le produit responsable n'est pas identifié. Les réactions au-delà du grade II sont sévères. Les réactions peuvent être mortelles même si ce cas est rare, moins de 5 % des cas de réactions allergiques aux anesthésiques généraux.

ATTENTION ! Il est difficile d'affirmer le caractère allergique sur les seuls symptômes car les anesthésiques généraux peuvent également être responsables d'hypersensibilité non allergique. D'où la nécessité d'une enquête allergologique pour faire la différence entre hypersensibilité allergique et non allergique.

VRAI-FAUX

« APRÈS MON ANESTHÉSIE GÉNÉRALE, L'INFIRMIÈRE DE LA CLINIQUE OÙ J'AI ÉTÉ OPÉRÉ M'A DIT QUE J'AVAIS FAIT UNE RÉACTION PENDANT L'INTERVENTION. JE DOIS CONSULTER UN ALLERGOLOGUE AU PLUS TÔT. »

FAUX

Vous ne pouvez pas vous satisfaire de ce type d'information qui en outre ne sera guère utile à un allergologue. Vous devez demander des informations complémentaires à l'anesthésiste. Il y a de très nombreuses « réactions » possibles au cours d'une anesthésie dont la majorité n'est pas de nature allergique. Les réactions qui sont de simples effets secondaires des médicaments ne demandent aucune enquête complémentaire.

4• Quelle est la fréquence des réactions allergiques en cours d'anesthésie générale?

En France, par exemple, une réaction allergique est notée à chaque 5 000 anesthésies générales. Cette fréquence semble variable d'un pays à l'autre et peut être beaucoup plus basse, par exemple en Suède, elle est plutôt de 1 pour 50 000. L'allergie péri-opératoire touche davantage les femmes que les hommes; dans une enquête du GERAP, 68,5 % concernaient des femmes et 31,5 % des hommes. Le fait d'avoir été fréquemment opéré est un facteur de risque. Certaines pathologies, comme le spina bifida, sont considérées comme des facteurs de risque, sans doute du fait des multiples interventions induites par cette malformation. Être prédisposé à des maladies allergiques chroniques (rhinite allergique, asthme, dermatite atopique…) n'est pas un facteur de risque de l'allergie aux médicaments anesthésiques. Il est en revanche un réel facteur de risque pour la survenue d'une allergie au latex et pour les médicaments à base de gélatines qui sont d'origine bovine. L'exposition professionnelle au latex (professions médicales, paramédicales, certaines industries agroalimentaires, etc.) est également un facteur de risque pour l'allergie au latex, en particulier si vous présentez un terrain atopique.

L'HYPOTHÈSE DE LA PHOLCODINE DANS LES ALLERGIES AUX CURARES

La pholcodine est une molécule présente dans de nombreux sirops contre la toux en vente libre en pharmacie jusqu'en 2012. Elle favoriserait uniquement l'allergie aux curares qui appartiennent à la même famille chimique des «ammoniums quaternaires». L'hypothèse est la suivante: un malade pourrait se sensibiliser en prenant un sirop à base de pholcodine et déclencher une allergie au curare (molécule proche) par un mécanisme dit d'allergie croisée. Cette hypothèse a vu le jour avec la comparaison des fréquences de l'allergie aux curares dans divers pays selon que la pholcodine y était commercialisée ou non. Un pays comme la Suède, où la pholcodine est retirée de la pharmacopée depuis la fin des années 1970, a vu diminuer de façon très conséquente la fréquence des allergies aux curares. Cette hypothèse séduisante et très intéressante par ses conséquences doit être confirmée par des études complémentaires. En attendant, par précaution, en France, les médicaments à base de pholcodine sont désormais uniquement délivrés sur ordonnance. Cette mesure qui assure une traçabilité des prescriptions permettra de vérifier le lien éventuel avec les accidents aux curares. À noter que cette molécule n'a jamais été commercialisée au Canada.

VRAI-FAUX
«JE PEUX PRÉSENTER UNE RÉACTION ANAPHYLACTIQUE AU COURS D'UNE ANESTHÉSIE ALORS QU'IL S'AGIT DE MA PREMIÈRE ANESTHÉSIE GÉNÉRALE.»

VRAI
En théorie, une allergie à n'importe quel allergène n'apparaît qu'après une première exposition ou plusieurs expositions bien tolérées. Toutefois, dans le cas de l'allergie aux curares, les données épidémiologiques montrent qu'il n'est pas rare que l'allergie survienne dès la première exposition, soit dès la première anesthésie. Ce constat est en faveur d'une allergie croisée entre les curares et d'autres produits et rejoint l'hypothèse de la sensibilisation qui pourrait être induite par la pholcodine ou d'autres produits appartenant aux ammoniums quaternaires.

POUR ALLER PLUS LOIN

Les données concernant la fréquence et les produits en cause sont recueillies en France par le GERAP (Groupe d'étude et de recherche en allergie péri-opératoire), qui réunit des experts anesthésistes et allergologues. Ces médecins déclarent régulièrement les cas d'allergie péri-opératoires, les produits suspects ou responsables. Cela permet une surveillance épidémiologique et de voir si, au fil des années, le profil allergique (type de réactions, type de médicaments ou produits responsables) se modifie.

LES CURARES ET LES AMMONIUMS QUATERNAIRES

La famille des ammoniums quaternaires comprend des antiseptiques, des médicaments contre la toux à base de pholcodine, la morphine, etc. Leur analogie de structure peut être responsable d'une sensibilisation croisée. Il est possible de devenir allergique à une substance ammonium quaternaire sans avoir eu de contact avec elle s'il s'est produit une allergie préalable avec un autre ammonium quaternaire.

Les curares appartiennent à cette famille chimique des ammoniums quaternaires. Ils ne sont pas toujours indispensables mais ils facilitent les interventions lourdes, sur les organes digestifs par exemple. Six sont actuellement disponibles au Québec : succinylcholine, atracurium, mivacurium, cisatracurium, pancuronium, rocuronium. Le succinylcholine est l'un des curares le plus souvent en cause dans les réactions allergiques. Il est très utile lorsque la personne n'est pas à jeun car il agit rapidement, ce qui permet d'intuber rapidement et de protéger les voies respiratoires du contenu de l'estomac.

5• Quels sont les produits susceptibles d'être responsables d'une allergie au cours d'une anesthésie générale ?

Chacune des trois phases de l'anesthésie est associée à la prise de médicaments différents.

MÉDICAMENTS FRÉQUEMMENT UTILISÉS POUR LES ANESTHÉSIES GÉNÉRALES		
Famille	**Nom de la molécule**	**Nom de marque**
Hypnotiques	Thiopental	Penthotal®
	Propofol	Diprivan®
Analgésiques	Sufentanil	Sufenta®
	Fentanil	Fentanyl®
	Alfentanil	Alfentanyl®
	Remifentanil	Ultiva®
Curares	Succinylcholine	Celocurine®
	Atracurium	Tracrium®
	Mivacurium	Mivacron®
	Cisatracurium	Nimbex®
	Rocuronium	Zemuron®
	Pancuronium	

Lors de la phase pré-opératoire, le malade reçoit souvent un médicament pour lutter contre l'angoisse (anxiolytique).

Au cours de la phase opératoire, l'anesthésiste utilise des médicaments pour vous endormir (hypnotiques), pour lutter contre la douleur (analgésiques) et pour obtenir un relâchement musculaire (myorelaxants ou curares).

− Les hypnotiques qui induisent le sommeil sont utilisés depuis les années 1940 ; le premier d'entre eux fut le thiopental. Actuellement les plus employés sont le propofol et les gaz halogénés.

− Les analgésiques ont une action semblable à la morphine (morphinomimétiques) mais sont plus puissants. Il existe plusieurs molécules : sufentanil, fentanil, alfentanil et remifentanil.

− Les curares induisent un relâchement musculaire généralisé par le blocage de l'influx nerveux entre le nerf et le muscle. Le relâchement au niveau des muscles respiratoires, diaphragme et muscle intercostal, génère un arrêt respiratoire et impose une aide respiratoire (assistance respiratoire).

− D'autres médicaments peuvent être utilisés, même si leur rôle n'est pas vraiment anesthésique : les antibiotiques pour prévenir les infections (antibioprophylaxie), surtout des β-lactamines (pénicillines et céphalosporines) ; des produits dits « de remplissage », souvent des gélatines, pour combattre la diminution de la tension artérielle ; des désinfectants, des colles biologiques, des médicaments anti- ou procoagulants.

LE BLEU PATENTÉ

Également à l'origine de réactions allergiques sévères, le Bleu Patenté est un colorant utilisé dans les opérations du sein en cas de cancer. Il permet d'évaluer l'état des ganglions «sentinelles», c'est-à-dire des ganglions relais situés dans l'aisselle, et donc le niveau de «progression» du cancer.

En phase post-opératoire, les médicaments utilisés sont des antalgiques contre la douleur tels que l'acétaminophène ou la morphine et ses dérivés, ou des anti-inflammatoires non stéroïdiens (AINS) variés.

En cas de réaction allergique, vous pouvez faire deux bilans complémentaires qui exigent une étroite collaboration entre l'anesthésiste et l'allergologue: le bilan au moment de la réaction allergique (réalisé par l'anesthésiste) et le bilan à distance pour tenter d'identifier le produit responsable de la réaction allergique (réalisé par l'allergologue).

6• Le bilan au moment de la réaction allergique

Le bilan réalisé au moment de la réaction allergique est effectué par l'anesthésiste au bloc opératoire. La réaction allergique est due à l'effet de substances chimiques (médiateurs) libérées par certaines cellules, les mastocytes. Ces médiateurs, essentiellement de l'histamine et de la tryptase, sont déversés dans le sang où ils peuvent être dosés. L'histamine apparaît en quelques minutes et disparaît également rapidement. La tryptase apparaît plus lentement, une heure environ après le début, persiste plusieurs heures et disparaît également plus lentement (en 4 heures). Un doublement du taux de base ou une augmentation importante confirment la nature allergique de la réaction. Leur dosage est donc très utile, tout particulièrement si l'anesthésiste n'est pas certain de l'origine allergique d'un choc, avec une chute de la tension artérielle. L'augmentation significative des médiateurs au moment de la réaction fait la différence entre un choc allergique et un choc dû à une autre cause: saignement, action non allergique de certains médicaments…

VRAI-FAUX

«LES RÉACTIONS ALLERGIQUES LORS D'ANESTHÉSIE GÉNÉRALE SURVIENNENT LE PLUS SOUVENT LORS DE L'INDUCTION DE L'ANESTHÉSIE. DE CE FAIT, IL EST SIMPLE D'IDENTIFIER LE MÉDICAMENT OU LE PRODUIT RESPONSABLE.»

FAUX

Il est vrai que la phase d'induction est celle qui est la plus fréquemment associée aux réactions allergiques. En revanche, il est faux de penser que cela simplifie l'enquête. Plusieurs médicaments sont injectés simultanément et rien ne permet *a priori*, avant le bilan allergologique, de suspecter l'un plutôt qu'un autre. On peut néanmoins affirmer qu'une réaction allergique survenant dès l'induction anesthésique est rarement en relation avec une allergie au latex.

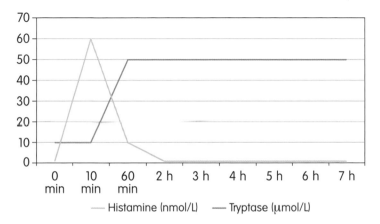

— Histamine (nmol/L) — Tryptase (µmol/L)

Dynamique d'apparition des deux principaux médiateurs (histamine et tryptase) après une réaction anaphylactique se produisant au temps 0 mn

Compte tenu de leur dynamique différente, il est recommandé de doser l'histamine très rapidement après le début de la réaction allergique, dans les 10 minutes, alors que la tryptase peut être dosée plus tardivement, 1 heure et 3 heures après la réaction allergique. De nombreuses équipes ont renoncé au dosage de l'histamine du fait de sa présence fugace au niveau du sang et des difficultés de dosage. Les valeurs normales pour ces deux médiateurs sont données par le laboratoire qui effectue les dosages, mais pour la tryptase, un doublement du taux de base permet de retenir le caractère allergique. Les résultats seront communiqués par l'anesthésiste à son correspondant allergologue en même temps que les renseignements cliniques.

7• Le bilan à distance de la réaction allergique

Le délai optimal pour le bilan allergologique est de 4 à 6 semaines après la réaction allergique. Un délai plus court expose à des tests moins sensibles qui peuvent être faussement négatifs. Toutefois, si vous devez subir une intervention urgente qui a dû être différée du fait de l'importance de votre réaction allergique, ce délai peut être raccourci. Les tests réalisés trop tardivement peuvent également être source de faux négatifs.

Les tests cutanés

Effectués au niveau de l'épiderme ou du derme, les tests cutanés explorent la réactivité de la peau à un allergène supposé. En cas d'allergie réelle, la peau réagit en 15 à 20 minutes par un gonflement (papule) entouré d'une zone rouge (érythème) :

– Le prick-test consiste à déposer une goutte du produit à tester sur l'épiderme, de faire à travers la goutte une érosion punctiforme très superficielle de l'épiderme (qui ne doit pas faire saigner) à l'aide d'un matériel spécifique pour ce type de test (vaccinostyle ou stylet). Avec cette technique, il n'y a aucune injection des allergènes, qui sont juste déposés sur la peau.

– L'intradermoréaction (IDR) consiste à injecter le produit à tester à diverses concentrations dans le derme. On commence par injecter un produit très dilué (1 000 fois par exemple). Si le test est négatif, on recommence avec le même produit moins dilué (100 fois), etc.

En pratique, l'exploration débute par le prick-test. Si un médicament donne lieu à un test positif dès le prick-test, il est inutile d'effectuer les IDR. En revanche, si le prick-test est négatif, les IDR commencent en partant de la concentration la plus faible vers la concentration plus élevée. Ce type de bilan peut donc prendre quelques heures car chaque test est lu à 15 à 20 minutes.

Pour les curares, les hypnotiques et les analgésiques, les dilutions à effectuer pour les prick-tests et intradermo-réactions sont bien codifiées et les allergologues utilisent des concentrations identiques, standardisées. Ce point est très important car des tests cutanés effectués à de mauvaises dilutions peuvent être faussement positifs. En effet, certains produits sont tout simplement irritants pour la peau à certaines concentrations, et une réponse d'irritation, dite non spécifique, c'est-à-dire non allergique, peut faire porter à tort un diagnostic d'allergie. Il est donc fondamental de s'adresser pour ces bilans à des allergologues spécialisés dans ce type de prise en charge.

Dans un premier temps, les tests cutanés sont réalisés pour tous les médicaments qui ont été utilisés avant la réaction allergique. Dans un second temps, seront souvent effectués des tests cutanés complémentaires pour bilan d'allergie croisée : par exemple, si les premiers tests démontrent que la réaction allergique est due à un des six curares, le bilan sera complété par des tests aux cinq autres curares. Cette procédure vise à vérifier si vous êtes allergique à tous les curares ou bien uniquement à quelques-uns d'entre eux. Il s'agit d'une démarche préventive pour les anesthésies futures.

Les dosages sanguins

On peut doser dans le sang les anticorps responsables de la réaction d'allergie immédiate : il s'agit des immunoglobulines de type E (IgE). Ces IgE peuvent être recherchées de façon spécifique, c'est-à-dire dirigées contre des allergènes. On peut ainsi doser les IgE anti-ammonium quaternaire (c'est-à-dire anti-curare), les IgE anti-suxaméthonium (un curare), les IgE anti-latex. Pour le latex, outre les IgE dirigées contre l'allergène global (IgE anti-latex), on peut également doser les IgE dirigées contre des protéines composant le latex (par exemple anti-hévéine). Ces dosages d'IgE contre des protéines ciblées sont souvent plus pertinents car une personne qui a des IgE spécifiques contre le latex n'est pas nécessairement vraiment allergique alors qu'une personne avec des IgE spécifiques contre la protéine hévéine est presque toujours une vraie allergique.

Il est souvent également très utile de contrôler le dosage des médiateurs à distance de l'accident allergique. En particulier, il est indispensable de vérifier que le taux de base de tryptase, élevé (ou doublé) au moment de l'accident allergique, s'est normalisé. Un taux de tryptase restant élevé à distance de la réaction allergique peut être en faveur d'un diagnostic de mastocytose.

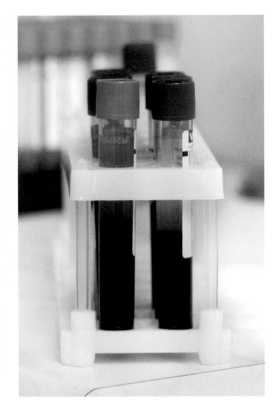

8 • Que faire ?

Le traitement curatif intervient au moment de la réaction allergique. Le traitement préventif vise à éviter une récidive par une prise en charge à distance de la réaction allergique.

Comment traiter les symptômes ?

Le traitement de la réaction allergique a pour objectif d'interrompre votre exposition à l'allergène incriminé, de minimiser les effets induits par les médiateurs libérés et d'en inhiber la production et la libération :

– Le médecin doit interrompre dans les meilleurs délais l'administration du médicament ou du produit suspect, mais c'est rarement possible lorsque l'allergène en cause est une substance qui vous est administrée en bolus, c'est-à-dire une forte dose injectée en une fois par voie veineuse.

– Dans les réactions peu sévères, on peut vous proposer un traitement par antihistaminiques. Dans les réactions sévères, l'adrénaline intramusculaire est associée à un remplissage vasculaire, qui consiste à vous perfuser par voie veineuse un liquide de remplissage pour lutter contre la chute du débit sanguin. Le traitement doit être institué sans délai, et adapté à la sévérité de vos symptômes et à la réponse au traitement. Malheureusement, dans certains cas, peu fréquents, ce traitement, même institué rapidement, peut s'avérer inefficace. L'existence d'antécédents de maladie cardiovasculaire et la prise de certains médicaments, notamment des bêtabloquants, peuvent aggraver la réaction ou limiter l'efficacité du traitement.

– Si la réaction survient pendant que vous accouchez, il faut sortir l'enfant le plus vite possible.

– Si vous faites un arrêt circulatoire, l'équipe médicale prend les mesures habituelles de réanimation : massage cardiaque externe et administration d'adrénaline en bolus intraveineux. Si ces mesures ne sont pas efficaces, l'administration de corticoïdes, renouvelée toutes les 6 heures, vous est habituellement proposée dans le cadre de la prévention des manifestations récurrentes de l'anaphylaxie.

VRAI ET FAUX
En fait, c'est le bilan effectué par l'allergologue qui précise l'étendue des contre-indications. Dans certains cas, un ou plusieurs curares sont contre-indiqués et d'autres sont autorisés. Dans d'autres cas, tous les curares sont contre-indiqués.

FAUX
Vous pouvez bien sûr prévenir votre dentiste, mais les médicaments anesthésiques locaux sont différents des anesthésiques généraux et cet antécédent n'interfère pas avec l'acte d'anesthésie locale. Il n'y aura pas de précautions particulières à prendre avant.

Comme prévenir une nouvelle réaction allergique ?

L'objectif est d'éviter les situations à risque pour les anesthésies futures. L'efficacité de cette prévention passe par l'identification de l'allergène responsable de la réaction allergique.

S'il s'agit d'un médicament, celui-ci est définitivement proscrit pour vous et le bilan allergologique aura en principe permis de préciser si ce médicament est le seul contre-indiqué et si vous pouvez prendre des produits proches dans cette famille de médicaments. Par exemple, certaines personnes présentent une allergie à un curare et non aux autres ; il est alors possible de recourir à un curare pour lequel le bilan allergologique était négatif. Si le bilan a démontré une allergie à tous les curares, il n'existe aucune alternative et les interventions devront avoir lieu sans. Pour les antibiotiques, les alternatives sont souvent plus simples car il est rare qu'une personne soit allergique à tous les médicaments d'une même famille d'antibiotiques. Si par malchance tel était le cas, il existe de nombreuses autres familles d'antibiotiques qui pourraient être utilisées.

S'il s'agit du latex, le malade doit être endormi dans un bloc opératoire sans latex (*latex free*). Tous les hôpitaux et toutes les cliniques sont actuellement en mesure de répondre à cette exigence. L'élimination du latex concerne essentiellement les gants du chirurgien, mais également les gants de l'ensemble du personnel médical présent, ainsi que tout matériel pouvant contenir du latex. En effet, le latex est un allergène particulièrement volatil et il est fondamental de supprimer le contact mais aussi l'aéroportage, c'est-à-dire les particules de latex répandues dans l'atmosphère.

Les antibiotiques β-lactamines

1 • Qu'est-ce que les β-lactamines ?

Les β-lactamines regroupent un grand nombre d'antibiotiques dont le plus connu est la pénicilline. La particularité de cette famille est de posséder dans sa constitution chimique un noyau commun, le cycle β-lactame, contenant trois atomes de carbone et un atome d'azote. La pénicilline a été identifiée initialement dans une espèce de moisissure inoffensive pour l'homme, *Penicillium*, puis purifiée dans les années 1940. Elle a été utilisée à large échelle pendant la Seconde Guerre mondiale pour traiter les infections bactériennes. Les β-lactamines agissent en inhibant la formation des parois des cellules bactériennes et empêchent de ce fait la multiplication des bactéries. Les pénicillines tuent les bactéries qui ne présentent pas de résistances à ce mécanisme.

Les pénicillines

La pénicilline a été la première β-lactamine à être utilisée, d'abord sous forme injectable (pénicilline G) puis sous forme orale (pénicilline V). Il existe également une forme à libération prolongée. Les aminopénicillines (appelées pénicilline A) sont les plus utilisées actuellement. Elles s'administrent sous forme orale et sont actives sur un spectre de bactéries plus larges. Pour potentialiser leur efficacité sur certaines bactéries devenues résistantes à la pénicilline en détruisant le noyau β-lactame à l'aide d'une β-lactamase, on a ajouté à la pénicilline A un inhibiteur des β-lactamases : l'acide clavulanique. Les pénicillines M ont été spécialement conçues pour être actives sur des bactéries munies de β-lacta-mase, le staphylocoque doré notamment. Mais certaines bactéries ont également développé une résistance à ces molécules. Il existe des pénicillines plus complexes, dites à spectre élargi, qui s'administrent uniquement en intraveineux.

LES PRINCIPALES PÉNICILLINES		
	Nom de la molécule	Nom de marque
Pénicillines à spectre étroit		
Pénicilline G	Benzylpénicilline	
Pénicilline V	Phénoxyméthylpénicilline	
Pénicillines à spectre moyen		
Pénicillines A	Ampicilline	
	Amoxicilline	
Pénicillines à spectre large		
	Amox + acide clavulanique	Clavulin®
Pénicillines résistantes aux β-lactamases		
Pénicilline M	Cloxacilline	
Pénicillines à spectre étendu		
Uréidopénicilline	Pipéracilline	
Carboxipénicilline	Ticarcilline	

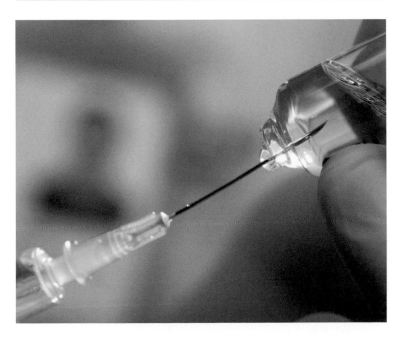

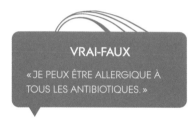

FAUX
Peu fréquente, l'allergie médicamenteuse est spécifique à une molécule (ou à une famille) contrairement aux réactions d'hypersensibilité non allergiques comme l'irritation. Une allergie médicamenteuse, notamment aux β-lactamines, est possible mais il n'y aura aucune allergie croisée avec les autres classes d'antibiotiques. En revanche, une allergie à toutes les β-lactamines peut exister puisqu'il existe une structure moléculaire commune à ces médicaments, mais c'est extrêmement rare.

FAUX
Il existe une association statistique entre le risque d'être allergique à un allergène respiratoire, comme les acariens, et à un aliment, mais le fait de développer une allergie médicamenteuse est fortuit et semble plutôt lié à l'exposition au produit.

Les céphalosporines

Il existe trois générations de ces antibiotiques, avec un spectre bactérien différent à chaque génération, mais chacune gardant son utilité. Le noyau β-lactame reste présent, ce qui explique la possibilité d'allergie croisée entre ces familles. En revanche, les chaînes chimiques latérales sont différentes.

Le monobactam

Cette β-lactamine étant très différente des autres, les réactions allergiques croisées sont moins fréquentes avec elle. Mais son spectre d'action très particulier fait réserver son utilisation à des germes spécifiques.

Les carbapénèmes

Cette famille possède le spectre d'action le plus large de la famille et est réservé aux germes très résistants ou agressifs.

2• Quelles sont les manifestations d'une hypersensibilité aux β-lactamines ?

Les réactions sont le plus souvent cutanées. Les manifestations cliniques qui peuvent faire évoquer une hypersensibilité médicamenteuse diffèrent selon le délai de leur apparition. Il existe des hypersensibilités immédiates et des hypersensibilités retardées. De plus, quel que soit le délai, ces réactions peuvent être d'origine allergique ou non. Généralement les réactions allergiques sont plus sévères que les réactions non allergiques. En revanche, le pronostic est nettement moins grave en cas de réactions non allergiques.

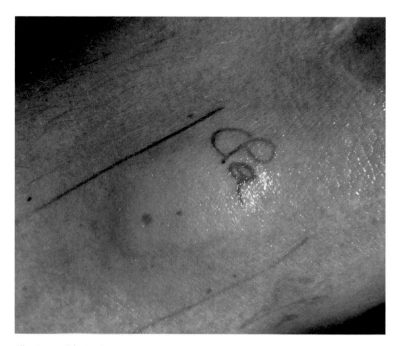

Allergie aux β-lactamines

Les hypersensibilités immédiates aux β-lactamines

Les réactions immédiates vont de la rougeur à la crise d'urticaire superficielle, voire profonde, qui est une réaction œdémateuse ou angioedème. L'urticaire superficielle est classiquement rouge, gonflée, associée à des démangeaisons et ressemble à une piqûre d'orties. L'œdème peut toucher toutes les parties du corps, mais il siège le plus souvent au niveau des lèvres et des paupières. Il n'est pas forcément un signe d'alarme en lui-même, ce sont ses complications qu'il faut craindre, notamment la gêne respiratoire. Il peut y avoir également d'autres manifestations respiratoires :
- au niveau nasal avec une obstruction nasale, un écoulement ou des éternuements ;
- au niveau bronchique avec une toux, une gêne respiratoire, une oppression thoracique, voire une crise d'asthme ;
- au niveau oculaire avec une rougeur des conjonctives et un larmoiement.

La réaction la plus grave est le choc anaphylactique qui associe à l'atteinte cutanée et respiratoire une atteinte digestive, voire une chute de tension artérielle avec malaise intense et perte de connaissance, mais qui est peu fréquente. Dans ce cas, il s'agit plus souvent d'une réelle hypersensibilité allergique.

Les hypersensibilités retardées aux β-lactamines

Les réactions retardées sont plus rares et se manifestent par des toxidermies : rougeurs, lésions eczématiformes, pustules, desquamation et décollement qui ressemblent parfois à des brûlures. Elles peuvent parfois être favorisées par l'exposition au soleil et nécessitent des explorations particulières. Les toxidermies graves se compliquent parfois d'un décollement cutané important, proche de la brûlure, voire de souffrance rénale, hépatique, ou atteinte pulmonaire, et peuvent s'accompagner de fièvre. Même si on ne fait pas de test, il est fortement conseillé de prendre un avis allergologique et pharmacologique.

3• Quelle est la fréquence des hypersensibilités aux β-lactamines ?

Les réactions d'hypersensibilité (immédiates ou retardées) sont moins fréquentes chez l'enfant que chez l'adulte. Elles peuvent être d'origine allergique ou non (irritation).

Les antibiotiques, principalement les β-lactamines et surtout les pénicillines, représentent la première cause d'hypersensibilité médicamenteuse dans la population générale, probablement du fait de leur forte consommation. La prévalence des allergies aux β-lactamines est souvent surestimée et varie de % à 10 %. Dans des études plus anciennes, ce taux était plus élevé car les malades étaient étiquetés allergiques à la moindre réaction sans que des tests allergologiques rigoureux aient été pratiqués pour étayer ce diagnostic. Contrairement à l'allergie aux pollens ou aux aliments, ces hypersensibilités ont exceptionnellement un caractère héréditaire.

L'ALLERGIE AUX MÉDICAMENTS CHEZ LES PROFESSIONNELS

Les médicaments peuvent aussi provoquer des allergies chez les personnes travaillant à la fabrication ou au conditionnement de ces derniers. Au moment où les molécules sont encore sous forme de poudre, elles peuvent se trouver sous forme d'aérosols dans l'atmosphère de travail. Les symptômes seront alors respiratoires (rhinite et asthme) ou cutanés (eczéma ou urticaire). Les lésions touchent plutôt le visage, les mains ou les zones découvertes sur lesquelles les poudres en suspension vont pouvoir se déposer. La pathologie a été décrite avec plusieurs familles de médicaments, notamment les pénicillines.

VRAI-FAUX

« L'ALLERGIE AUX ANTIBIOTIQUES PEUT-ELLE DISPARAÎTRE ? »

VRAI
Classiquement l'allergie durera toute la vie et un risque persiste même plusieurs années après. Cependant, la réactivité des tests cutanés et biologiques s'atténue dans les années suivantes, de 1 à 5 ans. Lors d'une réintroduction, il est possible de ne plus avoir du tout de réaction. Le principal risque est de réactiver l'allergie lors d'une première réintroduction, sans symptômes initiaux. Ces symptômes peuvent alors réapparaître lors d'une prise ultérieure, d'où l'importance de réaliser les tests allergologiques.

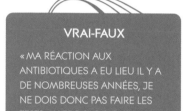

FAUX
Idéalement, les tests sont pratiqués entre 4 semaines et 6 mois après la réaction. Certaines personnes restent allergiques plusieurs années après, d'autres perdent leur réactivité. C'est à l'allergologue d'adapter le protocole de tests pour augmenter leur sensibilité, parfois en ajoutant des étapes supplémentaires.

ATTENTION! Des tests cutanés effectués à de mauvaises dilutions peuvent être faussement positifs; une concentration trop forte peut être irritante et donner à tort un faux diagnostic d'allergie. C'est la raison pour laquelle il est fondamental de s'adresser pour ces bilans à des allergologues spécialisés dans ce type de prise en charge.

4• Comment identifier une hypersensibilité aux β-lactamines?

L'allergologue recherche par l'interrogatoire l'ensemble des médicaments et des aliments qui ont été consommés dans la période qui précède la réaction, les facteurs favorisants, le délai d'apparition des symptômes, le type de symptômes et surtout la sévérité de la réaction pour guider la suite des explorations. En fonction du type de réaction, immédiate ou retardée, il détermine si les symptômes sont compatibles ou non avec une allergie et quel produit est susceptible d'en être responsable.

Comme pour les autres molécules en allergologies, selon la chronologie et les symptômes, l'allergologue vous propose des tests adaptés qui dépendent également de l'utilité de la molécule pour des soins futurs et des alternatives disponibles. Les β-lactamines sont une famille d'antibiotiques indispensable dans la prise en charge actuelle des infections. En réalité, vu le faible nombre de réactions d'origine allergique et la bonne sensibilité et spécificité des tests, en cas d'antécédent de réaction sévère même depuis un certain temps, l'exploration allergologique est conseillée.

Les tests cutanés

L'ensemble des molécules de la famille des β-lactamines peuvent faire l'objet de tests cutanés.
Dans le cas de réactions immédiates, les prick-tests et intradermoréactions (IDR) sont effectués à des dilutions précises bien codifiées, standardisées, pour les antibiotiques de la famille des pénicillines. Dans un premier temps, ils sont réalisés avec la β-lactamine suspecte. Aux bonnes concentrations, les tests cutanés sont fiables. Dans un second temps, des tests cutanés complémentaires avec les autres β-lactamines peuvent rechercher une allergie croisée entre β-lactamines:
– Si les tests sont négatifs, on dit qu'il n'existe pas de sensibilisation. Un test de réintroduction sera alors nécessaire pour infirmer l'allergie.
– Si les tests sont positifs, l'allergie est confirmée.
Dans le cas de réactions retardées, la recherche se fait avec des patch-tests à la β-lactamine suspecte. Là encore, les concentrations doivent être précises pour éviter les faux positifs. Ces tests sont lus 2 à 5 jours après. En cas de négativité, des intradermoréactions peuvent être pratiquées avec la β-lactamine, toujours avec une lecture retardée entre 2 et 5 jours.
Lorsque les réactions sont induites par l'exposition au soleil, des photopatch-tests peuvent être nécessaires.

Les dosages sanguins

Un dosage biologique des IgE spécifiques du déterminant majeur de l'anneau B-lactame de la pénicilline est disponible, mais il est rarement utile pour prouver ou infirmer une allergie à cette classe de médicaments.

Les tests de réintroduction

La réintroduction, qui se fait en milieu hospitalier, consiste à administrer de nouveau le médicament choisi, après avoir fait les tests cutanés. L'administration se fait prudemment à doses progressivement croissantes sous surveillance médicale. L'objectif est de prouver l'absence d'allergie, et jamais d'affirmer une allergie. Ce test est indispensable pour finaliser les explorations. Il existe toujours un risque potentiel de réaction, mais l'administration progressive par petites doses permet de diminuer le risque et d'arrêter le test en cas de réaction.

5 • Que faire ?

Comment traiter les symptômes au cours de la réaction allergique

Dans l'urgence, le choix du traitement dépend de la gravité des symptômes. Le médecin vous prescrit, en cas d'urticaire ou d'œdème, des antihistaminiques qui sont également efficaces sur la démangeaison, la rhinite et la conjonctivite. Il vous propose les corticoïdes en comprimés ou injectables en cas de gonflements du visage ou du cou, ou de gêne respiratoire. En cas de crise d'asthme, vous pouvez ajouter un bronchodilatateur inhalé. L'adrénaline injectable par voie intramusculaire est le traitement de référence des formes les plus sévères d'allergie immédiate. Elle sera administrée par un médecin si nécessaire en cas de malaise, de choc avec chute de tension ou perte de connaissance, de crise d'asthme très grave, ou directement par vous-même si vous possédez une trousse d'urgence.

ATTENTION ! On ne vous fera pas un test de réintroduction avec un produit qui a réagi en test cutané ou qui a été responsable d'une anaphylaxie.

Comment prévenir une nouvelle réaction allergique ?

Si vous n'avez pas d'allergie antérieure à une β-lactamine, vous n'avez pas besoin d'éviter une de ces molécules.

En cas d'allergie prouvée à une pénicilline, vous devez classiquement éviter toutes les pénicillines et les céphalosporines de première génération (C1G). L'inverse n'est pas vrai : il existe des allergies isolées aux céphalosporines de première génération ; dans ce cas, on peut réintroduire les pénicillines en milieu hospitalier pour que vous puissiez les utiliser librement si vous n'avez pas eu de réaction.

Les allergies à toutes les β-lactamines sont plus rares ; vous devez alors éviter l'ensemble des médicaments de cette classe. En cas d'urgence vitale sans alternatives, on peut vous proposer des protocoles de désensibilisation à une β-lactamine en milieu hospitalier.

VRAI-FAUX

« JE PEUX PRÉVENIR LA RÉACTION ALLERGIQUE À UN MÉDICAMENT À L'AIDE DES MÉDICAMENTS ANTI-ALLERGIQUES. »

FAUX
Le traitement préventif n'a pas ou peu d'efficacité. Cette prémédication est dangereuse en cas d'allergie : elle peut réduire les symptômes sans empêcher l'allergie. En revanche, en cas d'hypersensibilité non allergique, elle peut avoir une place.

6 • Quelles alternatives en cas d'hypersensibilité allergique aux β-lactamines ?

En cas d'allergie avérée ou d'hypersensibilité non allergique invalidante, le bilan allergologique permet de guider le choix d'une éventuelle alternative.

En cas d'allergie avérée aux pénicillines

Vous avez une allergie confirmée à une pénicilline :
- par une histoire clinique évocatrice et un test cutané positif (prick-test, IDR ou patch-test) ; ou éventuellement des IgE spécifiques positives,
- par une réaction immédiate au cours d'un test de réintroduction, ou une réaction retardée évocatrice de toxidermie avec une histoire compatible.

Sont contre-indiquées l'ensemble des pénicillines et les céphalosporines de première génération (C1G), du fait de réactions croisées possibles, même si elles sont rares, sachant qu'il existe des alternatives à ces céphalosporines. Le bilan allergologique doit comporter des tests avec au moins une céphalosporine de seconde (C2G) ou de troisième génération (C3G) et, éventuellement, les IgE de céphalosporines de première génération. S'il n'y a pas de réaction aux céphalosporines de seconde ou de troisième génération, le médecin peut vous proposer une réintroduction à l'une de ces deux classes. On préfère habituellement la céfuroxime, une céphalosporine de seconde génération dont les chaînes latérales chimiques sont très différentes de celles des pénicillines. Si la réintroduction d'une C2G ou d'une C3G se déroule sans réaction, les deux classes pourront être utilisées ultérieurement.

S'il existe une réaction aux tests cutanés aux céphalosporines ou lors de la réintroduction d'une de celles-ci, toute la famille des β-lactamines sera contre-indiquée.

En cas d'allergie avérée aux céphalosporines?

La classe de céphalosporine incriminée est contre-indiquée en cas d'allergie à une (ou à plusieurs) céphalosporine prouvée:
- par une histoire clinique évocatrice et un test cutané positif (prick-test, IDR ou patch-test), ou éventuellement des IgE spécifiques au céfaclor très positives pour les allergies immédiates;
- par une réaction immédiate au cours d'un test de réintroduction, ou une réaction retardée évocatrice de toxidermie avec une histoire compatible.

Les réactions croisées entre les différentes classes de céphalosporines sont possibles, mais pas systématiques.

Le bilan allergologique comprend des tests aux pénicillines et aux autres classes de céphalosporines (et les IgE spécifiques). S'il n'y a pas de réaction aux pénicillines, on peut vous proposer la réintroduction des aminopénicillines (amoxicilline et ampicilline). En cas d'allergie isolée aux céphalosporines de première génération, on peut aussi vous proposer d'en réintroduire une de troisième génération, dont la structure moléculaire est différente et qui est très utile en cas d'infection. En cas d'allergie isolée aux céphalosporines de deuxième et troisième génération, on peut réintroduire une autre classe dont les tests cutanés sont négatifs. En pratique, si la réintroduction d'amoxicilline a été un succès, les explorations s'arrêtent en général. En effet, si la réintroduction d'une pénicilline se déroule sans réaction, l'ensemble des pénicillines pourront être utilisées ultérieurement.

En cas d'allergie aux deux familles, pénicillines et céphalosporines

Si vous avez une allergie à une pénicilline et à une céphalosporine (ou à plusieurs) avérée à partir d'une histoire clinique évocatrice, d'un test cutané positif (prick-test, IDR ou patch-test) et d'une réaction (ou plusieurs) au cours d'un test de réintroduction, l'ensemble des β-lactamines vous sont contre-indiquées. Vous pourrez alors utiliser si nécessaire les autres classes d'antibiotiques disponibles (fluoroquinolones, macrolides, cyclines, glycopeptides, etc.).

En revanche, si vous contractez une infection grave alors que vous êtes allergique et qu'une β-lactamine est indispensable, on peut vous proposer une réintroduction au monobactam (Aztréonam®) en milieu hospitalier ou plus fréquemment à un carbapénème (habituellement l'Imipénem®). L'autre possibilité est une désensibilisation ou une accoutumance à une β-lactamine, sous antihistaminique, en milieu hospitalier. Le choix peut alors se porter sur une pénicilline plus complexe, appelée pénicilline à spectre étendu, ou une autre β-lactamine, même si elle avait entraîné une réaction par le passé.

En cas d'allergie à une β-lactamine plus complexe

En cas d'allergie au monobactam, ou à un carbapénème, ou à la céfazoline (une céphalosporine à spectre étendu), ou à une pénicilline à spectre étendu, prouvée par des tests cutanés ou une réintroduction, seule la molécule incriminée et la classe à laquelle elle appartient sont habituellement contre-indiquées, s'il n'y a pas de sensibilisation à une autre β-lactamine. L'alternative en cas d'allergie au monobactam et aux carbapénèmes est de réintroduire une autre β-lactamine.

Vous pouvez bénéficier d'une désensibilisation (ou accoutumance) si la molécule incriminée est indispensable. C'est le cas par exemple chez les enfants souffrant de fribrose hystique et dont le profil d'infection est particulier.

7• Quelle place pour la désensibilisation ?

La désensibilisation est également appelée accoutumance médicamenteuse. Le principe général est une réintroduction très progressive d'un médicament auquel la personne est allergique. Elle peut être réalisée avec un antibiotique lorsqu'il n'existe pas d'alternative. Elle est discutée en mettant dans la balance le bénéfice attendu et le risque de réaction allergique. Elle ne conduit pas à la guérison de l'allergie et ne doit pas être appelée à tort induction de tolérance. Elle est appelée désensibilisation, puisque vous serez moins sensible au produit et pourrez le recevoir sans réaction. Elle se pratique en milieu hospitalier, en augmentant les doses progressivement, sous prémédication par antihistaminique. Elle peut durer quelques heures et parfois quelques jours. Si la désensibilisation est efficace, la cure d'antibiotique pourra être réalisée.

ATTENTION !
La désensibilisation n'apporte pas de tolérance immunologique. Il faudra recommencer le protocole chaque fois qu'une nouvelle cure d'antibiotique sera nécessaire.

8• Faut-il avoir une trousse d'urgence ?

Dans les réactions allergiques médicamenteuses, le seul «traitement» est l'éviction des médicaments responsables et le respect des contre-indications. Les antibiotiques ne sont pas en vente libre; le médecin prescripteur doit donc simplement vérifier l'absence d'allergie avant de remplir l'ordonnance. De votre côté, vous devez présenter aux médecins que vous consultez votre carte d'allergique.

La prescription d'une trousse d'urgence est réservée aux allergènes auxquels vous risquez d'être exposé involontairement ou à votre insu, ce qui est le cas des venins d'hyménoptères et des aliments. Il est rare d'être ainsi exposé à un médicament. On ne prescrit habituellement donc pas de trousse d'urgence : une seringue auto-injectable d'adrénaline n'est donc généralement pas nécessaire, sauf en cas d'exposition professionnelle.

Dans les réactions non allergiques, certaines équipes sont amenées à prescrire des traitements préventifs antihistaminiques ou des traitements de la crise urticarienne, notamment dans les urticaires chroniques spontanées favorisées par les médicaments.

DEUX CAS EXCEPTIONNELS D'EXPOSITION

– La consommation accidentelle par une personne allergique des sirops antibiotiques de ses enfants : les parents lèchent parfois la cuiller après avoir donné la dose pédiatrique.

– La consommation d'une viande de provenance inconnue ou de l'étranger qui contiendrait de faibles quantités d'antibiotiques car l'animal aurait été traité avant d'être abattu.

Ces cas exceptionnels ne justifient pas de prescrire une trousse d'urgence chez toutes les personnes allergiques, mais en revanche de bien les informer.

Les anti-inflammatoires non stéroïdiens et l'aspirine

Les anti-inflammatoires non stéroïdiens (AINS), dont l'aspirine, sont largement utilisés pour lutter contre la douleur (antalgique), contre la fièvre (antipyrétique) et contre l'inflammation (anti-inflammatoire). L'aspirine possède en plus des autres AINS une action fluidifiante du sang (action anti-agrégante). Aujourd'hui, les réactions allergiques ou pseudo-allergiques sont regroupées sous le terme d'«hypersensibilité médicamenteuse» qui recouvre des mécanismes différents. On parlera :

– d'hypersensibilité allergique lorsqu'il s'agit d'une réaction immunitaire où le mécanisme en cause fait intervenir des anticorps d'allergie ou des cellules immunitaires particulières (lymphocytes). Ces réactions sont rares voire exceptionnelles avec les AINS ;

– d'hypersensibilité non allergique (antérieurement appelée intolérance) pour laquelle le mécanisme n'est pas lié à une reconnaissance par des anticorps ou des lymphocytes mais à l'effet pharmacologique du médicament ou à une toxicité directe. Ce sont les réactions les plus fréquentes.

Les manifestations cliniques sont très variables. Elles sont le plus souvent cutanées, plus rarement nasales, oculaires et respiratoires et, exceptionnellement, il s'agit de réactions sévères de type anaphylactique. Certaines personnes, encore plus rares, peuvent présenter des toxidermies, atteintes cutanées fixes qui peuvent durer plusieurs jours, voire plusieurs semaines.

Le diagnostic repose sur l'interrogatoire, à la recherche d'une histoire évocatrice. En fonction du mécanisme suspecté, l'allergologue peut pratiquer des tests cutanés en cas d'hypersensibilité allergique ou directement un test de réintroduction médicamenteuse en cas d'hypersensibilité non allergique. Il n'y a pas à l'heure actuelle de bilan sanguin de routine pour explorer l'hypersensibilité aux AINS.

Si le diagnostic est formellement confirmé, le traitement repose sur l'éviction le plus souvent de tous les AINS et de l'aspirine. Des traitements alternatifs peuvent être proposés, voire dans certains cas une désensibilisation. Dans tous les cas, le médecin vous délivrera une carte d'allergique.

1 • Qu'est-ce que l'aspirine ? Qu'est-ce qu'un AINS ?

L'aspirine, ou acide acétylsalicylique, est un dérivé synthétique des salicylates, un composé que l'on trouve dans les feuilles et l'écorce de saule et dans la reine des prés, utilisées depuis l'Antiquité pour leurs vertus antipyrétiques. Leur activité anti-inflammatoire fut initialement découverte par des tribus africaines. Les AINS sont des anti-inflammatoires dits «non stéroïdiens», par opposition aux anti-inflammatoires stéroïdiens, dérivés de la cortisone. Ce sont des molécules chimiques qui possèdent les mêmes propriétés pharmacologiques que l'aspirine. Ils peuvent avoir des structures chimiques différentes, mais agissent de la même façon. Ils sont utilisés pour traiter la fièvre, la douleur, les maladies

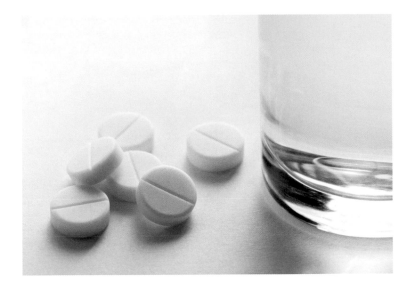

inflammatoires, les menaces d'accouchement prématuré, la fermeture du canal artériel chez le prématuré et en prévention des accidents vasculaires pour éviter la formation de caillots dans les artères.

Il existe différentes façons de classer les AINS. Une classification basée sur leur structure chimique regroupe dans une même famille des molécules proches structurellement : salicylés, pyrazolés, indoliques, propioniques, fénamates, oxicams, coxibs. Cette classification est utile en cas d'hypersensibilité allergique.

Une deuxième classification basée sur leur mécanisme d'action est utile en cas d'hypersensibilité non allergique. Tous les AINS agissent en bloquant des enzymes appelées «cyclo-oxygénases». Ces enzymes permettent la synthèse de nombreux médiateurs de l'inflammation, notamment les prostaglandines. Dans les années 1990, deux formes de la cyclo-oxygénase ont été identifiées : la cyclo-oxygénase 1 (COX-1), présente dans la plupart des tissus, et la cyclo-oxygénase 2 (COX-2) dont la synthèse est essentiellement induite par une inflammation. Les AINS inhibent plus ou moins une des deux enzymes. La deuxième classification des AINS repose donc sur la sélectivité d'action du médicament sur ces deux enzymes. Il existe des inhibiteurs non sélectifs qui inhibent de la même façon les deux formes, des inhibiteurs préférentiels et des inhibiteurs sélectifs de la COX-2. Il faut cependant se méfier de cette classification basée sur l'effet *in vitro* (dans des éprouvettes en laboratoire) des molécules alors que l'effet *in vivo* (sur le corps humain) peut être différent lors de traitement prolongé ou à forte dose.

2• Comment se manifeste une hypersensibilité à l'aspirine?

Les manifestations cliniques qui peuvent faire évoquer une hypersensibilité médicamenteuse à l'aspirine ou aux AINS sont très variables.

Les plus fréquentes sont cutanées : urticaire superficielle ou profonde (angioedème), éruption cutanée rouge, gonflée, associée à des démangeaisons ou à des tensions cutanées. Dans un angioedème, le gonflement, le plus souvent des lèvres et des paupières, est prédominant. Il peut être dangereux s'il se développe au niveau de la gorge ou de la bouche (angioedème). Il se remarque alors par un enrouement, des difficultés à parler, avaler et à respirer.

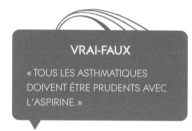

VRAI-FAUX

« TOUS LES ASTHMATIQUES DOIVENT ÊTRE PRUDENTS AVEC L'ASPIRINE. »

FAUX
Seuls les asthmatiques ayant une polypose nasale (tumeurs bénignes dans le nez) doivent être méfiants. L'association asthme et polypose nasale est elle-même fréquemment associée à l'hypersensibilité non allergique aux AINS, et les trois réunis, asthme, polypose, réactions aux AINS, constituent le syndrome de Fernand Widal, qui survient généralement vers 20 à 40 ans. La réaction aux AINS ou à l'aspirine peut se manifester par une conjonctivite, une rhinite et une crise d'asthme particulièrement grave, mais aussi par des manifestations cutanées de type urticaire.

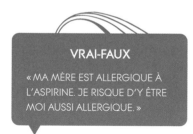

VRAI-FAUX

« MA MÈRE EST ALLERGIQUE À L'ASPIRINE. JE RISQUE D'Y ÊTRE MOI AUSSI ALLERGIQUE. »

FAUX
Il est exceptionnel que l'hypersensibilité à l'aspirine ou aux AINS soit héréditaire, à la différence des allergies aux pollens, aux acariens ou aux aliments.

Il peut y avoir également des manifestations respiratoires au niveau nasal, par exemple obstruction nasale, écoulement, éternuement, et/ou bronchique comme une toux, une gêne respiratoire, une oppression thoracique, voire une crise d'asthme, associées ou non à des symptômes oculaires tels qu'une rougeur des conjonctives ou un larmoiement.

Les anaphylaxies qui associent atteintes cutanées, digestives et respiratoires, voire une chute de tension artérielle avec sensation de malaise intense (choc anaphylactique), sont peu fréquentes. Plus rarement, les AINS peuvent induire des toxidermies, c'est-à-dire des atteintes cutanées fixes, pendant plusieurs jours voire plusieurs semaines. Ces atteintes cutanées sont différentes de l'urticaire qui comporte des lésions mobiles et de durée plus brève. Les formes les plus graves se compliquent de décollement de la peau, voire de souffrance rénale ou hépatique. Il peut arriver que les réactions allergiques soient favorisées par une exposition au soleil : ces photo-allergies surviennent plus particulièrement avec certaines familles d'AINS (oxicams par exemple). L'urticaire chronique est également une maladie prédisposante et les lésions cutanées sont fréquemment aggravées par la prise d'un AINS.

3 • Quelle est la fréquence des hypersensibilités aux AINS et à l'aspirine ?

Les réactions d'hypersensibilité, qui font partie des effets indésirables de ces médicaments, sont moins fréquentes chez l'enfant que chez l'adulte, sans doute du fait d'une moindre consommation de ces traitements chez l'enfant. L'aspirine et les AINS représentent la deuxième cause d'hypersensibilité médicamenteuse après les antibiotiques. Leur fréquence est estimée entre 0,3 et 1 % de la population générale. L'hypersensibilité à l'aspirine et aux AINS représente 21 à 28 % de l'ensemble des hypersensibilités médicamenteuses. Elle est nettement plus élevée chez les personnes souffrant d'urticaire chronique ou d'asthme. Cependant, ces réactions d'hypersensibilité sont nettement surestimées par les personnes et les allergies vraies sont rares. Il s'agit beaucoup plus souvent d'une hypersensibilité non allergique.

4 • Comment reconnaître une hypersensibilité à l'aspirine ?

Généralement, au moment de la consultation, vous n'avez plus de symptômes. Le diagnostic repose donc essentiellement sur l'histoire clinique qui va être reconstituée par l'interrogatoire, lequel doit être très minutieux avec une description précise des symptômes qui ont fait suspecter les AINS et en particulier des manifestations cutanées : des photographies des lésions peuvent aider l'allergologue. Quel a été le type de médicament suspect ? À quelle dose ? Quel délai de survenue entre les symptômes et la prise du médicament ? Y avait-il d'autres médicaments associés ? Des épisodes similaires se sont-ils produits avec d'autres AINS ? Et à l'inverse y a-t-il des antalgiques ou AINS bien tolérés ? L'allergologue cherche à confirmer ou infirmer la responsabilité des AINS ou de l'aspirine dans vos symptômes et, en cas de confirmation, à identifier si possible le mécanisme de l'hypersensibilité (allergique ou non allergique), car de ce mécanisme va dépendre la conduite à tenir à l'égard des autres AINS.

Comment affirmer la responsabilité de l'aspirine?

Comme pour tout autre médicament, le médecin évalue la responsabilité des AINS ou de l'aspirine en fonction de critères cliniques (est-ce que cette réaction ressemble à une réaction aux AINS?), de critères chronologiques (est-ce que cette réaction est survenue dans un délai compatible avec une hypersensibilité?), de critères de reproductibilité (est-ce que vous avez repris le médicament suspect et, si oui, la réaction d'hypersensibilité s'est-elle reproduite?). Le délai de survenue des symptômes par rapport à la prise du médicament est variable, pouvant aller de quelques minutes à plusieurs heures. L'allergologue vous fait préciser la chronologie d'apparition et l'évolution des différents signes cliniques cutanés respiratoires, digestifs et généraux. Il recherche les signes éventuels de gravité. Au terme de cette enquête, il évoque l'hypothèse d'une hypersensibilité ou récuse le diagnostic.

Comment différencier hypersensibilité allergique ou non allergique?

Si vous rapportez des histoires crédibles d'hypersensibilité avec plusieurs familles d'AINS ou avec un AINS et l'aspirine, l'allergologue retient l'hypothèse d'une hypersensibilité non allergique. Si vous rapportez un épisode isolé avec un seul AINS ou avec l'aspirine, les conclusions sont plus délicates et vont dépendre du reste du contexte:

– Vous prenez d'autres AINS de classes différentes ou de l'aspirine sans conséquence clinique: dans ce cas, une hypersensibilité allergique due à des anticorps est envisageable. Ce sont les rares cas où les tests cutanés présentent un intérêt.

– Si vous ne prenez aucun autre AINS ni aspirine: il est alors impossible, par la seule histoire, de différencier une hypersensibilité non allergique d'une hypersensibilité allergique. Il faudra souvent effectuer un test de réintroduction pour trancher.

Les tests cutanés

Dans les réactions d'hypersensibilité aux AINS, le mécanisme le plus fréquent est l'hypersensibilité non allergique, une réaction non immunitaire, sans anticorps anti-médicament. Les tests cutanés ont donc peu d'intérêt. Les anti-inflammatoires bloquent l'enzyme cyclo-oxygénase, ce qui aboutit à une accumulation de molécules dont l'action est responsable des symptômes. Ce mécanisme d'action étant commun à tous les AINS, c'est la raison pour laquelle les personnes rapportent des accidents avec plusieurs anti-inflammatoires de familles différentes.

Les réactions d'hypersensibilité allergique sont exceptionnelles. Les tests cutanés n'ont cependant pas de valeur établie pour cette classe de médicaments.

Les tests sanguins

En routine, aucun test sanguin n'est validé. Dans certains centres spécialisés, des tests d'activation des cellules de l'allergie de la personne malade en présence de l'AINS concerné ou de l'aspirine peuvent être effectués dans le cadre de la recherche.

Le test de réintroduction

Il consiste à administrer le médicament sous surveillance médicale continue en milieu hospitalier, à des doses progressivement croissantes, jusqu'à ce que les signes apparaissent. Si vous avez décrit une réaction reproductible avec un même AINS ou l'aspirine, ce test a peu d'intérêt car la reproductibilité de

VRAI-FAUX

« L'ASPIRINE M'A DONNÉ UN PREMIER ŒDÈME ET DEPUIS ME DONNE UNE URTICAIRE CHRONIQUE. »

FAUX

Les personnes souffrant d'une urticaire chronique font des poussées d'urticaire lorsqu'ils consomment de l'aspirine ou des AINS. L'œdème est une forme d'urticaire (urticaire profonde) et l'aspirine n'a fait que révéler l'urticaire chronique.

VRAI-FAUX

« L'ALLERGIE À L'ASPIRINE PEUT DISPARAÎTRE. »

VRAI

Qu'il s'agisse de manifestations cutanées ou respiratoires, certaines personnes voient leur hypersensibilité à l'aspirine et aux AINS disparaître. C'est pourquoi il faut savoir consulter même si la réaction est très ancienne. Le bilan allergologique pourrait permettre de lever une contre-indication ancienne.

la réaction est déjà un très bon critère diagnostique. Il est indiqué dans les circonstances suivantes :

– Votre histoire clinique n'est pas très convaincante parce que les symptômes sont peu évocateurs ou le délai peu compatible… Le but de ce test est alors d'infirmer le diagnostic.

– Votre histoire est convaincante pour un AINS mais on ne connaît pas votre tolérance pour les AINS des autres familles. Dans cette situation, on choisit souvent d'administrer l'aspirine. Si l'aspirine déclenche des symptômes identiques, vous présentez une hypersensibilité non allergique due à l'effet pharmacologique des médicaments. Si l'aspirine est bien tolérée, vous présentez probablement une hypersensibilité allergique.

L'objectif d'une réintroduction est donc davantage d'infirmer une allergie que de la confirmer ou de proposer une alternative thérapeutique.

Pour l'aspirine, il peut être intéressant de déterminer votre seuil de réactivité, c'est-à-dire la dose déclenchante la plus faible, car c'est ce seuil qui permettra d'autoriser ou non l'administration d'aspirine à dose anti-agrégante. L'effet anti-agrégant de l'aspirine est obtenu avec de faibles doses de 75 à 150 mg. Or, dans l'hypersensibilité non allergique à l'aspirine, la réaction dépend souvent de la dose. L'aspirine peut donc être déclenchante à dose anti-inflammatoire (et donc contre-indiquée à cette dose) et bien tolérée à dose anti-agrégante (et donc autorisée à cette dose).

5 • Que faire ?

Les réactions d'hypersensibilité aux AINS sont dans la grande majorité des cas des réactions non allergiques en relation avec l'effet pharmacologique de ces traitements et non avec une réaction immunitaire qui impliquerait la structure de la molécule. C'est une situation un peu particulière en allergie médicamenteuse qui impose un raisonnement différent. Dans l'allergie vraie, la prévention passe par une étude d'allergie croisée basée sur des similitudes de structure chimique. Dans l'hypersensibilité non allergique, et donc pour les AINS, la prévention passe par une étude du type d'activité pharmacologique (anti-COX) dans laquelle la structure du médicament n'intervient pas. Il n'y a que les rares cas d'allergie vraie aux AINS qui seront traités par le raisonnement « allergie croisée ».

On peut traiter les symptômes d'une réaction d'hypersensibilité (traitement curatif) mais la meilleure solution est d'éviter les récidives. En cas d'hypersensibilité non allergique aux AINS et à l'aspirine, le médecin recherchera avec vous des alternatives médicamenteuses qui répondent aux différentes fonctions de cette famille : anti-inflammatoire, antalgique (contre la douleur), antipyrétique (contre la fièvre), anti-agrégante.

Comment traiter les symptômes ?

Le médecin vous prescrira des médicaments qui traitent les symptômes d'hypersensibilité :

– les antihistaminiques en cas d'éruption cutanée, de démangeaisons, de rhinite, de conjonctivite ;

– les corticoïdes en comprimés ou injectables en cas de gonflements, de gêne respiratoire ;

– les bronchodilatateurs inhalés en cas de gêne respiratoire.

VRAI-FAUX

« JE PEUX UTILISER LES MÉDICAMENTS ANTI-ALLERGIQUES POUR EMPÊCHER LA RÉACTION D'HYPERSENSIBILITÉ D'UN AINS AUQUEL JE SUIS RÉACTIF. »

FAUX
Le traitement curatif n'a pas ou peu d'efficacité de façon préventive. Cette procédure pourrait être dangereuse.

L'adrénaline injectable est le traitement de référence des formes les plus sévères qui comportent un malaise du fait de la baisse de tension artérielle (choc anaphylactique) ou une forte gêne respiratoire qui ne répond pas bien au traitement bronchodilatateur.

Quels médicaments éviter?

Dans la situation la plus fréquente, à savoir les réactions d'hypersensibilité non allergique, le mécanisme est commun à pratiquement tous les anti-inflammatoires non stéroïdiens. Les contre-indications concernent donc la grande majorité des AINS, en particulier ceux qui agissent préférentiellement sur l'enzyme COX-1 (dits anti-COX-1). Les AINS qui agissent sur la COX-2 (anti-COX-2) seront parfois autorisés. Dans les rares cas où un mécanisme immunitaire est confirmé, seule la famille de l'AINS responsable est contre-indiquée.

Quelles alternatives pour l'activité anti-inflammatoire?

Cette question se pose essentiellement pour les hypersensibilités non allergiques aux AINS où les contre-indications sont nombreuses. Elle se pose beaucoup moins pour les allergies vraies où seule la famille concernée est contre-indiquée. Les anti-inflammatoires non stéroïdiens sélectifs ou coxibs représentent une alternative intéressante. La majorité des AINS bloquent les deux types de cyclo-oxygénase (COX-1 et COX-2) avec plus ou moins de puissance. Les coxibs, des AINS récemment mis sur le marché, agissent différemment en inhibant de façon sélective la COX-2. Généralement bien tolérés, ils ne vous seront néanmoins autorisés par l'allergologue qu'après vérification de leur innocuité par un test de réintroduction effectué sous surveillance médicale.

La cortisone est un anti-inflammatoire stéroïdien dont le mécanisme d'action est différent. Elle est donc bien tolérée par les personnes qui présentent une hypersensibilité non allergique aux AINS.

Quelles alternatives pour l'activité antalgique?

L'acétaminophène est en général un bon recours. Toutefois, à doses élevées, il peut également agir en bloquant la cyclo-oxygénase et, chez les personnes les plus sensibles, être à l'origine de réactions qui sont souvent de moindre gravité. Il peut être utile de réaliser un test de réintroduction à plus faible dose pour vérifier la tolérance avant d'autoriser ce médicament. Les autres antalgiques, le tramadol et les dérivés morphiniques sont utilisables.

Quelles alternatives pour l'activité antipyrétique?

L'acétaminophène peut être recommandé avec les mêmes réserves que ci-dessus.

Quelles alternatives pour l'activité anti-agrégante (fluidification du sang)?

L'aspirine peut parfois déclencher une hypersensibilité à dose anti-inflammatoire mais pas à petite dose anti-agrégante. Dans ce cas, l'aspirine peut être conservée dans cette indication. En revanche, si l'aspirine n'est pas tolérée à dose fluidifiante, ce que montre un test de réintroduction, la recherche d'une alternative s'impose. Le médecin peut vous prescrire d'autres anti-agrégants plaquettaires ou vous proposer une désensibilisation.

Désensibilisation ou accoutumance?

L'accoutumance médicamenteuse est également couramment appelée désensibilisation. Certaines pathologies, rhumatismales en particulier, relèvent d'un traitement par AINS au long cours. Chez une personne sensible aux AINS,

VRAI-FAUX

« JE SUIS ALLERGIQUE À L'ASPIRINE. JE PEUX ÊTRE TRAITÉ PAR UN AUTRE AINS. »

FAUX mais…
Le plus souvent, la réaction à l'aspirine est une hypersensibilité non allergique et le mécanisme d'action est commun aux AINS. Il y a donc de fortes chances que vous ne tolériez pas non plus la majorité des AINS. Vous pouvez toutefois tolérer les AINS qui inhibent préférentiellement ou sélectivement la cyclo-oxygénase-2 (célécoxib).

une accoutumance peut alors être proposée en milieu spécialisé après un test de réintroduction. Plusieurs protocoles sur plusieurs jours augmentent très lentement les doses, ce qui induit progressivement une tolérance de l'organisme et permet d'atteindre une dose définie d'AINS. Cette dose atteinte pendant l'hospitalisation devra ensuite être prise de façon quotidienne et poursuivie au domicile. Il s'agit d'un traitement quotidien qui, en principe, ne doit pas être interrompu plus de 48 heures sous peine de rupture de la tolérance clinique qui nécessiterait de réinitialiser le protocole.

Faut-il une trousse d'urgence?

Dans les réactions, allergiques ou non, aux médicaments, le seul traitement convenable est l'éviction des médicaments responsables, et le respect de leur contre-indication permet d'éviter les récidives. Il en va donc de même pour les AINS. La prescription d'une trousse d'urgence qui contient des médicaments à votre disposition pour faire face à une éventuelle urgence allergologique est essentiellement réservée aux allergènes auxquels vous risquez d'être exposé involontairement (insectes par exemple) ou à votre insu (aliments cachés par exemple). Il est rare d'être exposé involontairement ou à son insu à un médicament, AINS ou autre. La prescription d'une trousse d'urgence n'est donc pas obligatoire. Cependant, il faut rester vigilant, les anti-inflammatoires de faible puissance sont en vente libre avec comme seule notification: «douleur et fièvre». Assurez-vous auprès du pharmacien qu'il ne s'agit pas d'un AINS.

Les anesthésiques locaux

LES FEUILLES DE COCA, LE PREMIER ANESTHÉSIQUE LOCAL

Carl Köller, un médecin autrichien, est le premier, à la fin du XIXe siècle, à se servir de la cocaïne issue de feuilles de coca, une plante cultivée par les Indiens d'Amérique du Sud, comme anesthésique local pour la chirurgie oculaire.

Les anesthésiques locaux sont des substances qui permettent une anesthésie de surface, locale et réversible. C'est au milieu du XXe siècle qu'est découverte la lidocaïne, le premier anesthésique local de synthèse, qui reste actuellement le plus utilisé. Les anesthésiques locaux sont largement utilisés en médecine, pour les interventions en chirurgie ou en dentisterie, mais parfois aussi en auto-médication, comme par exemple des pastilles contre les maux de la gorge. Si les hypersensibilités allergiques aux anesthésiques locaux sont exceptionnelles, il peut se produire de nombreux effets secondaires. Il est important de savoir reconnaître les signes cliniques de l'allergie et de les distinguer des effets secondaires classiques de l'anesthésie locale ou du geste chirurgical lui-même. Une réaction aux anesthésiques locaux est en effet souvent qualifiée d'allergique. C'est pourquoi il vous est proposé un bilan allergologique si vous avez fait une telle réaction afin de ne pas éliminer à tort l'utilisation de ces molécules et d'éviter le recours aux anesthésies générales qui ont plus d'effets secondaires.

1•Comment se manifeste une réaction aux anesthésiques locaux?

Quels sont les effets indésirables non allergiques?

Ces réactions peuvent survenir, quel que soit le mode d'administration du produit, en application locale ou injection. La majorité des réactions sont d'ordre toxique, pharmacologique ou psychosomatique, les véritables réactions allergiques sont rares. Les réactions secondaires classiques et bien connues sont très variées. Des manifestations neurologiques banales telles que pâleur, malaise (lipothymie), chute de tension, sensation de chaleur, fourmillement des extrémités, hyperventilation, gêne thoracique surviennent fréquemment. Si l'anesthésique passe dans la circulation sanguine, ou s'il est injecté en trop grande quantité, il peut entraîner une toxicité neurosensorielle avec des vertiges, des acouphènes (bourdonnements d'oreille), un engourdissement (paresthésie) de la langue, un goût métallique, des taches lumineuses (phosphènes), des vertiges, des tremblements, plus rarement des convulsions, mais également une toxicité cardio-vasculaire avec des troubles du rythme cardiaque, un arrêt cardiaque, une chute de tension. Classiquement les signes de toxicité neurologique surviennent avant les signes de toxicité cardiaque car celle-ci apparaît pour des doses plus élevées.

UN MALAISE EST-IL ALLERGIQUE OU NON ?

Devant un simple malaise après l'injection d'anesthésique local, par exemple chez un dentiste, sans autre signe cutané digestif ou respiratoire, il n'est pas toujours facile de dire s'il s'agit ou non d'une allergie, un bilan allergologique est donc justifié pour autoriser sans risque une anesthésie ultérieure.

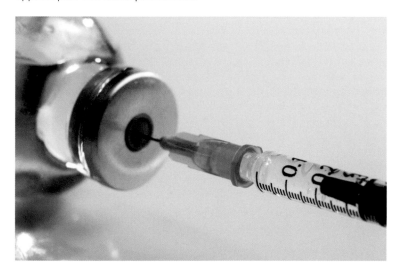

Des réactions dues aux molécules associées peuvent apparaître, allergiques avec des sulfites et du latex, pâleur et sueurs avec l'adrénaline. Certaines réactions ne viennent pas de l'anesthésie locale elle-même, mais du geste chirurgical, comme un œdème localisé au niveau d'une dent traitée.

Les personnes souffrant d'angioedèmes récidivants peuvent faire un œdème du visage, blanc, symétrique, avec parfois une gêne respiratoire qui évolue sur plusieurs jours et répond mal aux traitements antihistaminiques et corticoïdes. Il s'agit alors d'une maladie non allergique, mais qui peut être héréditaire. Il n'est pas facile de faire la différence avec une allergie et il faut en discuter avec le médecin traitant avant une éventuelle consultation dermatologique ou allergologique.

Quelles sont les réactions allergiques dues aux anesthésiques locaux ?

Les réactions allergiques ou d'hypersensibilité allergique de survenue immédiate, dans les minutes voire dans l'heure, se produisent surtout avec les anesthésiques locaux injectables :

– apparition de rougeurs et d'urticaire localisées ou généralisées, démangeaisons, œdème qui peut s'accompagner de douleurs abdominales, nausées, diarrhée, vomissements ;
– gêne respiratoire avec gêne à la déglutition, difficulté à parler, oppression, sensation d'étouffement, sifflements, crise d'asthme ;

– malaise avec parfois perte de connaissance qui traduit le choc anaphylactique.

Ces symptômes peuvent être isolés avec seulement une urticaire ou se succéder jusqu'à la perte de connaissance. Ils s'améliorent rapidement dans les heures qui suivent et ne persistent guère après 48 heures.

Les réactions retardées, de deux heures à plusieurs jours après le contact avec l'anesthésique, sont localisées au niveau de la zone d'application de l'anesthésique, mais peuvent également être généralisées. L'évolution est aussi plus longue, quelques jours à quelques semaines. Il s'agit essentiellement d'un eczéma, de lésions rouges vésiculeuses qui démangent, d'œdème parfois, plus rarement d'éruptions cutanées, avec hyper-éosinophilie.

2• Les différents anesthésiques locaux

Issus de l'acide benzoïque, les anesthésiques locaux sont classés en deux groupes :
– les amides, utilisés principalement en chirurgie et en dentisterie, qui occasionnent le plus souvent des réactions allergiques dites immédiates ;
– les esters qui entraînent des réactions retardées.

Ils agissent au niveau de leur site d'application ou d'injection par un blocage réversible de l'influx nerveux. Ils agissent plus rapidement sur les petites fibres des nerfs, qui véhiculent la douleur, avant d'agir sur les plus grosses fibres, motrices. La disparition des sensations se fait de la façon suivante : douloureuse, thermique puis tactile. La récupération se fait dans l'ordre inverse. Lorsqu'ils sont utilisés en anesthésie loco-régionale, leur application au niveau des nerfs permet une anesthésie à la surface du nerf pour les fibres à destinée proximale (situées à la périphérie du nerf) puis en profondeur pour les fibres distales, ce qui explique la diffusion des anesthésiques proximales vers les extrémités. Ce mécanisme d'action explique aussi la toxicité notamment cardiaque des anesthésiques locaux. En raison de leur effet vasodilatateur, ils sont associés souvent à des vasoconstricteurs afin de limiter les saignements, ce qui est contre-indiqué dans les chirurgies des extrémités, comme les doigts ou les orteils, à cause du risque de nécrose.

L'effet cardiaque anti-arythmique est variable selon la molécule, plus faible avec les esters. Leur élimination se fait par le foie pour les amides ou par métabolisme plasmatique (destruction par étapes dans le sang) pour les esters.

Les anesthésiques locaux du groupe des amides sont commercialisés surtout sous forme injectable. On les trouve également sous forme de collyre, collutoire, crème, patch, suppositoire, goutte auriculaire, gel dentaire. Leur rapidité et leur durée d'action sont variables, et leur usage en tient compte.

LES ANESTHÉSIQUES LOCAUX LES PLUS FRÉQUEMMENT UTILISÉS		
Famille	Nom de la molécule	Nom de marque
Groupe des amides	Lidocaïne	Xylocaïne®, Lidodan®, Xylocard®, Polysporin® Bactine®, Emla®, Instillagel®
	Prilocaïne	Emla®
	Bupivacaïne	Marcaïne®, Sensorcaine®
	Articaïne	
	Mépivacaïne	Carbocaïne®
Groupe des esters	Ropivacaïne	Naropin®
	Procaïne	
	Benzocaïne	Auralgan®, Bionet®, Anbesol®
	Tétracaïne	Pontocaïne®

Source : Compendium des produits et spécialités pharmaceutiques (CPS), 2013

3• Quelle est la fréquence des réactions?

Plus de 6 millions de personnes bénéficient d'injection d'anesthésie locale par jour. Les effets secondaires sont rares et moins de 1% de ces effets secondaires seraient des allergies. Les réactions immédiates sont rares voire exceptionnelles au vu de la fréquence d'utilisation des anesthésiques locaux en chirurgie ou en dentisterie. Elles sont estimées à moins de 1% des réactions anaphylactiques en France. Depuis 30 ans, moins d'une cinquantaine de cas de réaction allergique ont été recensés, la plupart pour les anesthésiques du groupe des amides. Donc la quasi-totalité des réactions aux anesthésiques locaux correspond à des hypersensibilités non allergiques. Par ailleurs, les réactions retardées sont beaucoup plus fréquentes, il peut même s'agir d'eczéma de contact professionnel chez les ophtalmologistes. La fréquence des allergies de contact aux anesthésiques locaux est estimée entre 1 et 10% de la population selon les études et les pays.

4• Comment identifier une hypersensibilité allergique aux anesthésiques locaux?

Toutes les personnes qui ont eu une réaction évocatrice d'allergie après une anesthésie locale peuvent bénéficier d'un bilan allergologique afin d'infirmer ou non l'allergie. En effet, devant le risque important d'allergie croisée, toute la famille des anesthésiques locaux concernée devient contre-indiquée en attendant le bilan allergologique, ce qui peut être particulièrement lourd:

– Pour les réactions immédiates, les réactions allergiques croisées sont fréquentes entre les anesthésiques locaux d'une même famille, mais il n'y a pas d'allergie croisée entre anesthésiques locaux de familles différentes.
– Pour les réactions retardées, si les réactions allergiques croisées sont fréquentes entre les anesthésiques locaux d'une même famille, les cas de réactions croisées entre amides et esters (lidocaïne et benzocaïne) restent exceptionnels.

Après un interrogatoire soigneux, en particulier sur les antécédents allergiques, l'allergologue réalise un bilan cutané allergologique en fonction de la réaction présentée et du produit incriminé si l'histoire clinique est compatible avec une allergie. Il recherche également une allergie au latex et aux autres produits qui ont éventuellement été utilisés au moment de la réaction.

Si vous avez fait une réaction immédiate

Il s'agit le plus souvent de réaction avec les anesthésiques locaux à fonction amide. L'allergologue réalise des prick-tests au produit concerné avec des témoins positifs et négatifs pour vérifier la réactivité cutanée. Si ces tests se révèlent négatifs, il passe alors à l'intradermoréaction en injectant 0,02 à 0,05 ml d'anesthésique local dans la peau. La lecture se fait après 15 minutes. Si la première concentration est négative, il augmente progressivement la concentration. Les molécules testées sont les molécules sans additif, sans vasoconstricteur associé, qui existent par voie injectable:

– Si le test est positif, ce que révèlent une augmentation significative de la taille de la papule et l'apparition d'une rougeur, l'allergologue arrête les

ATTENTION! Il est indispensable de connaître le nom de la substance initialement en cause dans votre réaction pour savoir quels tests cutanés sont nécessaires. Ce renseignement est donné par le dentiste, l'anesthésiste, le médecin traitant ou par vous-même.

VRAI-FAUX

« EN CAS DE RÉACTION ANTÉRIEURE À UN ANTIBIOTIQUE, J'AI DES RISQUES DE DÉVELOPPER UNE RÉACTION À UN ANESTHÉSIQUE LOCAL. »

FAUX
Il n'y a pas de réactions croisées entre antibiotiques et anesthésiques locaux, de même qu'il n'y a pas de réactions croisées entre anesthésiques locaux et anesthésiques généraux.

165

ATTENTION ! Ces tests, comme tous les tests cutanés, ne pourront pas être effectués si vous prenez certains médicaments, comme des antihistaminiques. L'allergologue fera aussi systématiquement un test cutané au latex puisqu'il s'agit de réaction en milieu de soins.

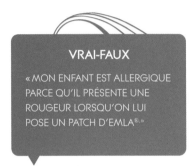

VRAI-FAUX

« MON ENFANT EST ALLERGIQUE PARCE QU'IL PRÉSENTE UNE ROUGEUR LORSQU'ON LUI POSE UN PATCH D'EMLA®. »

FAUX
L'Emla®, une crème anesthésique locale, entraîne souvent des effets secondaires : pâleur, œdème, douleur, rougeur parfois prurigineuse, qui ne sont pas des allergies. L'allergie ne sera évoquée que s'il s'agit d'une réaction de type eczéma survenant plusieurs heures après avoir enlevé le patch, ou exceptionnellement d'urticaire.

tests cutanés pour cet anesthésique local et pose le diagnostic d'allergie à l'anesthésique local testé si les autres données, histoire et examen physique, sont compatibles. Il complète alors le bilan par des tests cutanés aux autres anesthésiques locaux de la même famille à la recherche de réactions croisées et vous propose, le cas échéant, une alternative thérapeutique. Il vous remet une carte d'allergie.

– Si les tests sont négatifs, il effectue un test de provocation, en l'absence de contre-indication, par une injection en sous-cutané de l'anesthésique local sans vasoconstricteur, non dilué, à une dose de 0,5 à 1 ml, sous surveillance médicale prolongée. En l'absence de réaction, le test est considéré comme négatif, il n'y a pas d'allergie à l'anesthésique local injecté.

Les tests de provocation ne sont réalisés que dans des circonstances strictes, après avoir obtenu votre consentement éclairé, dans des milieux médicaux sécurisés et si la substance testée est indispensable. Ils sont contre-indiqués si vous prenez certains médicaments comme des bêtabloquants ou si vous souffrez d'une infection aiguë comme une bronchite ou une infection ORL… Des recommandations particulières sont émises pour la femme enceinte dans le cadre des allergies aux anesthésiques locaux. Il n'y a pas lieu actuellement d'effectuer de bilan sanguin dans le diagnostic d'une allergie aux anesthésiques locaux. Des dosages biologiques sont en cours d'évaluation.

Si vous avez fait une réaction retardée

Si vous présentez un eczéma de contact après l'application d'anesthésiques locaux (crème…), l'allergologue ou le dermatologue vous proposera un bilan avec des patch-tests au produit suspecté et aux produis anesthésiques de la même famille. Il vous pose sur le dos pendant 72 heures une préparation comportant l'anesthésique local sous occlusion avec un témoin négatif. Il s'agit le plus souvent de préparations commerciales standardisées. Des patch-tests aux parabens et aux autres substances qui peuvent avoir été utilisées dans la préparation initiale de l'anesthésique local au moment de la réaction peuvent aussi être posés. Si une rougeur, des vésicules, un œdème ou des démangeaisons apparaissent après 72 heures, le test est considéré comme positif. L'allergologue complète alors le bilan par la recherche d'allergie croisée à d'autres anesthésiques locaux de la même famille, puis d'une éventuelle alternative thérapeutique. En général, en cas d'allergie de contact à un anesthésique local en topique, il est d'usage de contre-indiquer les anesthésiques locaux de la même famille.

Les dosages sanguins

Il n'y a pas lieu actuellement d'effectuer de bilan sanguin dans le diagnostic d'allergie aux anesthésiques locaux. Des dosages biologiques sont en cours d'évaluation.

Les tests de réintroduction

Ils ne sont réalisés que si les tests cutanés sont négatifs. Les mesures sont les mêmes que pour tous les tests de réintroduction, avec des recommandations particulières pour la femme enceinte dans le cadre des allergies aux anesthésiques locaux.

En l'absence de contre-indication, le test de réintroduction consiste à faire un test réaliste avec une injection en sous-cutané de l'anesthésique local sans vasoconstricteur, non dilué, à une dose de 0,5 à 1 ml, sous surveillance médicale prolongée (1 heure). En l'absence de réaction, le test est considéré comme négatif, et on conclut à l'absence d'allergie à l'anesthésique injecté.

5• Que faire?

Dans le cas d'une réaction allergique immédiate et peu sévère, le médecin vous administre un traitement antihistaminique associé parfois à des corticoïdes qui n'ont toutefois pas d'action immédiate. Des mesures de réanimation seront mises en place avec injection d'adrénaline si votre réaction est grave. Dans le cas d'une réaction allergique retardée, un traitement local sera mis en place avec des dermocorticoïdes.

Les produits de contraste radiologiques

L'allergie aux produits de contraste radiologiques est un motif fréquent de consultation en allergologie. En effet, il n'est pas rare, l'âge venant, d'avoir besoin d'une exploration radiologique qui nécessite, pour visualiser les vaisseaux, une injection d'un produit particulier que l'on appelle produit de contraste radiologique (PCR). Dans certains cas, il se produit une réaction inattendue, soit quelques minutes ou quelques heures après, soit quelques jours après, l'injection, que l'on appelle réaction d'hypersensibilité et qui peut être de nature allergique ou non. Dans leur grande majorité, les hypersensibilités non allergiques ne sont pas graves et ne nécessitent aucune contre-indication. Au contraire, les hypersensibilités allergiques peuvent être graves et contre-indiquent la molécule. Il est cependant difficile de faire la différence entre une vraie allergie et une hypersensibilité non allergique aux produits de contraste iodé et l'avis d'un allergologue est alors nécessaire.

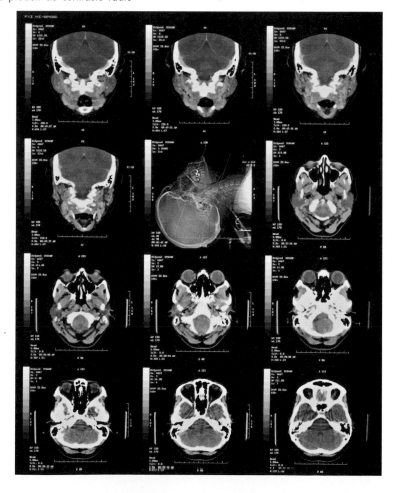

1• Qu'est-ce qu'un produit de contraste radiologique?

Un produit de contraste radiologique est une molécule particulière injectée dans les vaisseaux sanguins ou dans une articulation pour les rendre visibles sur le cliché de radiographie. En effet, seuls les os, le cœur, les grosses artères ou le poumon sont visibles sur les radiographies conventionnelles. L'injection d'un produit de contraste permet de réaliser des examens radiologiques plus précis.

QUEL EST LE RÔLE DE L'IODE DANS UNE ALLERGIE À UN PRODUIT DE CONTRASTE RADIOLOGIQUE ?

Les produits de contraste radiologiques contiennent des atomes d'iode, un élément chimique de la famille des halogènes, de symbole I et de numéro atomique 53. L'iode se trouve en faible quantité dans notre environnement et dans notre organisme, où il est indispensable à la synthèse des hormones de la glande thyroïde. Il est présent également dans certains antiseptiques (povidone iodée) et en plus grande concentration dans certains aliments (sel iodé, poisson, crustacés…). Il ne peut induire de réaction allergique : la molécule est trop petite et nous ne pouvons pas être allergiques à un de nos constituants ! Lors d'une allergie vraie aux PCR, notre système immunitaire reconnaît la structure du PCR et non l'atome iode contenu dans cette structure. En revanche, il est vrai que le poisson et les crustacés, notamment s'ils ne sont pas frais, peuvent être irritants et déclencher des symptômes proches de ceux d'une l'allergie, ce qui est probablement à l'origine du mythe de l'allergie à l'iode !

LES PRINCIPAUX PRODUITS DE CONTRASTE RADIOLOGIQUES	
Nom de la molécule	Nom de marque
PCR ioniques tri-iodés haute osmolalité	
PCR non ioniques tri-iodés faible osmolalité	
Ioversol	Optiray®
Iopromide	Ultravist®
PCR hexa-iodés (dimères)	
Iodixanol	Visipaque®

Il existe plusieurs types de produits de contraste, selon leur concentration et le type d'examen : radiologie conventionnelle, scanner (TDM ou tomodensitométrie). Pour les IRM (imagerie par résonance magnétique), des produits gadolinés (contenant du gadolinium) sont les équivalents des PCR.

2• Comment se manifeste une réaction aux produits de contraste radiologiques ?

Les réactions, allergiques ou non, peuvent être immédiates, dans les minutes ou heures qui suivent l'injection, ou retardées, plusieurs heures ou plusieurs jours après. Les réactions immédiates sont le plus souvent une éruption cutanée d'urticaire, des troubles digestifs tels que vomissements et diarrhée, des troubles respiratoires ou ORL, voire un malaise jusqu'au choc anaphylactique. Les réactions retardées sont le plus souvent des réactions cutanées comme une urticaire, une infiltration (gonflement de la peau) et parfois des bulles, qui peuvent être accompagnées de fièvre ou d'une altération de l'état général.

3• Quelle est la fréquence des réactions ?

L'allergie aux produits de contraste radiologiques est rare, 100 à 600 cas par an, au regard du nombre important d'examens radiologiques réalisés chaque année. On estime ainsi sur 75 millions d'injections de PCR qu'il y a 1 à 3 % de réactions d'hypersensibilité aux PCR. De plus, la majorité des réactions d'hypersensibilité aux PCR sont non allergiques. Ces dernières sont d'autant plus fréquentes que les personnes sont âgées, fragiles, atteintes d'une maladie grave comme un cancer et qu'elles prennent des médicaments irritants, appelés histamino-libérateurs. Il s'agit de médicaments qui sont responsables d'un effet direct sur les cellules intervenants dans l'allergie, les mastocytes, sans un mécanisme d'allergie vraie.

4• Quel est le mécanisme de l'allergie aux PCR ?

Si les symptômes des réactions d'hypersensibilité allergique sont très proches des réactions d'hypersensibilité non allergique, les mécanismes impliqués ne sont pas les mêmes. Dans les allergies, notre système immunitaire reconnaît le PCR de façon excessive avec un risque de réaction grave, voire mortelle. Dans les réactions non allergiques, c'est le PCR qui est directement irritant pour le corps. Ainsi, dans l'allergie, la réaction est indépendante de la dose administrée et l'exclusion est obligatoire. Dans les réactions non allergiques, la réaction est d'autant plus fréquente et importante que la dose administrée est élevée, que la personne est fragile, âgée ou malade, mais l'exclusion n'est pas toujours nécessaire.

> **LES MÉDICAMENTS HISTAMINO-LIBÉRATEURS**
>
> – Antibiotiques : sulfamides, pénicillines et dérivés
> – Anti-inflammatoires : aspirine et anti-inflammatoires non stéroïdiens (AINS)
> – Autres médicaments : polymyxine B, colimycine, quinine, morphine, codéine, curares, atropine, thiamine

5• Comment identifier une allergie aux PCR ?

Une allergie à un PCR ne commence pas au premier contact. Il s'écoule un délai d'au moins 3 semaines à plusieurs années, voire une dizaine d'années, entre la première injection et le début de l'allergie. Si vous avez fait une réaction alors que c'est la première fois qu'on vous a injecté un PCR, il s'agit probablement d'une hypersensibilité non allergique et les tests sont inutiles. Une allergie vraie ou une réactivité aux crustacés, au poisson ou au sel iodé n'est pas non plus une indication à effectuer ces tests car il n'y a aucune ressemblance moléculaire entre tous ces produits et l'allergie à l'iode n'existe pas.

En revanche, si vous avez déjà eu des injections de PCR, votre réaction peut être allergique et le médecin vous proposera une exploration pour confirmer l'allergie, au cabinet ou à l'hôpital selon les risques, et proposer une alternative thérapeutique au PCR en cause si les tests sont positifs.

Les tests cutanés aux PCR

La sensibilité et la spécificité des tests cutanés au PCR n'ont pas été clairement établies en Amérique du Nord. Ils ne sont pas employés de routine dans l'évaluation de l'allergie aux PCR.

Le dosage des IgE spécifiques

Il n'y a pas de dosage biologique spécifique dans les allergies aux PCR. Une prise de sang peut éventuellement rechercher une allergie aux gants en latex qui sont souvent utilisés par le radiologiste lorsque ce dernier injecte le PCR.

6• Que faire ?

Devant une réaction aux PCR, le médecin peut prescrire un traitement de façon à réduire, arrêter ou prévenir les symptômes. Pour les réactions immédiates, les traitements sont ceux des réactions allergiques, antihistaminiques ou corticoïdes. L'adrénaline n'est utilisée que dans les cas de réactions graves, telles qu'un choc anaphylactique. Les réactions retardées sont en général traitées par des corticoïdes locaux ou par voie générale.

En prévention, lorsque la réaction n'est pas de nature allergique, le médecin peut proposer un traitement antihistaminique avant l'injection de façon à réduire le caractère irritant du PCR.

169

> **QUELLE CONDUITE TENIR AVANT UNE EXPLORATION RADIOLOGIQUE AVEC DES PRODUITS DE CONTRASTE RADIOLOGIQUES**
>
> – Vous n'avez jamais eu d'injection de PCR. Vous ne pouvez pas avoir de réaction allergique mais vous pouvez avoir une réaction liée au caractère irritant du PCR, surtout si votre peau manifeste sa fragilité par une rougeur ou une urticaire en cas de frottement ou d'exposition à une différence de température, ou si vous prenez d'autres médicaments irritants comme des anti-inflammatoires non stéroïdiens (AINS), de l'aspirine, de la codéine… Votre médecin peut modifier votre traitement habituel et vous prescrire un traitement préventif.
> – Vous avez déjà eu une injection de PCR sans avoir de réaction. Des tests sont inutiles. Cependant si vous avez une fragilité cutanée ou si vous prenez des médicaments irritants comme les AINS, l'aspirine ou la codéine, votre médecin peut modifier votre traitement habituel et vous prescrire un traitement préventif.
> – Vous avez déjà fait une réaction au PCR: une réaction allergique est possible, bien que les causes non allergiques soient plus fréquentes. Selon le type de réaction, consultez un allergologue pour une exploration. Si vous devez subir en urgence un examen radiologique avec PCR, il est possible de vous faire l'examen mais avec un autre PCR.

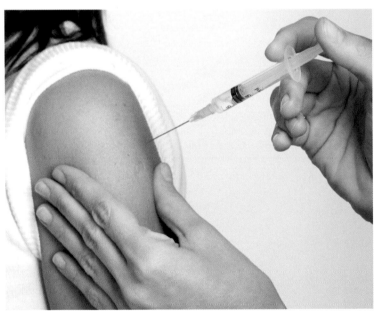

Les vaccins

La vaccination est un moyen de lutte très efficace contre les maladies transmissibles bactériennes ou virales, pour certaines très graves et potentiellement mortelles. Mais, comme tout médicament, elle peut entraîner des effets indésirables. Elle consiste à vous injecter une partie d'un virus ou d'une bactérie pour stimuler votre immunité et développer par la suite des mécanismes de défense spécifiques à la souche injectée, de telle sorte que, si vous rencontrez ultérieurement ce microorganisme, vous soyez déjà doté de protections, c'est-à-dire d'anticorps pour l'éradiquer sans développer les symptômes de la maladie. Une dose initiale est éventuellement suivie de doses de rappel, plus ou moins nombreuses selon les vaccins dont le rythme est établi dans le calendrier vaccinal. On vaccine actuellement plutôt avec des vaccins comprenant des associations de vaccins pour diminuer le nombre d'injections.

Les vaccins contre le pneumocoque et le rotavirus sont administrés à l'âge de 2 et 4 mois, un rappel contre le pneumocoque a lieu à l'âge de 12 mois. Le vaccin contre le méningocoque C est donné à 12 mois, puis en 3e année du secondaire.

LE CALENDRIER VACCINAL

Le calendrier vaccinal a été simplifié chez le nourrisson, l'enfant et l'adulte. La vaccination diphtérie-tétanos-poliomyélite-coqueluche-hépatite B et *Haemophilus influenzae* pour les nourrissons comporte 3 injections à 2 et 6 mois (sans l'hépatite B), avec un rappel à 18 mois. Le rappel ultérieur de DTCP se fait entre 4 et 6 ans, puis en 3e année du secondaire (sans la polio). Un rappel de l'hépatite B se fera en 4e année au primaire. Les enfants doivent désormais recevoir leur première dose de vaccin rougeole-oreillons-rubéole (ROR) à 12 mois, puis la seconde à 16-18 mois. Ils reçoivent également le vaccin contre la varicelle à l'âge de 12 mois. La vaccination des adolescentes contre le papillomavirus est désormais recommandée, entre 11 ans et 14 ans. Les vaccins contre le pneumocoque et le rotavirus sont administrés à l'âge de 2 et 4 mois, un rappel contre le pneumocoque a lieu à l'âge de 12 mois. Le vaccin contre le méningocoque C est donné à 12 mois puis en 3e année de secondaire.

POUR ALLER PLUS LOIN

Le tableau des recommandations vaccinales 2015 selon le protocole d'immunisation du Québec est consultable sur le site du ministère de la Santé et des Services sociaux du Québec (msss.gouv.qc.ca)

1• Comment se manifeste une allergie aux vaccins?

Les manifestations cliniques qui peuvent faire évoquer une hypersensibilité diffèrent selon leur délai d'apparition. Il existe des hypersensibilités immédiates et retardées. De plus, les réactions d'hypersensibilités peuvent, quel que soit le délai, être d'origine allergique ou non. Les réactions sont le plus souvent cutanées. Dans la majorité des cas, il ne s'agit pas de réaction allergique, mais d'une réaction inflammatoire locale. Cette réaction peut survenir si vous êtes hyper-immunisé au vaccin, c'est-à-dire que l'immunité contre le vaccin qui a été injecté antérieurement reste encore très forte.

Les hypersensibilités immédiates aux vaccins

En cas d'hyper-immunisation, les réactions peuvent être immédiates. Les rappels suivants seront souvent bien tolérés, surtout si l'on respecte le nouveau calendrier vaccinal dans lequel les injections de rappel sont beaucoup plus espacées. Ces réactions se produisent aussi souvent avec des vaccins contenant des concentrations élevées d'anatoxine (diphtérique, tétanique) ou d'hydroxyde d'aluminium. Elles sont de toute façon susceptibles de se reproduire quel que soit leur mécanisme. Il est préférable dans ces cas d'utiliser des vaccins monovalents, c'est-à-dire contre une seule maladie, plutôt qu'en association, comme le DTP, avec une vaccination séquentielle en 2 à 3 doses qui sera mieux toléré.

Il peut s'agir d'une allergie vraie si, très rapidement après le vaccin, vous présentez :

– des plaques rouges qui démangent sur tout le corps, avec gonflement (urticaire) ;
– un gonflement du visage ou généralisé (œdème) ;
– un œdème laryngé avec gêne respiratoire liée au gonflement du larynx ;
– une gêne respiratoire avec des sifflements ;
– un malaise ;
– une perte de connaissance avec une chute de la tension artérielle.

Mais ces réactions d'allergie immédiate sont exceptionnelles et encore plus rares depuis l'introduction des anatoxines (substance néfaste pour notre organisme fabriquée par une bactérie) hautement purifiées.

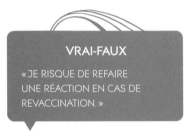

VRAI ET FAUX
Si vous avez présenté une réaction
d'allergie immédiate ou un
eczéma, ces réactions risquent de
se reproduire si on vous réinjecte
le même vaccin. Vous devez
consulter un allergologue avant
toute vaccination ou tout rappel. Si
vous n'avez eu qu'une inflammation
locale, la plupart du temps, aucune
réaction ne se reproduira lors des
rappels.

ATTENTION ! Si vous êtes
sensibilisé à l'aluminium,
ce qui est montré par un
eczéma et des patch-tests
cutanés positifs aux sels
d'aluminium, il vous est
conseillé d'éviter aussi
les anti-transpirants, les
déodorants ou les produits
d'application locale
pouvant contenir des sels
d'aluminium.

Les hypersensibilités retardées aux vaccins

Une réaction autour du point d'injection avec une plaque rouge un peu sèche
qui gratte et qui reste plusieurs jours peut correspondre à un eczéma dû à une
allergie à l'hydroxyde d'aluminium ou à un conservateur tel que le formaldéhyde ou le mercurothiolate. Ce n'est pas un phénomène allergique. Il suffira
d'en parler à votre médecin avant une nouvelle vaccination. Les réactions retardées aux vaccins sont susceptibles de se reproduire mais sont le plus souvent
sans gravité.

2• Quelle est la fréquence des réactions indésirables ?

Une étude américaine prospective a retrouvé un taux très faible de réactions anaphylactiques chez les enfants et les adolescents, de 0,65 par million
de doses de vaccins injectées, dont 21 par million de doses pour le vaccin
diphtérie-tétanos.

3• Les différents vaccins

Les vaccins sont classés en catégories d'après leur nature.

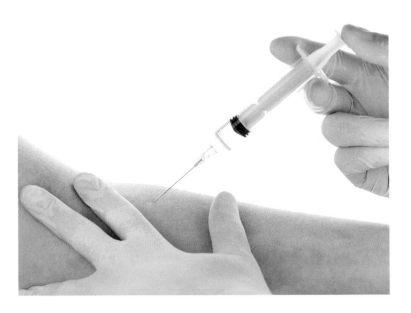

Les vaccins inactivés ou inertes

L'agent bactérien ou viral présent dans le vaccin est inactivé par des procédés
médicaux pour ne plus induire la maladie mais provoquer une réponse du
système immunitaire. C'est le cas des vaccins contre la rage ou la coqueluche.
Dans cette famille, certains vaccins sont constitués de fractions de microbe,
par exemple des particules virales fractionnées, ou de toxine bactérienne, par
exemple une anatoxine tétanique ou diphtérique, ou d'antigènes capsulaires
ou membranaires, par exemple l'hépatite A ou la grippe.

Les vaccins polysaccharidiques adsorbés

Les polysaccharides sont des sucres. Il existe des sucres à la surface des microbes qui peuvent être reconnus par nos anticorps. Ces vaccins, comme le vaccin contre le pneumocoque, l'*Haemophilus* ou le méningocoque, visent surtout à restimuler notre immunité plutôt qu'à créer une immunité. Le germe a donc déjà été rencontré par notre organisme, mais il se peut que notre taux d'anticorps contre celui-ci ait diminué en dessous du seuil nécessaire pour assurer notre protection.

Les vaccins vivants atténués

L'agent est affaibli en le développant dans un milieu hostile pour qu'il n'entraîne pas d'infection lorsqu'il sera administré à l'homme. C'est le cas par exemple des vaccins contre la poliomyélite (oral), le ROR, la fièvre jaune, la varicelle.

Les vaccins issus du génie génétique

Le vaccin de l'hépatite B est fabriqué par recombinaison génétique.

4• Comment identifier une allergie aux vaccins?

Le bilan des réactions allergiques aux vaccins doit être effectué de façon spécifique. L'allergologue cherche à déterminer précisément à quel allergène vous êtes sensibilisé d'abord par l'interrogatoire puis, en fonction de vos réponses, par des tests cutanés aux composants du vaccin, voire à certains allergènes alimentaires, et par des dosages biologiques.

L'interrogatoire

L'interrogatoire vous fait préciser:
– la chronologie de votre réaction par rapport à l'injection: combien de temps après l'injection est survenue la réaction (immédiate ou retardée), et combien de temps a duré cette réaction;
– le type de réaction: locale, générale, douloureuse, avec démangeaisons, l'existence de signes de gravité: malaise, perte de connaissance, baisse de la tension artérielle, gêne respiratoire avec crise d'asthme;
– d'autres problèmes d'allergie éventuels, en particulier à l'œuf, à la gélatine ou aux moisissures.
L'allergologue recherche la composition du vaccin qui a provoqué la réaction. En fonction de vos réponses, il décidera de la nécessité ou non de faire un bilan allergologique pour repérer à quel constituant du vaccin vous êtes allergique, afin de vous proposer la meilleure prise en charge pour la vaccination. Il va surtout s'interroger sur le risque de la revaccination par rapport à son bénéfice. Par exemple, la non-vaccination au tétanos peut vous exposer à une maladie potentiellement mortelle, alors qu'une réaction inflammatoire ou même une réaction allergique modérée n'expose pas à un risque vital. En cas de réaction allergique grave, ce qui est exceptionnel, il faut reconsidérer le problème, faire des explorations allergologiques et proposer une accoutumance (ou induction de tolérance) au vaccin, sous surveillance médicale en milieu hospitalier. Il faudra donc toujours prendre l'avis d'un médecin avant une revaccination.

Les tests cutanés

Les tests cutanés se font avec les vaccins disponibles dans le commerce. Parfois, le simple fait de faire les tests cutanés allergologiques entraîne un rappel vaccinal efficace et il n'est pas nécessaire de refaire le rappel avant quelques années:
– Pour les réactions immédiates, l'allergologue commence par des prick-tests; si ces tests sont négatifs, il poursuit le bilan par des injections intradermiques (IDR) avec des vaccins dilués. Il existe cependant de nombreuses réactions faussement positives, de type irritatif.
– Pour les réactions retardées, en cas de suspicion d'une allergie aux sels d'aluminium, on peut faire des tests épicutanés (patch-tests) en collant sur la peau un patch avec de l'aluminium, qui sera retiré au bout de 48 heures.

Les dosages sanguins

Il faut doser les anticorps de l'infection des différents germes pour vérifier le degré de protection vaccinale (IgM et IgG) car, s'ils ont un taux suffisant, la revaccination n'est alors pas nécessaire dans l'immédiat, ce qui simplifie la démarche. En revanche, en cas de protection insuffisante, il faudra prévoir une revaccination. Les IgE à l'anatoxine tétanique et au formaldéhyde (que l'on rencontre dans certains vaccins) sont disponibles en France, mais pas au Québec.

Les tests de réintroduction

En dehors des suspicions d'allergies, on pourra réintroduire le vaccin sous forme de doses fractionnées en milieu hospitalier si le taux d'anticorps protecteur n'est plus assez haut. En cas d'allergie à un constituant du vaccin comme l'hydroxyde d'aluminium, un conservateur tel que le formaldéhyde ou le mercurothiolate, la gélatine…, il faudra trouver si possible un vaccin n'en contenant pas pour le rappel. En cas de réactions inflammatoires locales ou en cas de réactions générales légères ou modérées, non allergiques, on peut revacciner avec un vaccin monovalent, avec des doses séquentielles de vaccin, par voie intramusculaire.

5• Que faire ?

Les traitements symptomatiques

Dans l'urgence, le choix du traitement dépendra de la gravité des symptômes. En cas d'urticaire ou d'œdème, on utilisera les antihistaminiques, qui sont également efficaces sur la démangeaison. Les corticoïdes en comprimés ou injectables seront utilisés en cas de gonflements du visage ou du cou, ou de gêne respiratoire. L'adrénaline injectable par voie intramusculaire n'est généralement pas nécessaire, mais reste le traitement de référence des formes les plus sévères d'allergie immédiate et sévère.

Dans les réactions retardées, un traitement local anti-inflammatoire par corticoïdes peut être prescrit.

Le traitement préventif de la réaction allergique

Les vaccins sont utiles et ne sont pas dangereux. Il n'y a actuellement pas de vaccin à éviter plus que les autres en raison d'un risque allergisant plus important. Selon le bilan allergologique, notamment pour les hypersensibilités non allergiques et de façon à prévenir les réactions en cas de nouvelles vaccinations, il est préférable de privilégier les vaccins monovalents, lorsque cela est possible. Si la vaccination est nécessaire ou obligatoire, le médecin peut vous proposer une désensibilisation.

ATTENTION ! Il ne faut jamais renoncer à une vaccination indispensable sans avoir consulté dans un centre spécialisé.

VRAI-FAUX

« JE PEUX PRÉVENIR LA RÉACTION ALLERGIQUE À UN VACCIN À L'AIDE DES MÉDICAMENTS ANTI-ALLERGIQUES. »

FAUX
Le traitement préventif n'a pas ou peu d'efficacité. Cette prémédication est dangereuse en cas d'allergie vraie. Elle peut en revanche réduire les symptômes dans les cas d'intolérance ou d'hypersensibilité non allergique.

DÉSENSIBILISATION OU ACCOUTUMANCE À UN VACCIN ?

En cas d'allergie à un vaccin indispensable ou obligatoire, il est possible de revacciner, selon un protocole de tolérance ou d'accoutumance encore appelé « désensibilisation », bien que le terme ne soit pas adéquat, sous surveillance médicale en milieu hospitalier. Ces protocoles d'accoutumance médicamenteuse permettent de recevoir la dose vaccinale, administrée en plusieurs injections progressivement croissantes, toutes les 20 à 30 minutes en 6 à 7 paliers, par voie intramusculaire, avec le vaccin sous forme monovalente de préférence. Lors d'une prochaine injection de rappel, vous devrez à nouveau suivre le même protocole.

6 • Quelles vaccinations pour les personnes allergiques?

Si vous souffrez d'allergie, qu'elle soit alimentaire ou respiratoire, il est important de vous faire vacciner pour ne pas contracter d'infection qui pourrait aggraver vos symptômes : bronchique et nasale dans le cas de l'allergie respiratoire, cutanée s'il s'agit d'eczéma, d'urticaire…

Si vous êtes asthmatique

Certaines maladies infectieuses, comme le virus de la grippe, peuvent entraîner des crises d'asthme parfois assez graves pour nécessiter une hospitalisation. Ainsi, la vaccination contre la grippe est recommandée chez les personnes ayant des maladies respiratoires chroniques comme l'asthme. Des cas d'exacerbation d'asthme ou de dermatite atopique (eczéma) après une vaccination se produisent néanmoins. La prudence consiste donc à ne pas se faire vacciner lors d'une poussée aiguë d'allergie, mais attendre d'avoir un état clinique stable. Il faut également renforcer les traitements anti-allergiques et anti-asthmatiques au moment de la vaccination, avec une surveillance juste après.

Si vous êtes allergique à l'œuf

L'allergie à l'œuf concerne 0,12 à 6,2 % de la population selon les études. Or les vaccins cultivés sur œuf embryonné de poule, comme le vaccin contre la grippe saisonnière ou contre la fièvre jaune, contiennent des protéines d'œuf. D'autres vaccins préparés sur culture de fibroblastes de poulet ne contiennent que des quantités infimes d'ovalbumine, par exemple le vaccin ROR. Les enfants allergiques à l'œuf peuvent donc recevoir les vaccins contre la rougeole, la rubéole ou les oreillons, seuls ou en association (ROR), sans précaution particulière.

Pour les vaccins contre la grippe saisonnière et/ou H1N1, le consensus actuel est que les tests cutanés pour les vaccins antigrippaux ne sont pas utiles. Les enfants peuvent être vaccinés normalement si ces vaccins ne contiennent que des quantités très faibles d'ovalbumine (moins de 0,12 µg/ml), ce qui est indiqué sur l'emballage contenant le vaccin. Si ces vaccins ne sont pas disponibles, la vaccination peut se faire avec des vaccins contenant des doses d'ovalbumine jusqu'à 1,2 µg/ml, en une injection si l'allergie à l'œuf est légère ou modérée, ou en deux injections (1/10e puis 9/10e à 30 minutes d'intervalle) si l'allergie à l'œuf est grave et immédiate, sous surveillance hospitalière. Les vaccins contenant plus de 1,2 µg/ml d'ovalbumine sont contre-indiqués *a priori*. En cas de nécessité, après une évaluation du rapport bénéfice/risque, le médecin peut proposer une méthode d'accoutumance à l'hôpital. Il semblerait que la vaccination contre la grippe saisonnière et H1N1 soit mieux tolérée qu'attendu chez les personnes allergiques à l'œuf, ce qui permet une vaccination en une ou deux doses dans la plupart des cas.

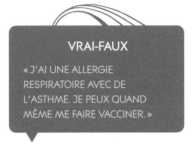

VRAI-FAUX

« J'AI UNE ALLERGIE RESPIRATOIRE AVEC DE L'ASTHME. JE PEUX QUAND MÊME ME FAIRE VACCINER. »

VRAI

Vous pouvez vous faire vacciner si vous êtes asthmatique, à condition que les symptômes d'asthme soient bien contrôlés par les traitements anti-asthmatiques au moment de la vaccination.

Après le diagnostic d'une hypersensibilité à un médicament

QUE FAIRE APRÈS UNE RÉACTION ALLERGIQUE À UN MÉDICAMENT ?

– Ne reprenez pas le médicament suspect mais consultez rapidement votre médecin traitant car certains médicaments ne peuvent être arrêtés sans avis médical : médicament pour le cœur, l'hypertension artérielle, fluidifiant, antibiotique… Vous risqueriez un accident grave. Si vous faites une réaction grave, appelez le 911.

– Prenez si possible des photos des lésions de la peau ou du visage (sans zoom car les photos seront floues et conservez les emballages).

– Prenez rendez-vous avec un allergologue pour un bilan après en avoir discuté avec votre médecin traitant. Vous ne devez pas vous contenter d'une suspicion d'allergie.

– Arrêtez tout traitement antihistaminique une semaine avant la consultation d'allergologie.

ATTENTION ! N'arrêtez pas les traitements anti-inflammatoires de l'asthme, cela pourrait vous déstabiliser : parlez-en à votre médecin en cas de doute.

1• La rédaction d'un courrier par l'allergologue

À l'issue du bilan, l'allergologue adresse un courrier détaillé au médecin, rappelant la chronologie des événements cliniques de la réaction allergique (c'est-à-dire les données fournies par l'anesthésiste), les résultats du bilan allergologique (c'est-à-dire l'interprétation des tests par l'allergologue), la conclusion et la conduite à tenir qui en découlent. Dans certains centres, un double du courrier vous est adressé pour que vous disposiez d'un document médical donnant des renseignements précis. Il vous est recommandé de présenter ce document à tout anesthésiste et tout chirurgien.

2• La remise d'une carte d'allergie et la déclaration de l'allergie

L'allergologue vous adresse également une carte d'identité d'allergie ou un bracelet Medic-Alert® précisant les médicaments ou les produits allergisants. Dans certains centres où les dossiers des malades sont informatisés, l'allergie est renseignée dans le dossier informatique pour donner une alerte automatique si le médecin venait à prescrire par erreur le médicament auquel vous êtes allergique. Ces mesures sont faites pour les situations d'urgence où vous ne seriez pas en mesure de fournir ce type de renseignement, par exemple un accident de la voie publique avec perte de connaissance.

Enfin, dans le cas d'une allergie aux anesthésiques, l'allergologue devrait vous remettre un document à fournir à tout anesthésiste devant effectuer une anesthésie postérieure à celle ayant induit l'accident allergique. Ce document permettrait de dresser la liste des médicaments reçus par la suite ainsi que leur tolérance, et devrait être retourné à l'allergologue pour la mise à jour du dossier allergologique. En effet, s'il est fondamental de savoir à quoi vous êtes allergique, il est tout aussi important de savoir à quoi vous n'êtes pas allergique. Malheureusement, cette procédure n'est pas pratiquée couramment.

3• La déclaration de l'allergie au service de pharmacovigilance

Toute allergie doit être déclarée au service de pharmacovigilance par le médecin qui évoque ou fait le diagnostic. Cette démarche permet de recueillir des données épidémiologiques essentielles pour identifier, surveiller, évaluer et prévenir les risques médicamenteux potentiels ou avérés.

4• La prescription d'une trousse d'urgence

La trousse d'urgence contient des médicaments pour faire face à une éventuelle urgence allergologique. Sa prescription se discute en cas d'allergie grave et pour des allergènes auxquels vous risquez d'être exposé involontairement – insectes, aliments, parfois antibiotiques – ou à votre insu par des aliments cachés. Il est peu probable que vous soyez exposé involontairement ou à votre insu à un anesthésique général, sauf s'il s'agit du latex ou d'un antibiotique. La prescription d'une trousse d'urgence n'est donc pas obligatoire mais dépend du risque d'exposition au médicament auquel vous êtes allergique. Elle comprend des médicaments anti-allergiques comme des antihistaminiques pour les urticaires, les conjonctivites, les rhinites, etc., les corticoïdes pour les gonflements, la gêne respiratoire…, mais également des bronchodilatateurs d'action rapide pour l'asthme. Dans certains cas, notamment en cas de choc anaphylactique, l'adrénaline pourra également être prescrite. Elle est maintenant souvent délivrée sous forme de stylo auto-injectable. Le médecin doit vous donner toutes les informations nécessaires à la bonne utilisation des différents médicaments prescrits.

Les insectes piqueurs

Les trois dernières décennies ont vu la fréquence des maladies allergiques augmenter de manière significative, avec même un doublement entre 1995 et 2000. L'allergie aux hyménoptères n'échappe pas à cette règle. Les piqûres d'abeilles, de guêpes, de frelons et de bourdons peuvent être graves, parfois même mortelles, et nécessitent une prise en charge allergologique. Parmi les autres insectes piqueurs, les moustiques, les maringouins, les brûlots et les mouches noires ou à chevreuil principalement sont responsables de réactions locales, loco-régionales et exceptionnellement de réactions générales allergiques. Ils ne posent pas de réels problèmes allergiques.

Comment se manifeste une allergie au venin d'hyménoptères?

Les signes que vous pouvez présenter à la suite d'une piqûre d'hyménoptère peuvent être sans gravité, avec une réaction localisée au point de la piqûre qui ne nécessite pas de consultation médicale. S'ils sont plus sévères, une consultation s'impose pour un bilan allergologique qui comprend des tests cutanés et un dosage des IgE vis-à-vis des différents venins (abeilles, guêpes…). À la suite de cette consultation, le médecin vous prescrira un traitement.

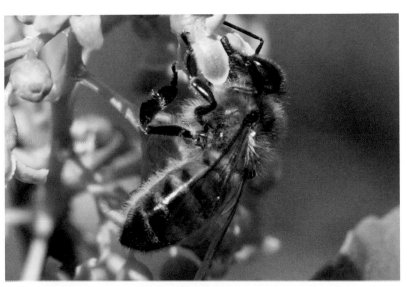

ET LES ARAIGNÉES?

Les araignées ne piquent pas mais mordent. La morsure se reconnaît cliniquement à la présence de deux points de pénétration sur la peau. Il n'y a pas d'allergie. La réaction induite par la morsure est une réaction inflammatoire avec souvent une infection qui se surajoute. La prise en charge ne relève pas d'une consultation d'allergologie mais de médecine générale.

Les hyménoptères, qui comprennent les abeilles, les guêpes, les frelons, les bourdons et les fourmis, sont des insectes pourvus de deux paires d'ailes. Les femelles portent un aiguillon ou dard à la partie terminale de l'abdomen et piquent. Seuls les abeilles, les guêpes, les frelons et les bourdons sont responsables d'allergies en France. Les fourmis rouges, *fire ants*, aussi responsables d'allergies, ne sont pas présentes en Europe. On les retrouve surtout dans le sud des États-Unis.

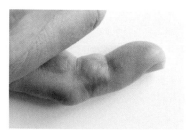

Une piqûre d'hyménoptère

1 • Les réactions bénignes

Si vous avez ressenti une forte douleur au moment de la piqûre, suivie d'une rougeur locale, un petit gonflement transitoire et que cette réaction n'a pas progressé au-delà de l'endroit de la piqûre, vous avez une réaction normale, bénigne, qui ne doit pas vous inquiéter. Il n'est pas nécessaire de consulter un médecin.

Si vous avez enflé au point de la piqûre et si ce gonflement, qui s'est étendu sur plus de 10 cm, dure plusieurs jours, vous faites une réaction locale étendue, sans gravité. Vous pouvez consulter votre médecin qui vous prescrira un traitement pour calmer la démangeaison avec un antihistaminique et un anti-inflammatoire pour faciliter la disparition du gonflement. Devant cette réaction locale étendue, vous pouvez consulter un allergologue qui recherchera des facteurs de risque liés à une exposition particulière (comme l'apiculture) ou à une maladie (comme la mastocytose), ce qui peut entraîner une réaction sévère en cas de nouvelle piqûre. L'allergologue vous prescrira des médicaments en conséquence, mais vous ne serez pas désensibilisé le plus souvent.

QUE FAIRE EN CAS DE NOUVELLE PIQÛRE ?

– Si le dard est visible, il s'agit probablement d'une piqûre d'abeille. Le premier geste à effectuer consiste à enlever le dard le plus rapidement possible. Le sac de venin reste souvent accroché au dard et il ne faut pas le comprimer pour ne pas injecter davantage de venin. Il faut extraire le dard en le soulevant de la peau avec l'ongle ou une carte rigide, comme une carte bancaire par exemple.

– L'Aspivenin® (disponible sur commande en ligne) enlève des fractions non négligeables du venin injecté, diminuant la gravité de l'envenimation. Cependant, son efficacité n'a pas été démontrée dans la prévention des réactions anaphylactiques chez les personnes allergiques aux venins.

– Il vous est possible de réduire les effets du venin en plaçant à proximité de la piqûre une source de chaleur (allume-cigare, embout de cigarette). Vous pouvez éventuellement utiliser des pansements réchauffés dans un four à micro-ondes ou de l'eau chaude s'il s'agit de l'extrémité d'un membre. Cependant aucune étude n'a démontré une réelle efficacité de cette mesure qui semble insuffisante dans les cas d'allergie vraie au venin d'hyménoptère.

– Le contact de la piqûre avec un glaçon peut apporter un soulagement de la douleur mais favorise aussi la conservation du venin. En outre, aucune efficacité de cette mesure n'est démontrée à ce jour. Cette technique est déconseillée.

– Un traitement de quelques jours par antihistaminique peut être utile pour calmer la démangeaison localisée. On peut y associer un corticoïde par voie orale si le gonflement local est important.

2 • Les réactions sévères

Si vous avez fait un malaise après une dizaine de piqûres, il s'agit d'une réaction d'ordre toxique, et non allergique, liée à l'injection d'une grande quantité de venin. Ce type d'accident arrive surtout dans l'apiculture, lors d'un grand nombre de piqûres. Les manifestations peuvent être voisines de celles d'un choc anaphylactique. On parle de «syndrome cobraïque» lié à des piqûres multiples, qui associe un engourdissement des membres, des troubles respiratoires avec asphyxie pouvant entraîner la mort. Vous devez consulter un médecin pour avoir un traitement, mais vous n'avez pas besoin d'une consultation d'allergologie.

Si vous avez eu des réactions plusieurs jours après une piqûre avec des douleurs articulaires, de la fièvre, une grosse fatigue, il s'agit de réactions semi-retardées et retardées, apparaissant de 1 à 15 jours à la suite d'une piqûre, caractérisées par des signes neurologiques, rénaux, une anémie, une douleur articulaire, une fièvre, une fatigue importante… Vous devez en parler à votre médecin.

Si vous avez été piqué et que, dans les minutes qui ont suivi cette piqûre, vous présentez les signes suivants :

- des plaques rouges qui vous démangent sur tout le corps, des boursouflures (urticaire) ;
- un gonflement généralisé (œdème) ;
- un œdème laryngé avec une gêne respiratoire liée au gonflement du larynx ;
- une gêne respiratoire avec des sifflements ;
- des douleurs digestives, des nausées, des vomissements, une diarrhée ;
- un malaise ;
- une perte de connaissance caractérisée par la chute de la tension artérielle ; le pouls n'est plus perceptible ;

alors vous avez fait une réaction générale avec des signes qui sont à distance du point de la piqûre. C'est une allergie et il vous est conseillé de consulter un allergologue. En attendant cette consultation d'allergologie qui ne pourra se faire que 4 à 6 semaines après la piqûre pour pouvoir réaliser des tests cutanés, il faut que vous consultiez votre médecin généraliste. Ce dernier vous prescrira des médicaments à utiliser en urgence en cas de nouvelle piqûre avec, dans l'ordonnance, un stylo d'adrénaline auto-injectable.

3• Quels sont les signes d'une réaction allergique ?

La douleur d'une piqûre de guêpe ou d'abeille n'est pas un signe d'allergie. Le nombre de piqûres est important pour différencier la réaction allergique, où une seule piqûre suffit, de la réaction toxique, où plusieurs dizaines de piqûres sont nécessaires.

- Dans la réaction allergique, les symptômes apparaissent dans les minutes qui suivent la piqûre.
- La réaction allergique se traduit essentiellement par des plaques rouges diffuses qui démangent, des gonflements localisés ou généralisés, une gêne pour respirer, pour avaler, pour parler, de la diarrhée, des vomissements, un malaise voire une perte de connaissance.
- L'endroit du corps où a eu lieu la piqûre est important à préciser. Connaître l'endroit précis de la piqûre permet de différencier une réaction localisée d'un œdème allergique si la piqûre a eu lieu au visage.

QUE FAIRE QUAND UNE PERSONNE PRÉSENTE UN CHOC ANAPHYLACTIQUE OU UNE RÉACTION ANAPHYLACTIQUE GRAVE ?

- Allonger la personne en surélevant les jambes pour assurer un meilleur retour veineux et une meilleure circulation du sang dans les organes de l'abdomen et le cerveau
- Appeler les secours
- Injecter l'adrénaline lorsque la personne dispose d'un stylo auto-injectable et qu'elle n'est pas en mesure de le faire elle-même
- Rassurer la personne
- Si les symptômes ne régressent pas, procéder à une deuxième injection, à l'aide du deuxième stylo

LES SIGNES D'UNE RÉACTION ALLERGIQUE GÉNÉRALE, DE LA PLUS LÉGÈRE À LA PLUS GRAVE

- Sévérité 1 (légère) : Démangeaisons généralisées, plaques rouges diffuses, anxiété, malaise
- Sévérité 2 (moyenne) : Gonflements, vertiges, douleurs abdominales, vomissements, diarrhée
- Sévérité 3 (sévère) : Gêne respiratoire, gêne à la déglutition, gêne pour parler
- Sévérité 4 (très sévère) : Malaise avec impression de mort imminente, ralentissement du cœur, pouls imprenable, perte de connaissance

Quelle est sa fréquence?

Si 20% des personnes sont sensibilisées (tests cutanés et/ou IgE positives au venin d'hyménoptères sans réaction anormale à une piqûre) aux venins d'hyménoptère, seulement 3% des adultes et 0,5% des enfants présentent une réaction générale. La réaction générale est une réaction à distance du point de piqûre, et non limitée à l'endroit de la piqûre. La moins sévère est une urticaire et la plus sévère, le choc anaphylactique. Cette allergie peut atteindre jusqu'à 40% chez les personnes très exposées aux piqûres d'abeilles comme les apiculteurs amateurs ou les familles d'apiculteurs. Si la sensibilisation, mise en évidence par des tests cutanés positifs et/ou la présence d'IgE dans le sang vis-à-vis des venins d'hyménoptère, est élevée chez les apiculteurs, l'allergie est peu fréquente car le risque de voir se développer une réaction allergique est inversement proportionnel au nombre de piqûres.

À ce jour, il n'existe pas de signaux permettant de prédire qui, parmi les personnes sensibilisées, développera une réaction allergique à une prochaine piqûre. Vous pouvez être sensibilisé aux venins de guêpe ou d'abeille sans jamais devenir allergique. En revanche, il est possible d'estimer le risque de survenue d'une réaction générale allergique, en cas de nouvelle piqûre, en fonction de votre histoire clinique. Si vous avez été piqué une ou plusieurs fois par des guêpes ou abeilles dans votre passé:

- sans aucune réaction anormale, mais on vous a trouvé une sensibilisation par des tests positifs, le risque est de 17%;
- avec une réaction locale voire loco-régionale (gonflement au point de piqûre supérieur à 10 cm et durant plusieurs jours), le risque de réaction générale à la repiqûre est faible, entre 5 et 14% chez l'adulte et 2 et 4% chez l'enfant;
- avec une réaction générale allergique peu sévère, urticaire ou œdème, le risque de récidive est de 25%;
- avec une réaction générale grave: gêne respiratoire, gêne pour avaler, gêne pour parler, malaise, perte de connaissance, le risque est de 50%.

Comment identifier l'hyménoptère responsable?

La consultation commence par des questions sur l'insecte qui vous a piqué, la description des signes que vous avez présentés, les autres maladies que vous pourriez avoir. Si le médecin pense que vous avez fait une réaction allergique générale après une piqûre de guêpe ou d'abeille, il vous orientera vers un bilan allergologique pour confirmer le mécanisme allergique de la réaction et décider du traitement. Dans un premier temps, il vous proposera des tests cutanés, puis un bilan sanguin pour un dosage des IgE.

VRAI-FAUX

«APRÈS UNE PIQÛRE À LA MAIN, MON AVANT-BRAS A GONFLÉ JUSQU'AU COUDE. ON M'A DIT QUE LA PROCHAINE FOIS LA RÉACTION SERAIT PLUS GRAVE... JE RISQUAIS D'AVOIR UN CHOC ANAPHYLACTIQUE, OU DE MOURIR.»

FAUX

Il n'y a pas nécessairement d'augmentation des réactions au fur et à mesure des piqûres. Les réactions locales voire régionales restent le plus souvent du même type. Il n'existe pas de critères cliniques ou des bilans qui permettent de prédire si vous risquez de développer une réaction générale ou si vous n'aurez que des réactions loco-régionales.

L'endroit de la piqûre joue un rôle. Une piqûre au visage sera impressionnante car les tissus mous enflent facilement mais ce n'est qu'une réaction loco-régionale sans gravité.

QUAND CONSULTER UN ALLERGOLOGUE ?

En cas de réaction loco-régionale, pour la prescription d'un antihistaminique et d'un anti-inflammatoire en cas de nouvelle piqûre, mais il n'y a pas d'indication à une désensibilisation.

En cas de réaction générale, pour faire :
– une enquête afin de définir l'histoire clinique, d'essayer d'identifier l'hyménoptère, de rechercher des facteurs aggravants ;
– un bilan allergologique avec des tests cutanés et un prélèvement sanguin pour le dosage des IgE venins ;
– la prescription d'une trousse d'urgence avec adrénaline auto-injectable ;
– la mise en route d'une désensibilisation spécifique si les éléments diagnostiques le permettent.

1• Comment identifier l'insecte responsable de la piqûre ?

Les apiculteurs, les agriculteurs et les membres de leur famille sont en général capables de nommer l'insecte qui les a piqués. Si vous n'êtes pas sûr de son identification, le médecin vous posera des questions pour préciser quel est insecte en cause. Cette identification est souvent très difficile et beaucoup de personnes confondent abeille et guêpe. Le médecin vous demandera donc de décrire l'insecte si vous l'avez vu, sa couleur et sa taille, et vous montrera des planches d'identification avec des photos.

– Le dard a-t-il été retrouvé ? Généralement, c'est l'abeille qui laisse son dard ; beaucoup plus rarement, il peut s'agir du dard d'un bourdon ou d'une guêpe.

– À quelle saison a eu lieu la piqûre ? Les piqûres d'abeille peuvent survenir du début du printemps à la fin de l'automne, mais sont plus fréquentes au début de l'été. Les piqûres de guêpe sont plus fréquentes à la fin de l'été et en automne.

– Dans quelles circonstances la piqûre a-t-elle eu lieu ? Lors d'un pique-nique, d'un repas à l'extérieur de la maison, près de fruits tombés d'un arbre, la guêpe est plus souvent responsable. Si la piqûre survient en coupant des fleurs, lors d'une marche pieds nus dans l'herbe, près de ruches, on incriminera plutôt une abeille.

– La description du nid peut aider pour distinguer une guêpe *Vespula* avec des nids souterrains, fermés, cloisonnés et une guêpe *Polistes* avec des nids alvéolés, ouverts et de petite taille.

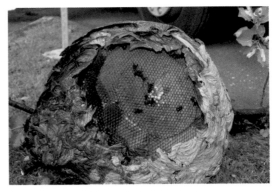
Nid de frelons asiatiques

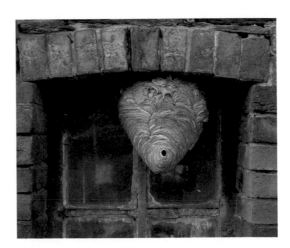
Nid de guêpes *vespula*

LES HYMÉNOPTÈRES RESPONSABLES DE PIQÛRES EN FRANCE

Caractéristiques de l'insecte	Caractéristiques de la piqûre	Comportement des insectes
Abeille : *Apis mellifera* Famille des apidés • Corps velu, à bandes brunes • Taille : 11-18 mm • Répandue dans le monde entier, vit dans des ruches	• Seules les ouvrières sont pourvues d'un aiguillon barbelé qui reste le plus souvent au point de piqûre. L'abeille meurt par éventration. • Elles ne piquent qu'une seule fois.	• Elles sortent au printemps dès que la température dépasse 12 °C. • Elles piquent si elles se sentent en danger.
Bourdon : *Bombus sp.* Famille des apidés • Corps très poilu, à bandes jaunes et rousses • Taille : 10-20 mm • Vol bruyant • Nid le plus souvent souterrain • Ce sont des abeilles sociales	• Ils ne laissent pas le dard.	• Ils ne piquent que s'ils se sentent menacés. • Ils sont peu agressifs.
Guêpe vespula : *Vespula sp.* Super-famille des vespidés • Rayures jaunes et noires • Abdomen tronqué à l'avant (coup de hache), effilé à l'arrière. • Taille : 10-20 mm. • Nid fermé, souterrain, composés de plusieurs rayons entourés d'une enveloppe d'écailles de carton • Forte population	• Seules les femelles (reine et ouvrières) pourvues d'un aiguillon peuvent infliger des piqûres plus ou moins douloureuses à l'homme. • Leur dard est peu barbelé, si bien qu'elles peuvent retirer leur aiguillon et piquer plusieurs fois.	• On les rencontre d'avril à octobre. • Attirées par les fruits, le sucre et la viande, elles vivent très proches de l'homme.

Guêpe poliste: *Polistes sp.*
Famille des vespidés
- Rayures jaunes et noires
- Abdomen effilé à l'avant et à l'arrière,
- Taille ne dépassant pas 15 mm

- Seules les femelles (reine et ouvrières) pourvues d'un aiguillon peuvent infliger des piqûres plus ou moins douloureuses à l'homme.
- Leur dard est peu barbelé, si bien qu'elles peuvent retirer leur aiguillon et piquer plusieurs fois.

- Peu agressives, présentes au Québec.

Frelon européen: *Vespa crabro*
Famille des vespidés
- Rayures jaunes et noires
- Taille: 15-35 mm
- Nid fermé, étagé, dans des arbres creux
- Colonies peu nombreuses

- Seules les femelles piquent.
- Leur dard est peu barbelé, si bien qu'elles peuvent retirer leur aiguillon et piquer plusieurs fois.

- Ils sont peu agressifs de nature.
- La piqûre est douloureuse.
- Ils peuvent piquer plusieurs fois.

Frelon asiatique: *Vespa velutina*
Famille des vespidés
- Couleur sombre avec des segments abdominaux bruns bordés d'une fine bande jaune. Seul le 4e segment est presque entièrement jaune orangé. Extrémité des pattes jaune.
- Taille: 25-30 mm, un peu plus petit que le frelon européen.
- Nids de taille impressionnante, construits principalement au sommet des arbres

- Leur dard est peu barbelé, si bien qu'ils peuvent retirer leur aiguillon et piquer plusieurs fois.

- Ils ne montrent pas d'agressivité particulière envers l'homme, même à proximité de leur nid, et même en présence de mouvements ou de bruits importants.

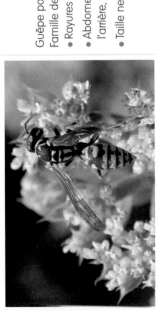

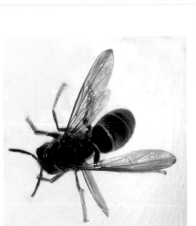

Vous risquez de refaire une réaction allergique si vous êtes souvent piqué. La fréquence des piqûres est liée à la profession, au lieu de résidence (il se produit plus de piqûres à la campagne qu'en ville), aux habitudes de vie et de loisirs (piscine, sports nautiques, randonnées, balades en moto…). Vous pouvez également refaire une réaction si vous n'avez pas tenu compte d'une allergie précédente et n'avez pas fait de bilan.

2• Les tests cutanés

Ils consistent à injecter sous la peau une toute petite quantité de venin (0,02 à 0,05 ml) dilué à différentes concentrations. C'est la technique de l'intradermoréaction (IDR). La lecture se fait 10 minutes après la réalisation de l'injection. Le test commence toujours par la plus faible concentration de venin. Si cette première concentration est négative, le médecin augmente la concentration de 10 fois pour l'IDR suivante et ainsi de suite. Dès que le test est positif, c'est-à-dire dès qu'apparaissent une papule (gonflement) et une rougeur au point de l'injection, le test est considéré comme positif et le médecin arrête les tests cutanés pour ce venin. Chez le petit enfant, on utilise les prick-tests, moins douloureux mais moins sensibles, en effectuant toujours des tests à différentes concentrations.

Les venins qui peuvent être testés sont les venins d'abeille, de guêpe *Vespula* et de guêpe *Polistes*. Comme pour tous les tests cutanés, ils ne pourront pas être réalisés si vous prenez certains médicaments comme des antihistaminiques.

3• Le dosage des IgE

Ces tests ne sont disponibles que pour l'abeille, le bourdon, la guêpe *Vespula* et la guêpe *Polistes*. Il n'est pas besoin d'être à jeun pour la prise de sang. Connaître les taux des IgE n'est pas indispensable si les tests cutanés positifs ont confirmé votre allergie. Néanmoins, la valeur des IgE permet d'affiner le diagnostic et de suivre la réponse au traitement de désensibilisation. En effet, leur taux diminue en rapport avec l'efficacité du traitement. L'arrivée des allergènes recombinants, qui, pour certains, sont spécifiques de l'espèce, permet dans certains cas de différencier les sensibilisations croisées, liées à des allergènes communs aux différents venins d'hyménoptères, des vraies allergies.

4• Le dosage des IgG

Ce test ne présente pas d'intérêt diagnostique en routine.

Que faire?

Le traitement repose sur:
– les mesures préventives visant à réduire le risque de piqûre;
– le traitement en cas de nouvelle piqûre, qui dépendra de votre réaction lors d'une précédente piqûre: antihistaminique, corticoïde ou adrénaline auto-injectable;
– la désensibilisation spécifique, seul traitement efficace en cas de réaction allergique générale. Sa durée varie entre 3 et 5 ans. Plus de 95 % des personnes repiquées après l'arrêt de la désensibilisation restent protégées.

COMMENT ÉVITER D'ÊTRE REPIQUÉ

– Ne pas faire de gestes brusques et rester calme en présence d'un hyménoptère
– Éviter de stationner près de ruches ou d'essaims
– Éviter de marcher pieds nus à l'extérieur
– Éviter de porter des vêtements de couleur vive
– Limiter l'usage des parfums, des déodorants
– Pique-niquer avec prudence
– Éviter de laisser de la nourriture à l'air libre
– Éviter de rester au soleil le corps mouillé ou recouvert d'huile solaire
– Stocker les ordures dans des sacs fermés et s'en débarrasser régulièrement

---

1• Le traitement médical en cas de repiqûre

En cas de réaction touchant uniquement la peau: démangeaisons, plaques rouges (urticaire), gonflement (œdème), un antihistaminique par voie orale soulage la démangeaison. Un corticoïde par voie orale ou sublinguale réduit l'intensité et la durée de l'inflammation tardive et se trouve, de ce fait, souvent prescrit en association aux antihistaminiques mais jamais seul.

Si vous souffrez de problèmes respiratoires comme de l'asthme, en cas de sifflements, d'oppression thoracique ou de gêne respiratoire, un bronchodilatateur en aérosol à dose suffisante, au minimum 4 bouffées, à renouveler au besoin, doit soulager vos symptômes. S'il n'y a pas d'amélioration, il vous faut utiliser le stylo auto-injecteur d'adrénaline.

QUE FAIRE EN CAS DE RÉACTION SÉVÈRE?

L'adrénaline est le traitement de choix des réactions majeures mettant en jeu l'appareil respiratoire (asthme, œdème laryngé) et/ou cardio-vasculaire (choc anaphylactique). Il vous est conseillé de conserver en permanence une trousse d'urgence qui doit contenir un stylo d'adrénaline auto-injectable en cas d'antécédents de réactions générales.

Vous avez eu un angioedème ou un choc allergique grave, le seul traitement est une piqûre d'adrénaline auto-injectable en intramusculaire sur la face antéro-externe de la cuisse. L'adrénaline dilate les bronches, ce qui diminue l'asphyxie et relance le cœur en augmentant la fréquence cardiaque. Après l'injection, vous devez immédiatement appeler le 911 car vous devez rester sous surveillance médicale pendant plusieurs heures. Vous pouvez refaire une réaction dans les heures qui suivent un choc allergique. Les corticoïdes n'ont aucune action immédiate et ne doivent être donnés qu'après les antihistaminiques.

CONDUITE À TENIR DEVANT UNE RÉACTION ALLERGIQUE À UNE PIQÛRE D'HYMÉNOPTÈRE

	Signes	Que faire?	Soins complémentaires
Urticaire ou Œdème ou Rhinite ou Conjonctivite	Boutons comme des piqûres d'orties Lèvres ou visage qui gonflent Éternuements et nez qui coule Yeux rouges qui grattent, yeux gonflés	Donner immédiatement un antihistaminique	Si aggravation ou si association à un autre symptôme (gêne respiratoire, extension de l'éruption à tout le corps, douleurs abdominales importantes, pâleur, malaise): • adrénaline auto-injectable • rester allongé, élever les jambes • appeler les secours
Crise d'asthme	Toux Gêne respiratoire dans la poitrine Respiration sifflante Difficulté pour respirer	Inhaler un bronchodilatateur	Si absence d'amélioration ou aggravation: • inhaler à nouveau le bronchodilatateur et • faire une piqûre d'adrénaline auto-injectable • rester allongé, lever les jambes • appeler les secours
Œdème laryngé et/ou Urticaire qui s'étend rapidement et/ou Douleurs abdominales intenses et/ou Vomissements importants et intenses et/ou Sensation de malaise et/ou Choc	Gêne dans la gorge avec étouffement, asphyxie Enfant qui change de couleur et devient bleu Rougeur et boutons sur tout le corps Fortes douleurs de ventre Pâleur Malaise, enfant qui tombe inconscient	Adrénaline auto-injectable et Rester allongé Lever les jambes	Appeler immédiatement les secours

2• Le traitement de fond : la désensibilisation

La désensibilisation aux venins d'hyménoptères protège totalement des venins de guêpe dans 95 % des cas et du venin d'abeille dans 80 % des cas. Si vous faites partie des 5 % (allergie à la guêpe) et 20 % (allergie à l'abeille) de personnes pour lesquelles la désensibilisation n'est pas totalement efficace, vous aurez néanmoins des réactions moins sévères que la réaction initiale si vous êtes repiqué.

Qui peut être désensibilisé ?

La désensibilisation est indiquée chez l'adulte et chez l'enfant, quel que soit l'âge, lorsqu'il s'est produit une réaction générale sévère avec des manifestations cardiaques et/ou respiratoires et que les tests cutanés et/ou le dosage des IgE sont positifs. En l'absence de tests positifs, vous ne pourrez pas être désensibilisé car le mécanisme allergique pour expliquer la nature de la réaction reste inconnu. Vous devrez avoir avec vous de l'adrénaline auto-injectable. Les réactions légères touchant uniquement la peau, chez l'adulte comme chez l'enfant, ne relèvent pas *a priori* d'une désensibilisation, sauf s'il existe un facteur de risque associé comme une profession à risque de piqûres répétées, une maladie cardio-vasculaire, un taux de tryptase élevé, une altération de la qualité de vie. Ce dernier point peut se traduire, par exemple, par une peur de sortir à l'extérieur de la maison en période à risque : pas de pique-nique, pas de piscine…
Si vous êtes allergique aux venins de frelon et de bourdon, on vous désensibilisera respectivement aux venins de guêpe *Vespula* et d'abeille du fait des similitudes des venins. Cependant, la protection maximale ne sera pas assurée et vous devrez aussi avoir avec vous de l'adrénaline auto-injectable.

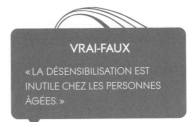

VRAI-FAUX

« LA DÉSENSIBILISATION EST INUTILE CHEZ LES PERSONNES ÂGÉES. »

FAUX
L'allergie au venin d'hyménoptère peut tout à fait débuter tardivement. Comme chez les plus jeunes, il peut y avoir des indications de désensibilisation lorsque les réactions après les piqûres ont été sévères. Cette désensibilisation aux guêpes ou aux abeilles fait parfois un peu peur chez les personnes qui souffrent de problèmes cardiaques. Cependant, de plus en plus, les médecins considèrent qu'il vaut mieux mettre en place la désensibilisation, même en cas de problème cardiaque. Le plus ennuyeux serait de ne pas être désensibilisé et de faire une réaction sévère après une piqûre.

QUEL VENIN DE DÉSENSIBILISATION ?

Le choix du venin fait intervenir l'identification de l'insecte et les résultats du bilan allergologique :
– Vous avez identifié l'hyménoptère comme étant une abeille, le bilan est positif au venin d'abeille, on vous désensibilise au venin d'abeille.
– Vous avez identifié l'hyménoptère comme étant une guêpe, le bilan est positif à plusieurs venins : abeille, guêpes *Vespula* et *Polistes*, on vous désensibilise au venin de guêpe *Vespula*. Vous pourriez également recevoir une désensibilisation aux autres venins d'hyménoptères selon la positivité de vos tests et votre histoire clinique.
– Vous n'avez pas identifié l'hyménoptère, le bilan est positif à un seul venin, on vous désensibilise à ce venin.
– Vous n'avez pas identifié l'hyménoptère, le bilan est positif à plusieurs venins, on vous désensibilise vis-à-vis des venins pour lesquels votre bilan est positif.
– Vous avez identifié l'hyménoptère comme étant un frelon, le bilan est positif à la guêpe *Vespula*, on vous désensibilise au venin de *Vespula* du fait d'importantes réactions croisées entre *Vespula* et frelon.
– Vous avez identifié l'hyménoptère comme étant un bourdon, les tests cutanés et/ou les IgE sont positifs à l'abeille, on vous désensibilise au venin d'abeille.

Comment se déroule la désensibilisation ?

La désensibilisation comprend deux phases :
– La phase d'augmentation des doses de venin est réalisée en milieu hospitalier. Le protocole peut varier suivant le médecin qui va mettre en route cette désensibilisation. Le plus souvent, on vous propose des protocoles accélérés avec des injections sous-cutanées de venin, à doses progressives sur la

journée. Le protocole le plus utilisé est le protocole ultra-rush en 2 séances : Jour 1 (6 injections de venin à doses croissantes) ; Jour 8 (1 injection de venin qui représente en volume et concentration le premier rappel mensuel).

– La phase de maintenance avec des rappels de venin tous les mois est faite en cabinet de ville. L'injection sous-cutanée de venin comprend une dose fixe en volume et en concentration. Après chaque injection, vous devrez rester 30 minutes au cabinet médical pour la surveillance.

Quelle est la durée de cette désensibilisation ?

La durée de la désensibilisation est au minimum de 5 ans avec des injections mensuelles de venin la première année, puis toutes les 6 semaines à partir de la deuxième année dans la majorité des cas.

Pendant ces 3 ans, des contrôles par des tests cutanés et des dosages d'IgE suivent la diminution de votre sensibilité au moins à la fin de la première année, de la troisième année et de la cinquième année. Le médecin vérifie la bonne tolérance des injections de venin et l'absence de réaction allergique en cas de piqûre.

Au bout de ces 5 ans de désensibilisation, la majorité des personnes arrêtent le traitement de désensibilisation. Plus de 80 % de celles qui seront repiquées après l'arrêt de la désensibilisation restent protégées. Les rechutes sont plus fréquentes chez celles qui ont fait des réactions allergiques initiales sévères (choc anaphylactique), chez celles qui développent des réactions générales soit aux injections de rappel, soit à une nouvelle piqûre, ou si la désensibilisation a duré moins de 3 ans. Il vous est conseillé de prolonger le traitement si vous avez présenté des réactions initiales sévères ou des réactions allergiques au cours de la désensibilisation, ou si vous êtes très exposé, comme les apiculteurs.

POUR ALLER PLUS LOIN

K Münstedt *et al.*, « Allergy to Bee Venom in Beekeepers in Germany », *Journal of Investigational Allergology & Clinical Immunology : Official Organ of the International Association of Asthmology (INTERASMA) and Sociedad Latinoamericana de Alergia e Inmunología* 18, nº 2 (2008), p. 100-105.

L'ALLERGIE AUX VENINS CHEZ LES PROFESSIONNELS

Les personnes exposées aux piqûres d'hyménoptères par leur profession risquent de se sensibiliser, et probablement de devenir allergiques aux venins d'hyménoptères. Les apiculteurs, professionnels ou amateurs, ainsi que leurs familles, sont les premiers sur la liste ; certains peuvent être piqués plusieurs dizaines de fois dans l'année. Mais toute profession impliquant des activités d'extérieur sera concernée : les charpentiers, les pompiers (enlèvement de nids), les métiers des espaces verts…

Dans une étude allemande, près de 5 % des apiculteurs présentaient des réactions diffusant à l'ensemble du corps après piqûres d'abeilles, 75 % des réactions loco-régionales, et seulement 1 apiculteur sur 5 n'avait pas de réactions en cas de piqûre. Cette étude a permis de dégager des facteurs de risque de présenter une allergie au venin d'abeille lorsqu'on est apiculteur : le fait d'avoir des symptômes respiratoires alors qu'on est en train de travailler sur la ruche, le fait de présenter d'autres allergies, l'ancienneté dans la profession d'apiculteur et le fait d'avoir des réactions loco-régionales plus intenses au printemps.

La désensibilisation est un moyen efficace de protéger les personnes allergiques aux venins pour leur permettre de continuer à exercer leur profession dans des conditions de sécurité plus satisfaisantes. Chez certaines professions à risque, il est même recommandé d'en prolonger la durée.

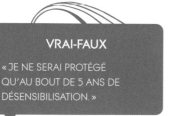

VRAI-FAUX

« JE NE SERAI PROTÉGÉ QU'AU BOUT DE 5 ANS DE DÉSENSIBILISATION. »

FAUX
La protection est effective dès les premières injections mensuelles de venin.

Le cas particulier de l'allergie aux piqûres de moustiques

Les moustiques mâles se nourrissent de produits sucrés. Ce sont uniquement les moustiques femelles qui piquent. Elles introduisent leurs pièces buccales au travers de la peau de l'hôte pour effectuer un repas sanguin tout en injectant de petites quantités de salive. C'est lors de ce repas sanguin que de nombreuses maladies peuvent être transmises à l'homme. D'une façon générale, la salive possède des propriétés anticoagulantes et vasodilatatrices et contient des allergènes à l'origine de réactions allergiques. Les réactions allergiques de cette nature sont cependant des cas d'exception.

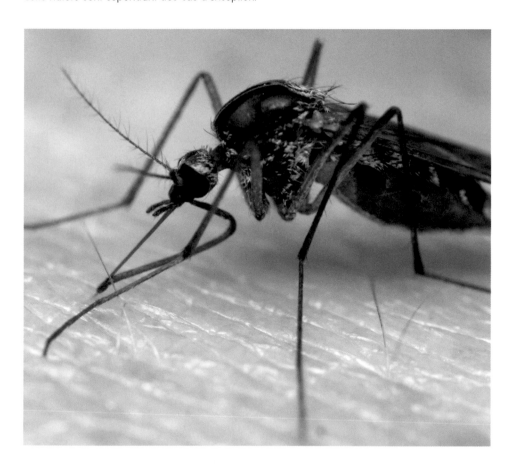

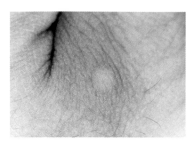

Une piqûre de moustique

1 • Comment se manifeste une allergie à une piqûre de moustique ?

Si vous êtes piqué par un moustique, vous ferez, dans la majorité des cas, une réaction locale sans gravité qui ne nécessite pas de consultation allergologique. Les démangeaisons peuvent être importantes, en particulier chez l'enfant, ce qui peut entraîner des surinfections localisées aux points de piqûres. Votre médecin traitant peut vous prescrire un traitement antihistaminique pour éviter le grattage.

Très exceptionnellement, vous pouvez faire une réaction allergique générale du même type que celles aux piqûres d'hyménoptères. Dans ce cas, il est conseillé de consulter un allergologue. Cependant, la médecine ne dispose pas encore de bons moyens diagnostiques et thérapeutiques. Les tests cutanés et les IgE restent le plus souvent négatifs car il n'existe pas de venin pur de moustique, mais un mélange de corps totaux contenant une quantité infime d'allergène. Pour cette même raison, la désensibilisation est exceptionnelle.

COMMENT CHOISIR UN RÉPULSIF ?

– Les huiles essentielles de citronnelle ont un pouvoir répulsif faible et peuvent être à l'origine d'eczéma de contact et de réactions photo-allergiques.

– Les extraits de vétiver, cannelle, basilic, œillet… ont un faible pouvoir répulsif.

– L'huile essentielle d'eucalyptus citronné a un pouvoir répulsif équivalent à celui du diéthyltoluamide, le répulsif de synthèse de référence.

– Le diéthyltoluamide (DEET) protège plus de quatre heures du fait d'une bonne stabilité à la chaleur, à l'abrasion et à l'aspersion. C'est l'insectifuge de référence et le plus toxique en raison d'une absorption cutanée importante. La prudence est donc de mise, tout particulièrement chez l'enfant dont la surface cutanée rapportée à la masse corporelle est plus grande.

– L'éthylhexanediol offre une durée moyenne de protection d'environ deux heures mais est peu efficace en atmosphère sèche et demeure peu résistant à la chaleur.

– L'IR35-35 présente une toxicité modérée aux concentrations usuelles et confère une protection satisfaisante mais inférieure à celle du diéthyltoluamide.

– L'icaridine, dernier-né des répulsifs de synthèse, offre une protection de longue durée. Incolore et inodore, de toxicité modérée, il n'entraîne pas d'irritation cutanée.

– À ce jour, aucun répulsif oral n'est vraiment efficace et non toxique. Classiquement, les vitamines du groupe B, et notamment la vitamine B1, ont été proposées avec des résultats empiriques. Les vitamines demeurent utilisées à grande échelle, elles sont peu toxiques mais aucune étude *versus* placebo n'a été effectuée.

2 • Comment éviter les piqûres?

Dans la maison, les insecticides ménagers, pour la plupart des organophosphorés, sont efficaces mais ne sont pas sans danger en cas d'utilisation prolongée, même à faible dose. Les dispositifs électroniques qui émettent des sons de haute fréquence n'ont pas fait la preuve de leur efficacité de même que les électrocuteurs d'insectes. La climatisation réduit fortement le risque de piqûre tandis que l'utilisation de ventilateurs a une efficacité modérée. La pose de moustiquaires aux fenêtres et autour du lit est la solution la plus efficace.

À l'extérieur, il faut éviter les zones infestées, en particulier à l'aube, en fin de journée, et par temps orageux. Les parfums et eaux de toilette attirent les insectes. Il est conseillé de porter des vêtements en tissu serré (près de 40 % des piqûres de moustique se produisent à travers les vêtements), si possible de couleur claire, amples, couvrant bras et jambes. Dans les régions fortement infestées, il est conseillé d'imprégner les habits, les moustiquaires, voire les toiles de tente, avec des insecticides comme la perméthrine ou la deltaméthrine, dont l'efficacité persiste 2 à 3 mois même après plusieurs lavages. Ces produits ne doivent toutefois pas être utilisés avant l'âge de 3 ans.

Les répulsifs corporels restent le moyen de lutte le plus efficace. Ils s'appliquent sur les surfaces exposées, mains et visage, en évitant les muqueuses et les plaies. Le reste du corps doit demeurer à l'abri sous des vêtements couvrants et/ou imprégnés. Vous vaporisez le spray sur les mains avec application secondaire sur le visage. Une fois rentré à l'intérieur, vous vous laverez soigneusement la peau imprégnée, surtout si vous utilisez les répulsifs plusieurs fois par jour ou pendant plusieurs jours consécutifs. Conservez ces produits hors de portée des enfants. Précisez au pharmacien si le produit est destiné à un enfant ou à une femme enceinte; les concentrations seront différentes.

POUR ALLER PLUS LOIN

Si vous voyagez en zone tropicale où sévissent des maladies infectieuses ou parasitaires, il vous est conseillé de vous renseigner sur les vaccinations et les précautions spécifiques à prendre:

http://voyage.gc.ca
http://www.pasteur.fr/sante/cmed/csmedvoy.htlm
http://www.who.int/ith/chapters/en/index.html
http://www.france.diplomatie.fr:voyageurs/

Les allergies de contact

Les allergies de contact sont responsables cliniquement d'eczéma. Cet eczéma de contact est dû à une réaction de la peau envers certaines molécules chimiques, les haptènes. L'haptène qui pénètre lentement dans l'épiderme est capturé par des cellules dendritiques qui migrent au travers du derme et de la lymphe jusqu'au ganglion lymphatique. Là, il est présenté à des lymphocytes T qui gardent ce contact en mémoire. Cette phase de sensibilisation n'entraîne aucun symptôme.

Lorsque votre peau se trouve à nouveau en contact avec l'haptène, les cellules dendritiques le présentent aux lymphocytes T mémoires qui s'activent et leur multiplication induit localement une plaque d'eczéma. Ce processus est lent. Il s'écoule plusieurs heures entre le contact avec l'haptène et les manifestations allergiques, c'est pourquoi on parle d'hypersensibilité retardée. En conséquence, pour trouver le coupable, il faut passer en revue toutes les substances avec lesquelles vous avez été en contact dans les 48 heures qui ont précédé l'eczéma.

Comment se manifeste l'eczéma de contact ?

Très fréquent, l'eczéma de contact allergique se présente sous forme aiguë ou chronique, suivant que le contact avec l'allergène est prolongé, répété ou non :

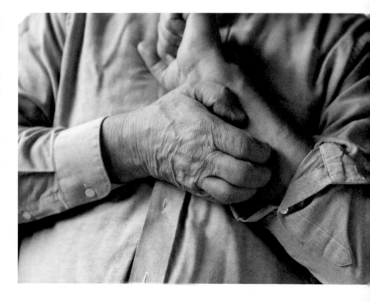

- Un eczéma aigu s'accompagne de fortes déman-geaisons. Il débute par un placard rouge à contours plus ou moins réguliers qui se recouvre rapidement de petites cloques au contenu clair appelées «vésicules», remplies d'un liquide transparent comme de l'eau, qui peuvent former de véritables bulles. À cause du grat-tage ou spontanément, les vésicules se rompent et le placard rouge suinte. Si le contact avec l'allergène est supprimé, une croûte se forme et les lésions dispa-raissent sans laisser de cicatrice en quelques jours.
- Dans l'eczéma de contact chronique, conséquence d'une exposition prolongée ou répétée, les vésicules sont plus rares. Des placards rouges, accompagnés de démangeaisons, sont plus secs et couverts de petites pellicules appelées squames.

L'œdème est toujours présent mais s'exprime plus ou moins nettement selon la localisation. Lorsqu'il atteint les paupières, l'eczéma peut s'accompagner d'un œdème important; les paupières sont alors gonflées et rouges. Sur les plantes des pieds et les paumes des mains, l'eczéma aigu est composé de vésicules enchâssées dans la peau et l'eczéma chronique y prend l'aspect d'une peau épaissie comme de la «corne», avec des fissures et des crevasses.

Quelle est sa fréquence?

La fréquence de l'allergie de contact est difficile à déterminer car toutes les personnes se sachant allergiques aux bijoux fantaisie par exemple n'ont pas été répertoriées. Elle varierait entre 2 et 10% de la population. La fréquence de la sensibilisation aux différents allergènes est variable. Actuellement, les allergènes de contact les plus souvent retrouvés positifs lors des tests sont les métaux. Parmi les personnes testées en Europe, 15 à 20% sont sensibilisées au nickel, 4 à 9% au cobalt et 2 à 6% au chrome, mais aussi 8% aux molécules parfumées. Des statistiques similaires sont retrouvées également en Amérique du Nord.

Comment déterminer l'allergène en cause?

Il n'existe aucune méthode de désensibilisation dans le cas d'une hypersensibilité retardée. Le seul moyen de faire disparaître l'eczéma de contact est d'en identifier la molécule déclenchante et de supprimer définitivement tout contact avec elle.

Le médecin va chercher avec vous l'allergène en cause à partir:
– de l'interrogatoire qui précisera la topographie initiale des lésions, les circonstances de survenue et l'évolution en fonction des conditions environnementales;
– de l'observation clinique: aspect et localisation des lésions;
– des tests cutanés: patch-tests, choisis d'après l'interrogatoire et l'aspect des lésions, d'autres tests cutanés peuvent compléter l'exploration allergologique.

Il n'est pas utile de faire un prélèvement de peau pour analyse au microscope sauf dans des formes cliniques très atypiques.

1 • L'interrogatoire

L'eczéma étant déclenché par le contact avec un haptène, le médecin recherche avec vous tous les produits chimiques entrés en contact avec votre peau dans les 2 jours qui ont précédé les poussées, y compris les produits que vous avez appliqués sur la peau pour la nettoyer ou la soigner. Des milliers de molécules chimiques sont capables de déclencher un eczéma de contact, il ne faut donc avoir aucun *a priori* et signaler toutes les sources allergéniques possibles.

COMMENT DÉTERMINER LA MOLÉCULE EN CAUSE?

Imaginez que vous cherchez l'allergène en cause dans un eczéma aigu apparu aujourd'hui sur vos mains. Essayez de retrouver toutes les molécules chimiques qui sont entrées en contact avec vos mains dans les 24 dernières heures. Pensez aux objets que vous avez manipulés, aux produits professionnels bien sûr, mais aussi ceux utilisés durant vos loisirs, pour des activités de nettoyage, ceux avec lesquels vous avez lavé, hydraté ou soigné vos mains! Même les corticostéroïdes locaux peuvent entraîner des allergies de contact. Pour tous ces produits dont vous aurez fait la liste, recherchez leur composition, par exemple sur les contenants pour établir la liste de toutes les molécules chimiques différentes qui sont entrées en contact avec votre peau. La coupable est dedans! Il ne reste plus qu'à la trouver à l'état pur pour la remettre en contact avec votre peau qui y est sensibilisée et vous aurez la clé du mystère: vous saurez qui est la responsable de votre sensibilisation de contact.

2• La localisation de l'eczéma

Les lésions sont initialement localisées à la zone de contact avec l'allergène, même si elles se sont ensuite étendues à distance. L'endroit initial a donc une grande valeur d'orientation :
– un eczéma du lobule des oreilles, du poignet et de l'ombilic fait évoquer une sensibilisation au nickel ;
– un eczéma du visage, des paupières ou du cou fait rechercher une allergie de contact aux cosmétiques, produits de nettoyage et de traitement du visage, mais aussi aux vernis à ongles ou aux produits volatils (parfums, sprays capillaires, peintures…) ;
– un eczéma des pieds oriente vers une allergie à un constituant des chaussures, chrome servant au tannage du cuir ou agents de vulcanisation du caoutchouc, et aux traitements utilisés pour hydrater ou soigner les pieds ;
– un eczéma des parties couvertes évoque une sensibilisation aux surfactants ou parfums des lessives ou assouplissants, souvent lorsqu'ils sont utilisés à trop forte concentration, mais surtout aux colorants et apprêts textiles.
L'allergène peut arriver au contact de la peau de différentes façons :
– par contact direct, cas le plus fréquent ;
– par voie aérienne : c'est le cas des molécules volatiles comme les peintures, les colles, les résines, les ciments ou les parfums. L'eczéma de contact est alors situé sur les zones de peau non protégées par les vêtements comme le visage ou simplement les paupières, et dans les plis, derrière les oreilles par exemple ;
– par les mains (allergène manuporté) : si vous portez vos mains recouvertes par des molécules allergisantes, par exemple un vernis à ongles, à votre visage, à votre cou ou si vous vous frottez les paupières, l'eczéma de contact va aussi apparaître sur ces régions du corps ;
– par procuration : vous vous trouvez en contact physique avec une personne qui porte cet allergène. On peut ainsi être allergique à une coloration capillaire, un parfum ou à une crème anti-inflammatoire utilisés par son conjoint.

3• Les circonstances de déclenchement

Il faut rechercher les activités ayant pu conduire à un contact avec un allergène particulier dans les 48 heures qui ont précédé le début des lésions : travail, loisir (jardinage, bricolage, menuiserie, peinture, sport…), activités ménagères, application d'un cosmétique, d'un parfum, de médicaments ou d'antiseptiques sur la peau.
L'exposition au soleil peut déclencher l'eczéma de contact à un allergène qui est bien supporté sans exposition aux ultraviolets (UV) ; il s'agit alors d'une photo-allergie de contact. La molécule n'est pas allergisante en elle-même, mais un dérivé photo-induit (photo-métabolite) peut être, lui, allergisant lorsque la molécule ou la peau sont exposées aux UV. Les principaux photo-allergènes sont les crèmes ou gels contenant des anti-inflammatoires, certaines crèmes utilisées contre les démangeaisons et piqûres d'insectes et, même si cela paraît paradoxal, certains filtres solaires chimiques. Pour explorer les photo-allergies de contact, il faut réaliser des photopatch-tests.
L'évolution des lésions au cours du temps, l'amélioration ou l'aggravation pendant les week-ends, les vacances ou d'éventuels arrêts de travail, fournissent de précieuses indications pour identifier l'allergène. L'eczéma de contact disparaît spontanément en quelques jours lorsqu'il n'y a plus de contact avec la molécule responsable. S'il disparaît durant les vacances, il peut être lié à une molécule à laquelle vous êtes exposé sur votre lieu de travail, mais aussi durant votre trajet domicile-lieu de travail ou à votre domicile si vous quittez ce dernier dès que vous avez quelques jours de congé.

4• Les tests

Orientés par l'interrogatoire, ce sont les tests qui vont permettre d'identifier l'allergène en cause pour permettre ensuite son éviction. Le principe consiste à appliquer sur une petite zone cutanée, de moins de 1 cm², une petite quantité d'allergène pour provoquer un eczéma très limité.

L'allergologue réalise en général plusieurs patch-tests au même moment :

– une batterie standard européenne de patch-tests, qui comprend les 28 substances les plus fréquemment en cause dans les allergies de contact ;
– des tests avec les produits utilisés passés ou actuels ;
– et éventuellement des batteries spécialisées orientées (conservateurs et excipients des cosmétiques, constituants des produits de coiffure, monomères et accélérateurs des plastiques et colles, additifs des caoutchoucs, composants des peintures…).

COMMENT PRÉPARER LA SÉANCE DE PATCH-TESTS ?

– Apportez tous les produits suspectés, y compris les fiches de composition si vous les avez.
– Arrêtez l'application sur le dos des corticostéroïdes locaux 7 jours avant les tests.
– Prévenez le médecin si vous êtes sous corticothérapie générale ou immunosuppresseurs.
– Prévoyez 3 rendez-vous : le jour de la pose des tests, à 48 h pour la première lecture, à 72 h (ou 96 h) pour la seconde lecture.
– Ne prévoyez aucune activité physique ou sportive la semaine de vos tests.
– Reportez les tests si vous avez été exposé aux ultraviolets dans le mois qui précède car le soleil fausse les résultats des tests ou si vous êtes en poussée d'eczéma, notamment sur le dos.
– Évitez, lors de la première lecture du test, de porter des vêtements clairs car les tests sont retirés et délimités par un feutre qui peut tacher le linge.

LA BATTERIE STANDARD NORD-AMÉRICAINE DES TESTS ÉPICUTANÉS (PATCH-TESTS) ET LEURS PRINCIPALES SOURCES D'EXPOSITION*

	Allergènes	Principales sources d'exposition
Métaux	Bichromate de potassium	Métaux, ciment, cuir
	Chlorure de cobalt	Métaux, ciment, colorants bleus
	Sulfate de nickel	Bijoux fantaisie, objets métalliques
Caoutchouc	Additifs (agents de vulcanisation)	Objets en caoutchouc, allergie de contact sans rapport avec l'allergie immédiate au latex
	Paraphénylène diamine (PPD)	Colorants foncés du caoutchouc noir, aussi retrouvés dans des objets sans caoutchouc comme les teintures capillaires et tatouages éphémères dits « au henné noir »
	N-Isopropyl-N-phényl-4-phénylène diamine	Caoutchouc noir
	Thiuram mix	Accélérateur retrouvé dans les objets en caoutchouc, en latex, en nitrile…
	Mercapto mix	Accélérateur retrouvé dans les objets en caoutchouc, en latex, en nitrile…

LA BATTERIE STANDARD NORD-AMÉRICAINE DES TESTS ÉPICUTANÉS (PATCH-TESTS) ET LEURS PRINCIPALES SOURCES D'EXPOSITION*		
	Allergènes	**Principales sources d'exposition**
Caoutchouc	Mercaptobenzothiazole	Accélérateur retrouvé dans les objets en caoutchouc, en latex, en nitrile…
Médicaments appliqué sur la peau	Néomycine	Antibiotique
	Benzocaïne	Anesthésique local des crèmes anti-hémorroïdaires, post-piqûres d'insectes, gels bucco-dentaires
	Chloroxglénol	Antiseptique
	Budésonide	Corticostéroïdes
	Pivalate de tixocortol	Corticostéroïdes
Excipients et conservateurs	Lanoline (*wool alcohol*)	Cosmétiques, topiques médicamenteux
	Baume du Pérou (*Myroxylon pereirae*)	Cosmétiques, topiques médicamenteux, cicatrisants.
	Formaldéhyde	Cosmétiques, produits ménagers et industriels
	Quaternium 15	Libérateur de formol
	Méthylchloro-isothiazolinone	Cosmétiques, peintures, produits ménagers
	Méthylisothiazolinone	Cosmétiques, peintures, produits ménagers
	Paraben mix (mélange de parabens)	Cosmétiques, produits ménagers
	Méthyldibromoglutaronitrile	Cosmétiques, produits ménagers
Parfums	Fragrance mix I	Parfums et produits parfumés
	Fragrance mix II	Parfums et produits parfumés
	Hydroxyisohexyl-3-cyclohexène carboxaldéhyde (Lyral®)	Parfums et produits parfumés
Plastiques et colles	Colophonium	Adhésifs, encaustiques
	Résine époxy	Résines, colles
	Résine 4-ter-butyl phénol formaldéhyde	Colle des cuirs
Plantes	Cananga odorata	Huiles essentielles
	lactone Sesquiterpene Mix (mélange)	Parfums, plantes de la grande famille des «composées»: artichauts, dahlias, chrysanthèmes…

* La liste complète des tests épicutanés se retrouve sur le site suivant: www.dormer.com

Comme vous restez sensibilisé à un haptène toute votre vie, un patch-test positif peut témoigner d'un eczéma de contact ancien ou expliquer l'eczéma récent pour lequel le bilan a été fait. Le patch-test positif aura donc une pertinence ancienne, actuelle ou parfois non retrouvée. Le médecin juge de cette pertinence à la fin du bilan par un nouvel interrogatoire précis.

Quels sont les principaux allergènes de contact?

1• Les allergènes professionnels

Les eczémas de contact professionnels sont parfois difficiles à distinguer de la dermite d'irritation. Ils se situent surtout sur les mains et s'améliorent spontanément durant les congés. Le handicap qu'ils induisent peut être assez important pour conduire à une adaptation du poste de travail ou à une déclaration de maladie professionnelle.

L'enquête doit être menée avec la collaboration du médecin du travail.

Certaines professions sont plus souvent à l'origine d'eczémas professionnels, en raison des produits allergisants qui y sont utilisés:

- les métiers de la coiffure: paraphénylène diamine (teintures), ammonium thioglycolate (permanentes), parfums, persulfates (agents de décoloration ou de mèches blondes), additifs du caoutchouc (gants), conservateurs et agents moussants (shampooings), nickel (instruments)… ;
- les professions de santé: antiseptiques, médicaments préparés et manipulés (antibiotiques, anti-inflammatoires non stéroïdiens, phénothiazines, benzodiazépines…), additifs du caoutchouc des gants, acrylates des résines composites (prothésistes dentaires)… ;
- les métiers du bâtiment: sels de chrome (ciment), résines époxy ou acrylates (colles, vernis, peintures, ciments à prise rapide), additifs du caoutchouc (gants, tuyaux), méthylisothiazolinone (peintures)…

2• Les allergènes contenus dans les médicaments appliqués sur la peau

Les lésions débutent sur la zone d'application mais s'étendent souvent à distance. Les allergènes peuvent être les excipients, les parfums, les adhésifs mais aussi les principes actifs, à savoir les médicaments eux-mêmes. Les médicaments les plus fréquemment en cause sont:

- la néomycine (la législation récente vise à en supprimer l'utilisation) ;
- les antiprurigineux (gels ou crèmes contre les démangeaisons, contenant par exemple des phénothiazines) ;
- les anti-inflammatoires non stéroïdiens (AINS) qui déclenchent des allergies ou des photo-allergies de contact ;
- les dermocorticoïdes: il faut y penser si les lésions ne s'améliorent pas ou sont aggravées par l'application de corticoïdes ;
- les soins anti-ulcéreux: si vous avez des ulcères chroniques de jambe, vous êtes très exposé au risque d'eczéma de contact et pouvez être sensibilisé aux pansements utilisés pour les soigner, sans oublier les antiseptiques (qui doivent être évités sur des plaies chroniques).

LA DERMITE D'IRRITATION

Fréquente sur les mains, la dermite d'irritation vient d'agressions physiques ou chimiques et ne passe pas par des mécanismes immunologiques spécifiques d'un allergène. Comme elle n'est pas allergique, les patch-tests sont donc négatifs. Limitée à la zone de contact avec le produit irritant, cette dermite qui s'accompagne de sensations de brûlure plutôt que de démangeaisons touche un grand nombre de travailleurs exposés au produit irritant quand l'eczéma de contact est rare. Elle peut être déclenchée par des produits riches en surfactants (savons), solvants, détergents, produits de nettoyage mais aussi par les lavages répétés des mains.

3• Les allergènes des cosmétiques

Les allergies dues aux cosmétiques sont localisées le plus souvent au visage. Les conservateurs, naturels ou de synthèse, ajoutés en faible proportion pour empêcher la dégradation des cosmétiques, sont tous plus ou moins sensibilisants, qu'il s'agisse des parabens (parahydroxybenzoates), des libérateurs de formaldéhyde, de la méthylisothiazolinone (MIT), de la méthylchloro-isothiazolinone (MCI) ou du méthyldibromoglutaronitrile. Le baume du Pérou et la lanoline sont de moins en moins utilisés.

Depuis une dizaine d'années, de nouvelles molécules en cause dans les allergies de contact aux cosmétiques sont les copolymères des cires épilatoires, des vernis à ongles et les alkylglucosides, dérivés des huiles de coco et de palme utilisés comme agents émulsifiants. Peuvent aussi être en cause les cosmétiques rincés (savons, shampooings, dentifrices), les déodorants, les antiperspirants (sels d'aluminium), les résines des vernis à ongles et les parfums.

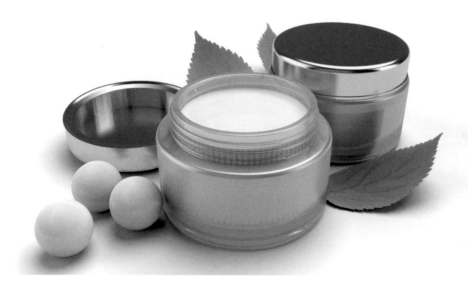

LA SAGA DES ALLERGIES DE CONTACT AUX CONSERVATEURS DES COSMÉTIQUES

Dans les années 1980, le mélange méthylisothiazolinone et méthylchloro-isothiazolinone (MIT/MCI) était très utilisé. Suite aux nombreuses sensibilisations de contact, la réglementation européenne en a limité l'usage et les concentrations autorisées.

Dans les années 1990, le conservateur Euxyl K400 (mélange de méthyldibromoglutaronitrile et de phénoxyéthanol) a succédé au MIT/MCI. Il se révéla sensibilisant principalement par sa fraction méthyldibromoglutaronitrile (MDBGN).

Les parabens furent alors très utilisés, mais des doutes sur leur innocuité et leur potentielle toxicité les ont fait disparaître. Vers 2007, après la restriction d'utilisation des parabens, la MIT, qui paraissait moins sensibilisante que la MCI, a été à nouveau très employée dans un très grand nombre de cosmétiques, les lingettes pour la toilette, les produits de nettoyage, ménagers et autres peintures. Elle était moins sensibilisante mais se montrait moins efficace comme conservateur que la MCI, et les fabricants en ont augmenté les concentrations. La norme canadienne prévoit un maximum de 100 parties par million de méthylisothiazolinone. Santé Canada révise présentement sa position sur cet agent de conservation.

4• Les allergènes vestimentaires

L'endroit où se situe l'eczéma permet d'orienter la recherche.

Les allergènes de contact vestimentaires non textiles

- Les métaux, le nickel étant l'aller-gène le plus fréquent. Les lésions sont situées en regard des bijoux fantaisie ou des accessoires (montre, boucle de ceinture, boutons de jeans). Une sensibilisation au nickel peut également se voir après un piercing.
- Le cuir. Le chrome, utilisé pour le tannage du cuir, est le principal responsable, suivi par les colles et les colorants. Les lésions sont situées sur les pieds, le cou en regard du col de blouson…
- Les additifs de vulcanisation du caoutchouc, thiuram, mercap-tobenzothiazole et carbamates, présents dans les élastiques, les vêtements de sport et les combinaisons de plongée.

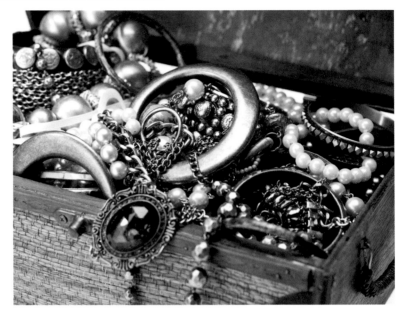

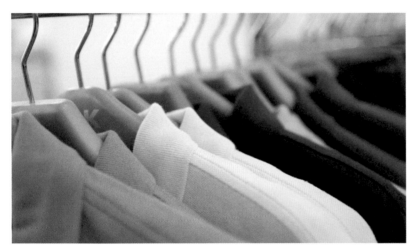

Les allergènes de contact vestimentaires textiles

- Les apprêts textiles : le plus souvent le formaldéhyde.

- Les colorants vestimentaires, essentiellement les colorants dits « dispersés », utilisés pour la coloration des tissus synthétiques. Ils sont en contact étroit avec la peau par l'intermédiaire de la sueur ; l'atteinte est alors préférentiellement dans les plis ou sur les zones de frottements, la face interne des cuisses.

Que faire ?

L'eczéma est soulagé par l'application locale de dermocorticoïdes pendant 1 à 2 semaines. Les dermocorticoïdes sont classés selon leur activité faible, modérée, forte ou très forte. Le choix, fait par le médecin, dépend de la localisation, de l'âge du sujet et des particularités cliniques de l'eczéma. La corticothérapie générale par comprimés n'est pas indiquée et les antihistaminiques sont inutiles.

Cependant, puisqu'il n'y a pas de possibilité de désensibilisation, le seul moyen pour faire disparaître l'allergie est de supprimer tout contact avec l'allergène.

1• Éviter l'allergène

Si les tests ont montré que vous présentez une sensibilité à une ou plusieurs molécules, le médecin vous remet la liste des produits à éviter ou susceptibles de contenir l'allergène. Par exemple, en cas d'allergie à la paraphénylène diamine, il est conseillé d'éviter les colorations capillaires, les tatouages provisoires et le contact avec des caoutchoucs noirs.

Certains allergènes se retrouvent un peu partout, ce qui rend leur éviction difficile. Par exemple, les personnes sensibilisées à la méthylisothiazolinone (MIT) doivent:

– éviter d'utiliser des lingettes de toilette;

– lire attentivement les étiquettes en code INCI des cosmétiques;

– lire attentivement les étiquettes des produits ménagers (vaisselle ou nettoyage), sachant qu'elles sont souvent incomplètes;

– se méfier de certaines peintures qui peuvent contenir de la MIT.

Lorsque l'éviction de l'allergène est impossible, vous pouvez vous protéger du contact avec des gants, des manches longues, des chaussures…

À VOS LOUPES POUR DÉCHIFFRER LE CODE INCI

Lorsqu'un patch-test est positif avec un composant d'un cosmétique, le médecin vous donne le nom de cette molécule dans le code INCI pour que vous puissiez le retrouver dans la composition des produits que vous utilisez. Tous les cosmétiques commercialisés en Europe et en Amérique du Nord doivent indiquer sur leur emballage la liste exhaustive des molécules qui entrent dans leur composition sous la mention «Ingrédients». Les noms chimiques utilisés sont ceux du code INCI (*international nomenclature cosmetic ingredients*). Ces noms peuvent être très différents du nom d'usage. Par exemple le baume du Pérou est en code INCI le *Myroxylon pereirae* et le beurre de karité est le *Butyrospermum parkii*. Le dermato-allergologue doit donc toujours vous donner le nom usuel de l'allergène et celui en code INCI.

Il vous est conseillé, avant l'achat d'un cosmétique, de vérifier que la liste des ingrédients ne contient pas la molécule à laquelle vous êtes sensibilisé. Cette liste complète se trouve sur les boîtes de cosmétiques, mais pas toujours sur les tubes. Elle est parfois écrite en minuscules caractères sur les emballages de petite taille comme les boîtes pour tubes de rouge à lèvres. À vos loupes!

Attention, sous la mention «Composition» ne figurent que les composants principaux des cosmétiques. Tous les conservateurs et surfactants n'y sont pas forcément listés. La mention «hypoallergénique» n'a aucune valeur et ne dispense pas de lire avec attention la liste sous la mention «Ingrédients».

2• Que faire en cas d'allergie de cause professionnelle?

Une allergie professionnelle peut justifier un arrêt de travail et conduire à une déclaration en maladie professionnelle. La recherche du ou des allergènes par des patch-tests se fait en collaboration avec le médecin du travail.

Un traitement par voie générale avec un dérivé de vitamine A est possible dans certains cas rares.

Pour supprimer l'exposition à l'allergène, il faut envisager un aménagement du poste de travail avec le médecin du travail.

3• Comment prévenir une allergie de contact?

Des mesures de prévention sont capitales pour éviter des sensibilisations dans les professions à haut risque d'allergies de contact: port de gants, de vêtements de protection, confinement des allergènes dans un milieu fermé et ventilation-aspiration des locaux professionnels pour les allergènes qui se trouvent dans l'air.

Dans de nombreuses professions, c'est dès le début des études ou de l'apprentissage que ces mesures de prévention doivent être mises en place, comme dans les métiers de la coiffure, restauration, bâtiment, métiers de la santé… Ces mesures peuvent éviter une sensibilisation et la survenue d'une maladie professionnelle qui obligerait, en l'absence de possibilité de supprimer le contact avec l'allergène incriminé, à une réorientation professionnelle définitive, ce qui est assez fréquent chez les coiffeurs par exemple.

Le latex

L'allergie au latex désigne l'allergie aux protéines du latex, une réaction qui se produit en quelques minutes, par un mécanisme dit d'allergie immédiate de type I, induite par des immunoglobulines de type IgE spécifiques des protéines du latex. Elle est différente de l'allergie retardée aux agents de vulcanisation et/ou à certains additifs du caoutchouc (voir page 202).

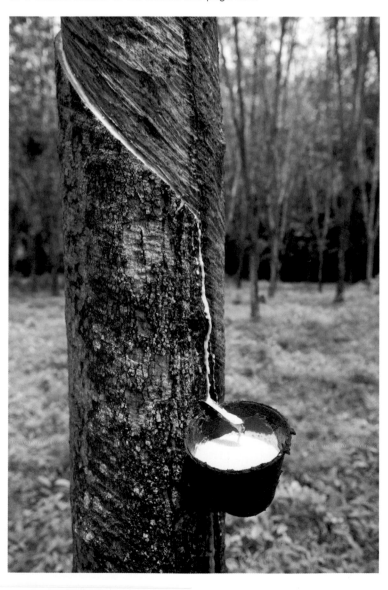

D'OÙ VIENT LE LATEX ?

Le latex naturel est un liquide blanchâtre laiteux qui s'écoule d'une incision pratiquée dans «l'arbre à caoutchouc», *Hevea brasiliensis*, originaire d'Amazonie et dont la culture est très répandue dans toutes les régions tropicales, notamment dans le Sud-Est asiatique ainsi qu'en Afrique. L'élasticité du latex en fait un matériau très apprécié dans la vie courante et le domaine médical. Pour la fabrication de ce caoutchouc dit «naturel», on ajoute à cette sève des substances chimiques (accélérateurs de vulcanisation, antioxydants…) pour conférer au produit résistance et élasticité. Ces mêmes produits chimiques sont également utilisés pour la fabrication des caoutchoucs dits synthétiques comme les nitriles, les néoprènes, etc.

Comment reconnaître une réaction provoquée par l'allergie au latex ?

Le latex peut agir comme allergène de contact pour la peau et les muqueuses et provoquer une réaction allergique locale quelques minutes après son contact. Un choc anaphylactique peut même survenir brutalement. C'est également un allergène aéroporté qui peut provoquer des manifestations de rhino-conjonctivite et d'asthme, en dehors de tout contexte d'anaphylaxie.

Très rarement, il arrive que certaines personnes très allergiques développent des réactions anaphylactiques sans avoir eu aucun contact direct avec le latex, en entrant par exemple dans une pièce où volent des ballons de baudruche en latex.

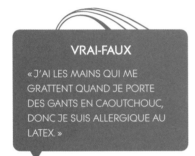

VRAI-FAUX

« J'AI LES MAINS QUI ME GRATTENT QUAND JE PORTE DES GANTS EN CAOUTCHOUC, DONC JE SUIS ALLERGIQUE AU LATEX. »

FAUX
De nombreuses personnes portant régulièrement des gants de latex souffrent d'une dermatite irritative aux gants de latex. Sans avoir spécifiquement une allergie au latex, ces personnes ont une éruption cutanée irritative due entre autres à l'occlusion et aux lavages fréquents des mains. Un bilan allergologique permettra de faire la part des choses.

1• Le prurit, l'urticaire et l'angioedème

Très souvent, le début de l'allergie au latex se révèle par un prurit, une urticaire des mains et/ou un angioedème au contact des gants de ménage ou médicaux. Le délai d'apparition des symptômes varie entre 10 et 15 minutes.

2• La rhinite, la conjonctivite et l'asthme

Lorsque l'activité professionnelle impose le port de gants en latex, une rhinite et/ou une conjonctivite peuvent s'associer progressivement aux signes cutanés. Un asthme peut apparaître, qui sera rythmé par l'exposition professionnelle.

3• L'anaphylaxie

Cette complication s'observe surtout lors des interventions chirurgicales. Ainsi, l'allergie au latex explique 22 % des chocs anaphylactiques peropératoires de l'adulte. C'est le contact de la peau, des muqueuses et des viscères abdominaux avec les gants du chirurgien qui est surtout en cause.

Quelle est sa fréquence?

1• Dans la population générale

La fréquence des sensibilisations aux allergènes de latex dans la population générale est estimée entre 2 et 4%. Si l'on se base sur les symptômes cliniques, elle avoisine plutôt 1%. Cette fréquence est plus élevée dans certains groupes à risque exposés à des contacts répétés avec le latex (par exemple le personnel médical, paramédical).

2• Chez les professionnels de la santé

La sensibilisation aux protéines de latex est évaluée entre 7 et 8%, et l'allergie avérée entre 4% et 5%. C'est la première cause d'asthme professionnel dans le domaine médical. La consommation croissante de gants poudrés à usage unique en milieu médicochirurgical à partir des années 1980 représente le principal facteur de sensibilisation. La poudre d'amidon des gants adsorbe de grandes quantités de protéines de latex et sa dispersion dans l'air ambiant surtout lorsqu'on retire les gants en fait un véritable aérosol de protéines de latex, semblable à un allergène respiratoire classique. Les professionnels de santé particulièrement exposés sont ceux qui utilisent fréquemment des gants en latex et d'autres dispositifs médicaux contenant du latex: pharmaciens, médecins, infirmières, aides-soignantes, dentistes, assistantes dentaires, infirmières de salle d'opération, techniciens de laboratoire, mais aussi personnel de ménage. Depuis la mise en place de mesures de réduction de l'exposition au latex par l'emploi de gants non poudrés, de gants à faible contenu en allergènes ou sans latex, on observe une réduction de la fréquence de l'allergie au latex.

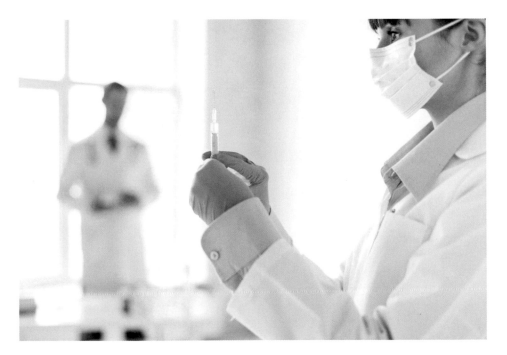

VRAI

La fréquence de sensibilisation et/ou
d'allergie aux protéines de latex est
plus élevée dans certains groupes à
risque : contacts répétés, exposition
professionnelle, prédisposition
génétique aux allergies.

3• Les autres populations exposées

Les personnes qui risquent particulièrement de développer une allergie au
latex sont :

– celles qui ont subi de multiples interventions chirurgicales, en particulier
dans l'enfance, particulièrement au niveau urinaire ; ainsi, environ 50 %
des malades porteurs de spina bifida (une malformation congénitale de la
région sacro-lombaire) sont sujets à l'allergie au latex ;

– les travailleurs de l'industrie du caoutchouc, exposés pendant de longues
périodes à de grandes quantités de latex ; environ 10 % présenteront des
réactions allergiques ;

– les personnels des salons de coiffure et le personnel de nettoyage utilisant
fréquemment des gants en latex sont également plus exposés à développer
une allergie au latex.

4• Où retrouve-t-on du latex?

Le latex est présent dans de nombreux objets de la vie courante.

LES PRINCIPAUX OBJETS CONTENANT DU LATEX

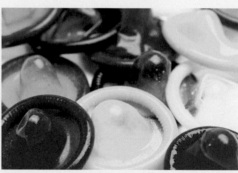

– Gants de ménage
et chirurgicaux
– Pneus
– Chambres à air
– Ballons de
baudruche
– Tétines de
biberons
– Bouillottes
– Tubes de plongée
– Palmes
– Lunettes de
natation et de plongée
– Bonnets de bain
– Colles
– Rubans adhésifs (grips de raquette de tennis…)
– Préservatifs
– Vêtements contenant des élastiques à base de caoutchouc naturel : slips,
shorts, collants, etc.
– Matériel médical : bandages élastiques, seringues avec joints en
caoutchouc, sondes urinaires, rectales, alèses, tubulures de perfusion,
gouttières pour soins dentaires, gants d'examen ou de chirurgien, etc.

FAUX

Les caoutchoucs synthétiques
fabriqués à partir d'élastomères
synthétiques (néoprène, élasthanne,
etc.) ne contiennent pas de protéines
d'*Hevea brasiliensis*. Ces élastiques
synthétiques ne présentent pas de
risque si vous êtes allergique au
caoutchouc d'origine naturelle.

Comment identifier une allergie au latex?

Le diagnostic de l'allergie au latex repose sur l'interrogatoire, les tests cutanés, le dosage des IgE spécifiques et éventuellement les tests de provocation.

1• L'interrogatoire

Pour faire le diagnostic d'allergie au latex, le médecin commence toujours par un interrogatoire qui précise le type de réaction, la relation entre l'exposition au latex et l'apparition des symptômes, l'importance de l'exposition et les facteurs de risques.

On doit évoquer une allergie au latex devant l'un ou l'autre des symptômes suivants: une urticaire de contact locale ou loco-régionale, une rhinite et/ou un asthme, un œdème laryngé ou des symptômes systémiques (urticaire généralisée, malaise, anaphylaxie), des anaphylaxies peropératoires, une profession exposée.

Le latex est très présent dans notre quotidien: port de gants ménagers ou chirurgicaux, préservatifs, visites d'hôpitaux, petite ou grande chirurgie, soins dentaires ou gynécologiques, sondages vésicaux, lavements, activités sportives ou de loisirs impliquant un contact avec le latex, direct ou indirect comme entrer dans une pièce où volent des ballons de baudruche (appelés communément au Québec «ballounes»).

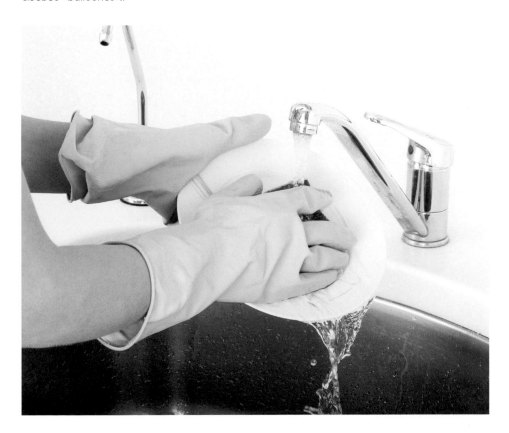

2• Les tests cutanés

Les prick-tests sont effectués en routine avec des extraits commerciaux de latex pour rechercher une sensibilisation au latex. Ils ne risquent pas d'entraîner une réaction allergique secondaire. La lecture se fait à 20 minutes comme pour les autres aéro-allergènes.

3• Le dosage des IgE spécifiques

Les tests cutanés sont le plus souvent couplés au dosage dans le sang des IgE spécifiques dirigées contre le latex. Avec le progrès de l'allergologie moléculaire, il est maintenant possible de doser les IgE spécifiques vis-à-vis de certaines des composantes (protéines) du latex identifiées comme allergisantes. L'allergologue pourra ainsi estimer la sévérité de votre allergie au latex en fonction de profil de sensibilisation retrouvé. C'est ainsi qu'un profil de sensibilisation sera évocateur d'une possible allergie au latex associée à une allergie alimentaire aux fruits exotiques par exemple. Ces analyses sanguines ne sont pas disponibles partout au Canada.

4• Les tests de provocation

En cas de discordance entre l'interrogatoire évocateur d'une allergie au latex et les tests cutanés et IgE spécifiques au latex négatifs, le médecin peut vous proposer un test de provocation réaliste. S'il soupçonne chez vous un asthme professionnel au latex, c'est ainsi qu'il peut en déterminer l'imputabilité professionnelle. Ce peut être par exemple le port d'un gant durant 10 à 20 minutes, ou un test de provocation par voie inhalée. Ces tests comportent des risques et ne doivent être réalisés que dans des structures très spécialisées.

Les réactions croisées

Certaines personnes allergiques au latex peuvent présenter une réaction allergique à des produits végétaux, généralement des fruits. Ces allergies alimentaires croisées peuvent précéder ou suivre l'apparition d'une allergie au latex. Ce phénomène, connu sous le nom de «syndrome latex-fruits», est dû à la présence de structures moléculaires semblables ou très voisines entre le latex et certaines autres protéines d'origine végétale. Si vous êtes allergique au latex, vous pouvez développer des réactions graves lors de l'ingestion de l'un de ces aliments.

LES ALLERGIES CROISÉES AVEC LE LATEX

- Avocat
- Banane
- Châtaigne (marron)
- Kiwi
- Fruit de la passion
- Peu fréquentes : abricot, agrumes, amande, betterave, céleri, cerise, concombre, épinard, figue, germe de blé, melon, noisette, noix, pêche, papaye, pomme, raisin et sarrasin
- *Ficus benjamina*

Que faire?

Le traitement d'une allergie au latex repose essentiellement sur l'information et l'éviction du latex. La plupart du temps, une trousse d'urgence vous est proposée en cas d'exposition accidentelle. Cette trousse d'urgence comporte, en fonction du type et du degré de sévérité de votre réaction allergique, un antihistaminique, un β2-mimétique d'action rapide par voie inhalée (ex. : Ventolin® [salbutamol] ou Bricanyl® [terbutaline], un corticostéroïde et éventuellement de l'adrénaline auto-injectable. En cas de réaction généralisée, le recours à une structure d'urgence est indispensable en raison du risque vital.

Les personnes chez lesquelles le diagnostic d'allergie au latex a été établi reçoivent une carte d'allergique. En cas d'opération chirurgicale, des salles d'opération sans latex et des kits « *latex free* » doivent être utilisés.

La désensibilisation au latex est encore du domaine de la recherche et n'a pas encore d'indication à ce jour.

Si l'allergie au latex s'intègre dans le cadre d'une exposition professionnelle, une déclaration de maladie professionnelle est possible (tableau n° 95 – Affections professionnelles de mécanisme allergique provoquées par les protéines du latex ou caoutchouc naturel).

VRAI-FAUX

« ON M'A DIAGNOSTIQUÉ UNE ALLERGIE AU KIWI. MAINTENANT JE SUIS FORCÉMENT ALLERGIQUE AU LATEX. »

FAUX
On peut être allergique au kiwi sans avoir d'allergie au latex. Il est important de signaler l'allergie au kiwi à son médecin surtout lorsqu'un acte chirurgical est prévu. Il pourra estimer le risque d'une allergie au latex associée et prévoir un bilan allergologique si nécessaire.

MESURES À RESPECTER EN CAS D'ALLERGIE AU LATEX

– Porter sur soi une carte mentionnant l'allergie au latex
– Connaître et savoir identifier les objets contenant des protéines de latex
– Avoir à portée de main une trousse d'urgence en cas d'exposition accidentelle
– Signaler son allergie au latex à son médecin, gynécologue, dentiste, chirurgien et anesthésiste

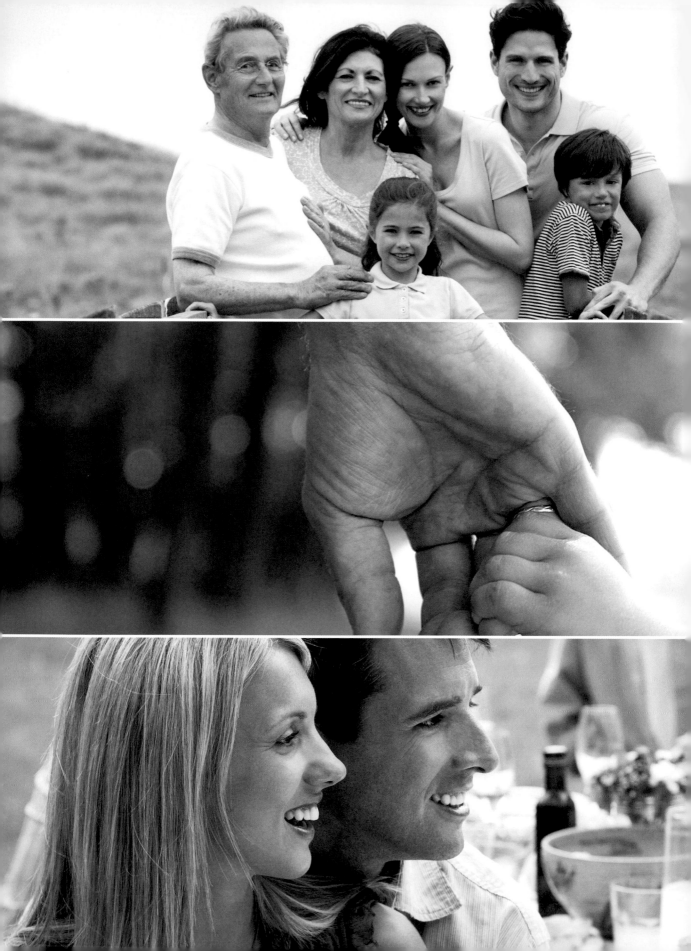

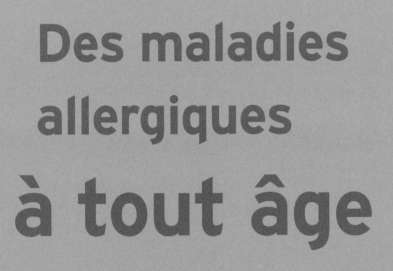

Des maladies allergiques
à tout âge

Les allergies de l'enfant

Les enfants sont concernés par les maladies allergiques dès leur naissance. Un nourrisson peut souffrir d'asthme, développer une allergie alimentaire, par exemple au lait de vache, ou avoir un eczéma. Il est particulièrement important de poser rapidement le diagnostic chez les tout-petits, après avoir éliminé certaines maladies rares et potentiellement graves pouvant mimer une maladie allergique respiratoire ou cutanée. En effet, après avoir débuté chez le nourrisson (de 0 à 24 mois), l'histoire naturelle de l'allergie se poursuit jusqu'à la préadolescence et l'adolescence. Les diverses manifestations ont tendance à se développer dans l'ordre suivant : dermatite atopique, allergies alimentaires, asthme, rhinite allergique, mais elles peuvent se télescoper ou arriver dans un autre ordre et les formes peuvent être sévères.

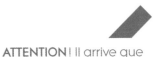

ATTENTION ! Il arrive que le diagnostic d'allergie ne soit pas établi chez le nourrisson malgré les symptômes présents. Or poser le diagnostic permet d'engager le traitement et de prévenir en partie le développement ultérieur d'autres allergies.

L'eczéma ou dermatite atopique

Affection du nourrisson et du jeune enfant, l'eczéma disparaît dans 60 à 80 % des cas après l'âge de 2 à 4 ans. Les enfants qui ont guéri gardent le plus souvent des stigmates d'atopie : replis sous les paupières (signe de Dennie-Morgan), peau sèche, peau fendillée sous le lobule de l'oreille, etc.

1 • Comment se manifeste une dermatite atopique ?

L'eczéma est une réaction inflammatoire de la peau qui associe des rougeurs, un gonflement de la peau sur laquelle apparaissent ensuite des vésicules remplies d'un liquide clair, une peau très sèche, des démangeaisons, sur le visage et les joues surtout, puis les bras, le cou, les plis, etc.
L'eczéma précoce et sévère du nourrisson, une forme d'eczéma à risque d'allergies multiples, peut correspondre à la première manifestation de ce que les médecins appellent la marche atopique. Cet eczéma sévère survient sur une peau anormale, très sèche et poreuse, qui laisse passer les nombreux

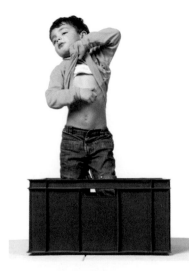

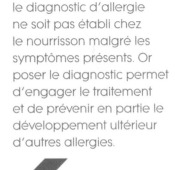

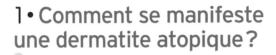

215

UNE ALLERGIE PRÉCOCE QUI PEUT ÉVOLUER VERS DES ALLERGIES MULTIPLES

Les enfants qui ont eu un eczéma sévère ont plus de risques de développer une allergie alimentaire. Le terme de syndrome dermo-respiratoire est parfois utilisé pour qualifier un asthme et un eczéma en évolution d'enfants ou d'adolescents : ce phénotype comporte souvent des asthmes difficiles à contrôler.

Les enfants ayant une ou plusieurs allergies alimentaires et un eczéma, présentent souvent une augmentation massive des IgE sériques totales, atteignant ou dépassant 5 000 UI/mL. Pour les détecter, il faut doser au moins une fois les IgE sériques totales chez l'enfant allergique. Pour restaurer la fonction barrière de la peau, les corticoïdes topiques constituent le traitement d'attaque de référence, et les émollients le traitement d'entretien. Il faut lutter contre la corticophobie encore plus marquée pour les corticoïdes topiques. Les « écoles de l'allergie » sont spécialisées dans l'éducation de l'eczémateux et de sa famille, en particulier en milieu dermatologique.

allergènes présents dans l'air, acariens, poils d'animaux et pollens, jusqu'à des microparticules alimentaires. C'est ainsi qu'un nourrisson peut se sensibiliser aux protéines de lait, d'œuf ou d'arachide par exemple, et déclencher une réaction allergique le jour où il en mange pour la première fois. En grandissant, certains de ces nourrissons présentent ensuite une rhinite allergique et, dans un tiers des cas, de l'asthme sévère.

2 • Quelle est sa fréquence ?

Cette maladie de peau touche 20 % des enfants de moins de 3 ans. Elle évolue par poussées plus fréquentes en hiver. En général bénigne, mais occasionnellement sévérissime, elle disparaît souvent vers l'âge de 4 ans.

3 • Que faire ?

Lorsque l'eczéma est modéré, des soins locaux suffisent. La sécheresse de la peau eczémateuse entraîne des démangeaisons, puis, parfois, des surinfections et des poussées inflammatoires. Il faut donc soigner la peau sèche de votre bébé avec des crèmes émollientes pour restaurer la fonction barrière de la peau et protéger des allergènes. Il vous est aussi conseillé d'utiliser des crèmes lavantes pour peau atopique sans savon et sans parfum, de ne pas employer de crème à base d'aliments (amandes…) pour ne pas risquer de sensibiliser l'enfant à ceux-ci. Le médecin prescrira des crèmes anti-inflammatoires (à base de corticoïdes) au moment des poussées et, éventuellement, des antibiotiques s'il y a surinfection. Mieux vaut donner des douches que des bains, utiliser des pains ou gels sans savon (syndet), préférer les vêtements à base de coton, de soie ou de polyesters à fibres fines et éviter la laine, qui pique !

4 • Comment évolue la dermatite atopique ?

Elle débute très fréquemment avant l'âge de 1 an. Elle est la conséquence de nombreux facteurs qui interagissent entre eux comme le terrain génétique et des facteurs de l'environnement : allergènes de l'air, de l'alimentation, infection de la peau, substances irritantes, facteurs climatiques… D'autres facteurs, notamment psychologiques ou hormonaux, sont impliqués dans son évolution. Son diagnostic doit être confirmé par le médecin. Elle évolue sous la forme d'une alternance de poussées et de périodes de rémission. Certaines ont tendance à persister dans le temps, notamment sur quelques endroits du corps, comme les plis des coudes ou des genoux. Les formes les plus sévères peuvent toucher d'autres sites, comme les mains, les pieds, voire l'ensemble du corps. La majorité des dermatites atopiques disparaissent dans l'enfance. Toutefois, les formes sévères ont tendance à perdurer.

Les allergies alimentaires

Les allergies alimentaires sont plus fréquentes chez les enfants ou les adolescents que chez les nourrissons. Elles sont également trois fois plus fréquentes chez les enfants que chez les adultes. Les aliments responsables deviennent plus nombreux avec l'âge, alors que, chez le nourrisson, les deux allergènes les plus fréquents sont le lait de vache et l'œuf de poule.

PEUT-ON MOURIR D'ALLERGIE ALIMENTAIRE ?

Plusieurs cas d'allergies alimentaires mortelles ou «presque mortelles» ont été décrits, surtout chez des adolescents et de jeunes adultes qui pourtant connaissaient le plus souvent leur allergie alimentaire. Si le premier épisode d'anaphylaxie survient au domicile, par la suite, les récidives ont lieu presque toujours hors du domicile, le plus souvent au restaurant: défaut de vigilance, renseignements insuffisants sur la composition des plats… Les facteurs de risque de ces allergies alimentaires graves sont:
– l'âge, surtout l'adolescence;
– l'asthme négligé ou non contrôlé par le traitement de fond;
– le retard du diagnostic;
– le défaut d'application d'un traitement efficace: injection intramusculaire d'adrénaline;
– certains aliments comme l'arachide;
– l'effort;
– la prise de certains médicaments tels que l'aspirine, les AINS (anti-inflammatoires non stéroïdiens), les bêtabloquants.

1 • Comment se manifeste une allergie alimentaire ?

Les nourrissons peuvent faire une urticaire, éruption de boutons en plaques comme des piqûres d'orties, qui démange fortement, ou une poussée d'eczéma. Ces symptômes cutanés peuvent disparaître en quelques heures ou se compliquer d'un œdème plus ou moins sévère selon sa localisation sur les paupières, les lèvres ou les muqueuses…, de symptômes ORL tels que rhinite ou conjonctivite, ou de symptômes digestifs comme une diarrhée, des douleurs abdominales ou des régurgitations…
Ces signes surviennent dans les 2 heures au plus de l'ingestion de l'aliment responsable. Si l'allergie est retardée, il s'agit d'un autre mécanisme immunitaire, l'hypersensibilité retardée, responsable notamment de certaines manifestations digestives: diarrhée chronique, vomissements, altération de la croissance.
Chez les enfants, les symptômes les plus fréquents sont les urticaires, aiguës ou récidivantes, l'œdème laryngé qui se manifeste par une gêne respiratoire et une voix rauque, l'asthme avec une toux, un essoufflement, des sifflements dans la poitrine, la rhinite, la conjonctivite. Les réactions générales ou anaphylactiques qui associent des manifestations touchant plusieurs organes

ATTENTION ! Une crise d'asthme, un œdème du larynx qui empêche l'air de rentrer, un malaise ou une chute de tension sont des urgences médicales. La réaction allergique peut aller jusqu'au choc anaphylactique, même si celui-ci reste rare.

QU'EST-CE QUE LE SYNDROME D'ALLERGIE INDUITE PAR LE BAISER ?

Le contact cutané ou muqueux par le baiser d'une personne qui vient de consommer un aliment auquel une autre personne est très allergique peut entraîner chez cette dernière des symptômes locaux d'allergie. Ce syndrome d'allergie induite par le baiser est connu pour plusieurs aliments : pomme, kiwi, arachide…
À noter que ce contact ne culmine que de façon rarissime en une réaction anaphylactique.

(la peau : urticaire/angiœdème ; la respiration : toux, gêne, sifflement ; le tube digestif : douleurs intenses ou crampes abdominales…) et/ou la circulation (hypotension, malaise caractérisant le choc anaphylactique, douleurs abdominales, confusion) touchent 6 à 10 % des enfants allergiques aux aliments, mais leur fréquence est en augmentation chez les adolescents. Les symptômes digestifs tels que nausées, vomissements, diarrhée et douleurs abdominales sont fréquents. Le syndrome d'allergie orale, allergie aux aliments végétaux chez une personne allergique aux pollens, est plus fréquent après l'âge de 10 ans.

Certains enfants souffrant d'une allergie alimentaire par ingestion peuvent développer des symptômes d'allergie après l'inhalation de particules allergéniques en suspension dans l'air, par exemple en épluchant du céleri ou des carottes, en manipulant des poissons ou des fruits de mer, en respirant des vapeurs de cuisson de poisson, de lentilles, de sarrasin…, etc.). Ils réagissent à de très faibles quantités d'allergène ; on dit qu'ils ont un « seuil réactogène bas ».

2• Quelle est leur fréquence ?

Selon l'étude canadienne SPAACE (2015), la prévalence des allergies alimentaires auto-rapportées chez les Canadiens de moins de 18 ans se situerait autour de 7 % mais étant donné que ceci n'était pas toujours confirmé par une évaluation médicale, la prévalence réelle se situe sans doute autour de 4 à 5 %. Les aliments en cause étaient le lait de vache (0,7 %), les œufs (1,0 %), les arachides (2,4 %), les noix (1,6 %), les poissons (1,0 %), les crustacés (1,4 %), le blé (0,3 %) et le soya (0,1 %).On manque encore de données sur la fréquence de l'allergie alimentaire chez le nourrisson en France. C'est pourtant à cette période que peuvent se produire les premières manifestations, notamment vis-à-vis du lait de vache, ou d'autres aliments au moment de la diversification.

3• Comment identifier une allergie alimentaire ?

Il est conseillé de s'assurer de la véracité de l'allergie avant de s'imposer des exclusions alimentaires. Interdire inutilement un aliment risque de provoquer une perte de tolérance et le développement d'une allergie. Un questionnaire rigoureux par un allergologue puis des tests cutanés (prick-tests) souvent réalisés avec une petite quantité de l'aliment suspecté permettent d'identifier l'aliment en cause. Au Québec, la majorité des allergies alimentaires viennent de l'œuf, du lait de vache, de l'arachide et des noix, et des fruits de mer (poissons/crustacés/mollusques).

Cependant, un test cutané ou biologique positif ne suffit pas. Il faut que l'enfant présente des symptômes en rapport. Par exemple, si votre enfant a un eczéma modéré, présente un test positif à l'œuf mais qu'il en mange sans problème, il ne faut surtout pas lui interdire cette consommation. Si la sensibilisation biologique concerne un aliment qu'il n'a pas encore consommé, le spécialiste dira s'il faut ou non retarder l'introduction de l'aliment. À l'inverse, si les examens sont négatifs et qu'il existe une forte présomption d'allergie de type immédiat, le médecin allergologue pourra décider d'un test de provocation orale à l'hôpital. Si ce test est négatif, l'enfant n'est pas allergique à l'aliment concerné et peut en manger. Dans les cas difficiles, comme les réactions croisées, le diagnostic allergologique moléculaire, qui utilise des allergènes purifiés ou de recombinaison pour les tests cutanés et surtout pour le dosage des IgE spécifiques, permet d'affiner le diagnostic et, parfois, de prévoir la gravité de l'allergie.

Lorsque les symptômes sont en faveur d'une allergie retardée, les médecins affirment le diagnostic si l'éviction de l'aliment suspect pendant au moins 4 à 6 semaines améliore les symptômes et si sa réintroduction provoque une rechute. Les prick-tests et le dosage des IgE seraient négatifs si on les pratiquait. Le patch-test qui pourrait affirmer le diagnostic s'il est positif n'est pas systématiquement réalisé car il est difficile à interpréter, coûteux, et n'élimine pas le diagnostic quand il est négatif.

4• Que faire ?

Si 60 à 80 % des allergies au lait de vache ou à l'œuf de poule guérissent spontanément avant l'âge de 4 à 6 ans, certains enfants ont une allergie persistante, le plus souvent pour des quantités faibles d'allergène. La guérison spontanée des autres allergies alimentaires, arachide, noix, blé, kiwi, etc., est aléatoire. Seuls 10 à 20 % des enfants atteints d'allergie à l'arachide pourraient guérir, mais la plupart de ceux qui guérissent avaient des symptômes initialement bénins.

Le régime d'éviction

L'allergie immédiate et retardée implique un régime d'éviction de l'aliment allergisant. Pour les aliments essentiels aux nourrissons comme le lait de vache, des laits de substitution sont nécessaires. Le lait de vache est remplacé par des laits de substitution à base d'hydrolysats de protéines ou, si besoin, à base d'acides aminés dans les rares cas d'allergie aux hydrolysats. Les hydrolysats de soya sont une alternative végétale. Ces laits contiennent des éléments minéraux, glucides, protéines et lipides en quantité et proportion qui permettent une croissance harmonieuse du bébé, de son système immunitaire et de son cerveau. Les laits commercialisés en pharmacie sont adaptés, ceux des commerces alimentaires ne le sont pas.

En cas d'allergie au lait au moment de la diversification alimentaire, d'autres aliments ne doivent pas être consommés : crème fraîche, beurre, fromages, yogourts ou aliments industriels contenant du lait comme les petits pots, les gâteaux… C'est le cas aussi pour d'autres allergènes comme l'œuf ou l'arachide, présents dans de nombreux aliments. Le régime devient alors compliqué et vous devez apprendre à décrypter les étiquettes alimentaires. Les principaux aliments en cause dans l'allergie alimentaire sont à étiquetage obligatoire dans la liste des ingrédients. Le médecin prescrira un traitement d'urgence car il existe toujours un risque de consommer par inadvertance l'aliment allergisant.

ATTENTION ! Aucun test sanguin ne peut remplacer la consultation d'un allergologue expérimenté pour le diagnostic et la prise en charge des allergies alimentaires.

À quel moment réintroduire l'aliment allergisant?

La réintroduction de l'aliment ne se fera qu'après avis médical et, dans certains cas, en milieu hospitalier. Elle sera possible parfois, en moyenne après une éviction de 12 à 18 mois pour le lait, entre 2 et 3 ans pour l'œuf, 6 et 7 ans pour l'arachide. La guérison spontanée est plus rapide en cas d'allergie retardée qu'en cas d'allergie immédiate. Certaines allergies alimentaires diagnostiquées chez le nourrisson n'ont toujours pas guéri à l'âge de 5 ans. Dans ces cas et notamment pour les aliments de consommation courante comme le lait de vache ou l'œuf, une induction de tolérance ou une immunothérapie sont présentement à l'étude en Amérique du Nord dans le cadre de protocoles de recherche. Elles ne sont pas pratiquées en milieu clinique, car les risques de réactions sévères demeurent élevés.

L'induction de tolérance

Si l'éviction représentait la seule possibilité jusqu'à ces dernières années, l'immunothérapie par voie orale permet parfois d'obtenir une guérison ou, au moins, une tolérance alimentaire qui se traduit par une augmentation du seuil de réaction à l'allergène.

L'administration des allergènes par voie orale, en commençant par des doses très faibles, peut induire une désensibilisation ou une tolérance alimentaire. La distinction entre désensibilisation et guérison est difficile à établir. La «désensibilisation» augmente le seuil réactogène et met l'enfant à l'abri des réactions provoquées par de faibles doses. La «guérison» est une absence définitive de réactivité aux allergènes alimentaires. Cette guérison est rare pour certains aliments. Ces notions sont l'objet de recherche active partout dans le monde.

ATTENTION! La désensibilisation doit être entretenue par une consommation régulière de l'aliment. Une surveillance attentive pendant l'induction de la tolérance orale spécifique est obligatoire.

L'éducation de la personne allergique alimentaire

L'éducation permet de limiter les exclusions alimentaires et d'améliorer la qualité de vie des enfants. Elle améliore la capacité des familles à gérer les réactions allergiques et en diminue le nombre, mais elle est peu pratiquée, même chez les enfants atteints d'allergie alimentaire sévère. Les principales connaissances à acquérir sont:

– savoir gérer une réaction allergique, le médecin doit vous remettre un plan d'action écrit;
– savoir manipuler l'adrénaline;
– connaître le régime d'éviction;
– avoir les coordonnées (les numéros) des urgences.

LE PLAN D'URGENCE D'ANAPHYLAXIE

Depuis la loi Sabrina passée en Ontario en 2005, la majorité des écoles canadiennes suivent une forme ou une autre de plan d'urgence d'anaphylaxie pour leurs enfants allergiques. Un modèle qui est souvent utilisé est celui entériné par la Société canadienne d'allergie et d'immunologie clinique. Il se retrouve dans un document intitulé «L'anaphylaxie dans les écoles et dans d'autres milieux». Il permet d'établir un plan d'action individualisé pour chaque enfant, tenant compte de la nature et de la sévérité de ses allergies alimentaires. Il inclut les conditions d'utilisation d'un auto-injecteur, et il doit être renouvelé périodiquement.

5• Comment évoluent les allergies alimentaires?

Les allergies alimentaires apparaissent au fil de la vie, en fonction de la diversification alimentaire et de l'introduction de nouveaux aliments. La première manifestation peut toutefois survenir lors du premier contact avec l'aliment, le premier biberon de lait maternisé après un allaitement maternel, ou le premier biscuit contenant de l'arachide, car le corps l'a déjà rencontré, par exemple au contact de la peau ou par des particules respirées. Au Québec, si les allergies les plus fréquentes sont celles au lait de vache, à l'œuf, à l'arachide et aux noix, tous les aliments peuvent néanmoins donner une allergie alimentaire.

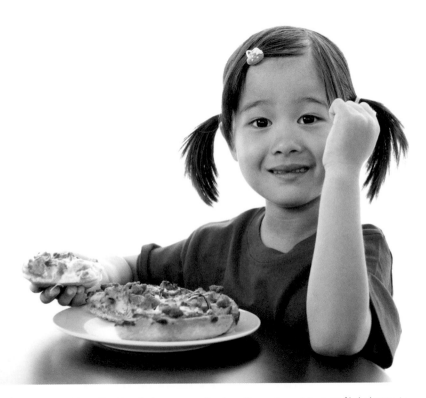

On distingue classiquement les allergies de bon pronostic de celles qui persistent au fil de la vie. Le pronostic peut être lié à l'aliment, mais aussi au mécanisme immunologique qui explique la réaction. Ainsi, l'allergie aux protéines du lait de vache ou de l'œuf évolue dans la très grande majorité des cas vers la guérison alors que l'allergie à l'arachide et aux noix a tendance à persister tout au long de la vie. Les allergies qui ne sont pas liées aux immunoglobulines E ont tendance à évoluer plus favorablement avec le temps.

L'allergie au lait de vache

Le diagnostic d'allergie au lait de vache est précoce, soit après un accident aigu qui peut être sérieux au premier contact avec le lait de vache au moment du sevrage, soit devant des manifestations plus chroniques comme un eczéma qui résiste au traitement, ou certains signes digestifs tels que des régurgitations importantes, une diarrhée, du sang dans les selles, un poids qui n'augmente plus. Après quelques mois d'éviction, l'allergologue évaluera avec vous s'il est possible de réintroduire le lait dans l'alimentation selon la nature de l'allergie. On observe dans la majorité des cas une guérison. Toutefois, un petit pourcentage d'enfants gardent une allergie aux protéines du lait de vache. Il s'agit de formes liées aux immunoglobulines E, anticorps le plus souvent dirigés vers la caséine, une des principales protéines du lait de vache. Chez ces enfants, l'évolution vers la guérison est plus difficile, mais peut arriver jusqu'à l'âge adulte. Certains de ces enfants peuvent manger du lait de vache sous forme cuite, par exemple dans des biscuits, alors qu'ils ne tolèrent toujours pas le lait cru, les yogourts ou le fromage.

L'allergie aux œufs de poule

L'allergie aux protéines de l'œuf de poule, également fréquente, est associée à un bon pronostic avec une guérison qui est souvent observée vers l'âge de 3-4 ans. Toutefois, on observe des formes persistantes d'allergie à l'œuf, ou la possibilité de tolérer l'œuf sous forme cuite, contrairement à l'œuf sous forme crue ou peu cuite (blanc en neige, mousse au chocolat, mayonnaise, omelette…). Ce sont des protéines qui résistent à la chaleur, comme l'ovomucoïde, qui sont alors en cause. En cas de sensibilisation à l'ovomucoïde, le risque de développer une allergie persistante à toutes les présentations de l'œuf est plus important.

L'allergie à l'arachide et aux noix

L'allergie à l'arachide évolue beaucoup plus rarement vers la guérison. Chez les enfants qui ont une sensibilisation cutanée à l'arachide prouvée par un prick-test ou un test sanguin, mais n'ont jamais consommé cet aliment, un test de provocation, en milieu hospitalier et sous surveillance médicale, peut affirmer l'existence d'une authentique allergie. L'arachide fait partie de la famille des légumineuses, comme la lentille, le petit pois, la fève, le pois chiche, certains haricots, le soya. Il y a donc un risque d'allergie alimentaire croisée entre ces aliments. Toutefois, ces allergies sont plutôt rares. En revanche, bien qu'il n'existe pas de similitude botanique, on constate parfois l'association à une allergie aux noix. Comme pour l'arachide, l'allergie aux noix a tendance à persister avec le temps, sans processus de guérison.

L'asthme

1 • Comment se manifeste un asthme?

L'asthme est un trouble respiratoire chronique qui se caractérise par l'inflammation et la constriction des voies respiratoires, responsables de leur fermeture. Cette constriction entraîne des crises de gêne respiratoire, la respiration devient difficile et sifflante. L'inflammation provoque une hypersécrétion des muqueuses des fosses nasales, de la trachée et des bronches. Les voies aériennes sont alors encombrées de mucus. La cage thoracique se contracte, l'enfant ne parvient plus ou difficilement à expirer. Les symptômes sont d'autant plus francs que l'inflammation et la fermeture des bronches sont importantes. On peut distinguer trois formes d'asthme chez l'enfant:
– l'asthme léger, le plus fréquent, qui représente 60 à 80% des asthmes de l'enfant;
– l'asthme sévère avec obstruction bronchique;
– l'asthme avec exacerbations sévères et allergies multiples.
L'asthme sévère est souvent allergique. La rhinite allergique est un facteur de risque de développement de l'asthme dans l'enfance et de persistance de l'asthme à l'âge adulte.

Chez le nourrisson

L'asthme du nourrisson est défini par la survenue d'au moins 3 épisodes de gêne respiratoire avec sifflements depuis la naissance, quels que soient l'âge de début, le facteur déclenchant, l'existence ou non d'un terrain allergique. Cette définition clinique a été retenue par plusieurs conférences-consensus internationales. Elle s'applique à la condition d'avoir pris soin d'éliminer la possibilité d'une autre maladie devant une anomalie sur une radiographie du thorax ou de signe d'alerte:

mauvaise prise de poids, manifestations digestives comme une diarrhée ou des vomissements fréquents, souffle cardiaque, déformation du thorax, auscultation anormale en dehors d'un épisode de crise, symptômes permanents.

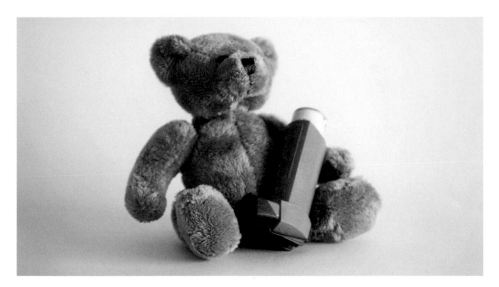

D'autres symptômes correspondent à des manifestations d'asthme comme la toux. Celle-ci a des caractéristiques particulières : traînante après une maladie virale respiratoire, sèche, quinteuse, volontiers nocturne et/ou déclenchée par l'effort ou les fous rires, l'excitation, associée à des siffle-ments, mais parfois isolée. Il faut distinguer la bronchiolite, infection virale très fréquente, touchant environ 30 % des nourrissons dans leur premier hiver de vie pendant la période épidémique, de l'asthme qui se manifeste par des crises mimant une bronchiolite, mais survenant de façon répétée pendant l'hiver et en dehors de cette saison, se répétant au fil du temps.

L'ASTHME DU NOURRISSON PEUT ÊTRE ALLERGIQUE OU NON ALLERGIQUE

L'asthme allergique s'exprime par des crises, mais aussi d'autres symptômes, comme la toux, des sifflements brefs, indépendamment des infections virales. Il y a des signes d'allergie comme un eczéma ou une allergie alimentaire, ou des antécédents d'asthme ou d'allergie chez les parents, les frères et les sœurs. L'asthme non allergique, ou asthme induit par les viroses, se manifeste par des crises essentiellement pendant l'automne et l'hiver, à la faveur des rhinites virales. Il n'y a pas ou très peu de symptômes entre ces crises, et les manifestations s'estompent à la belle saison. Ce type d'asthme est favorisé par la vie en collectivité, par la circulation des infections virales, par l'exposition au tabac, y compris dès la période fœtale. En effet, le tabagisme maternel pendant la grossesse induit un défaut de croissance des bronches qui peut favoriser des manifestations respiratoires sifflantes dès les premières années de la vie.
À la différence de l'asthme induit par les maladies virales, l'asthme allergique du nourrisson a tendance à persister avec la croissance. Il relève donc d'un suivi régulier en consultation.

Chez l'enfant

Quand l'enfant grandit, la présentation de l'asthme évolue. L'exacerbation (« la crise ») est plus typique. Elle est souvent précédée par des symptômes avant-coureurs (prodromes) qui annoncent la crise, toujours les mêmes chez le même enfant : toux, rhinite, conjonctivite, dyspnée, anxiété.

QUAND PENSER À L'ASTHME D'EFFORT ?

Le diagnostic de l'asthme d'effort (ou asthme induit par l'exercice) est basé sur l'interrogatoire. Des sifflements respiratoires apparaissant dans les minutes qui suivent l'arrêt d'un effort physique, pendant la phase de récupération, principalement l'hiver, par temps froid et sec. La gêne respiratoire augmente, dure 5 à 10 minutes, rarement beaucoup plus, puis disparaît spontanément en moins de 30 à 60 minutes. Ce spasme des bronches peut aussi débuter pendant l'effort, obligeant l'enfant à diminuer l'intensité et/ou la durée de l'exercice, ce qui peut être considéré par les professeurs d'éducation physique comme un désintérêt pour l'activité physique, entraîner une méconnaissance de l'asthme, et même conduire à la sédentarité.

En dehors des sifflements respiratoires, les symptômes sont variables : toux, essoufflement, gêne pharyngée, sensation d'oppression thoracique.

Les jeunes enfants peuvent verbaliser l'asthme d'effort comme une douleur (mais l'asthme n'est pas douloureux). L'asthme d'effort peut traduire la perte du contrôle d'un asthme déjà connu, en raison d'un traitement de fond insuffisant ou mal suivi.

Les sécrétions bronchiques sont moins importantes chez l'enfant que chez le nourrisson. L'intensité des symptômes permet de préciser la gravité de l'exacerbation, son traitement, le recours à l'hospitalisation. À cet âge, l'asthme induit par l'exercice devient plus fréquent, étant donné la plus grande fréquence des efforts physiques. Le diagnostic d'asthme sévère est évoqué quand il est difficile à traiter ou à contrôler. Il faut alors envisager une consultation spécialisée pour préciser le diagnostic et le traitement.

Les crises d'asthme après la rentrée scolaire

Peu après la rentrée scolaire, au mois de septembre, il existe de véritables épidémies de crises d'asthme, parfois sévères, dénommées « épidémies d'asthme de septembre ». L'entrée de certains virus (en particulier les rhinovirus) dans la communauté scolaire affecte rapidement les enfants non immunisés, surtout ceux dont l'asthme est mal contrôlé. L'habitude fréquente d'arrêter le traitement de fond anti-asthmatique pendant les vacances d'été favorise ces épidémies. De plus, pendant les mois d'août et de septembre, les températures au-dessus de 20 °C et l'augmentation de l'hygrométrie à 75-80 % sont propices à la multiplication des acariens. Les altérations bronchiques (inflammation et hyperperméabilité bronchique) favorisent à leur tour le passage des allergènes à travers les bronches enflammées et l'acquisition de sensibilisations aux allergènes. Tout enfant asthmatique devrait être réévalué avant la rentrée de septembre. Les mêmes événements surviennent après les petites vacances d'automne ou d'hiver.

Chez l'adolescent

Moins de 20 % des enfants asthmatiques pendant leur enfance garderont un asthme actif à l'adolescence, mais l'adolescence est un facteur de risque d'exacerbation très grave ou d'asthme aigu grave, comme d'asthme sévère. En effet, la préadolescence et l'adolescence sont des périodes difficiles. Les mutations morphologiques et psychologiques peuvent retentir sur l'asthme, mais tous les adolescents asthmatiques ne sont pas exposés aux mêmes risques. Les troubles psychologiques, les difficultés familiales et socioéconomiques, le tabagisme, l'usage de drogues, la présence de plusieurs maladies allergiques associées (co-morbidités) comme les rhinites et les allergies alimentaires constituent les principaux facteurs de déséquilibre de l'asthme.

2• Quelle est sa fréquence ?

L'asthme concernerait 10 % des nourrissons. Il est fréquent chez les enfants et les adolescents dans les pays industrialisés, mais les pays moins industrialisés ou émergents sont également concernés par l'épidémie d'asthme qui a débuté autour des années 1980. L'étude internationale ISAAC (International Study of Asthma and Allergy in Childhood) a montré des variations géographiques importantes, de 1 à 40 fois, chez les 721 601 participants, 257 800 enfants âgés de 6 à 7 ans et 463 801 adolescents âgés de 13 à 14 ans dans 56 pays du monde. Au Québec, 10 % des enfants de 1 an, 10 % des 4 ans et 7,6 % des 8 ans reçoivent au moins une fois pendant l'année un diagnostic d'asthme. Pour les mêmes groupes d'âge, les proportions d'enfants évalués pour asthme au moins une fois à l'urgence sont de 4,3 %, 2,8 % et 1,6 %, et celles des enfants hospitalisés pour un diagnostic d'asthme au moins une fois sont de 0,9 %, 0,5 % et 0,2 %. C'est une fréquence importante mais moindre qu'en Grande-Bretagne, en Nouvelle-Zélande, en Australie et aux États-Unis, où elle approche, voire dépasse, les 25 à 30 %. La fréquence de l'asthme sévère se situerait autour de 4 % au Québec.

3• Comment identifier un asthme?

Chez un enfant, tout asthme nécessite une exploration minimale qui comporte:

– une exploration allergologique si elle n'a jamais été réalisée ou si elle est ancienne; elle se fait avec des tests cutanés parfois complétés par un examen sanguin;

– une radiographie du thorax en inspiration et en expiration si elle n'a jamais été réalisée ou s'il existe un événement clinique nouveau pour vérifier qu'il ne s'agit pas d'une autre maladie;

– une spirométrie avec test de réversibilité aux brochodilatateurs de courte durée d'action (B2CA).

Ces examens permettent de préciser le diagnostic. Le traitement est ajusté selon les recommandations à l'importance des symptômes et des exacerbations. L'objectif est leur disparition ou le contrôle de l'asthme et la prévention des exacerbations. Si votre enfant a des crises malgré le traitement de fond, il peut s'agir d'un asthme sévère ou difficile à traiter et cela justifie de prendre l'avis d'un spécialiste pédiatre-pneumologue.

ATTENTION! L'enquête allergologique est réalisable dès le plus jeune âge mais l'étude du souffle par les épreuves de spirométrie est difficile avant l'âge de 5 à 6 ans.

4• Que faire?

Quels que soient l'âge de l'enfant et le type d'asthme, le traitement associe le traitement des symptômes (le médecin vous donne un plan d'action) et le traitement de fond dont la base est la corticothérapie inhalée à prendre tous les jours, qui peut être associée à d'autres traitements. Ce traitement est ajusté à l'importance et à la sévérité des symptômes. Le médecin généraliste ou le pédiatre peuvent évoquer le diagnostic et initier le traitement. Ils repèrent également les nourrissons qui ont besoin d'un avis spécialisé, c'est-à-dire les formes sévères, les échecs du traitement ou encore quand il existe des signes d'alerte parce que l'asthme est atypique ou sévère. Les antileucotriènes peuvent être associés à partir de l'âge de 6 mois si l'asthme n'est pas contrôlé. Dans les asthmes sévères, des nébulisations de corticoïdes peuvent être prescrites.

ATTENTION! Si votre enfant est asthmatique, le tabagisme passif est le premier facteur polluant intérieur. Il augmente le risque d'infection virale sévère et d'allergies.

L'éducation thérapeutique est essentielle pour apprendre à se servir de la chambre d'inhalation, expliquer le traitement, dédramatiser la prise des corticoïdes qui ont mauvaise réputation (voir page 264), la prévention de la transmission virale, l'éviction des allergènes et des polluants de l'intérieur des maisons tels que les composés organiques volatils, les peintures, les parfums, etc. Les écoles de l'asthme sont utiles pour les asthmes les plus sévères, mais l'expérience montre que ce sont les familles les plus motivées et qui ont le moins besoin de conseils qui les fréquentent…

L'ASTHME D'EFFORT N'EST PAS UNE CONTRE-INDICATION À L'ACTIVITÉ PHYSIQUE

L'activité physique est recommandée chez l'enfant atteint d'asthme d'effort. Les dispenses d'activité physique ne devraient être données que temporairement, juste après une poussée de la maladie. Le traitement repose sur la poursuite du traitement de fond s'il est indiqué et sur la prévention par un échauffement, et deux doses d'un bronchodilatateur (B2CA) 10 minutes avant l'effort prévu ou la prise d'un comprimé d'antileucotriène, le soir en cas d'asthme d'effort isolé.

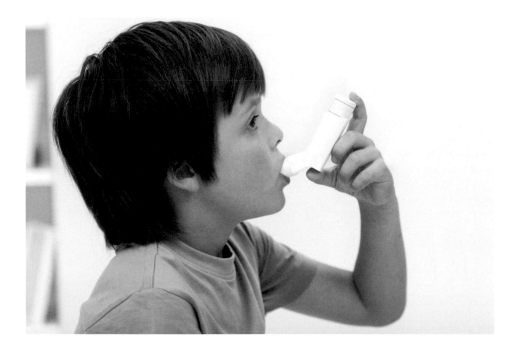

5• Comment évoluent les allergies respiratoires ?

L'asthme prend ses racines dans l'enfance, avant l'âge de 5 ans dans plus de 80 % des cas. On constate souvent un retard à son diagnostic. Il faut y penser devant des manifestations sifflantes, comme les crises, souvent provoquées par des infections virales. Il faut aussi évoquer ce diagnostic devant d'autres manifestations plus chroniques : toux facile au rire, à l'excitation, à l'effort, ou encore pendant la nuit. Enfin, il faut y penser devant une gêne qui survient en fin d'effort ou après un effort, c'est l'asthme d'effort, fréquent chez l'enfant.

L'évolution est meilleure quand l'asthme est léger dans l'enfance. On peut assister à une diminution, voire une disparition des manifestations et la possibilité d'arrêter tout traitement de fond. Les asthmes qui persistent dans le temps sont les asthmes les plus sévères, notamment ceux qui se caractérisent par de fréquentes crises. Cela justifie un traitement continu et prolongé et donc un suivi par le médecin traitant, mais également par un médecin spécialiste. Ces asthmes peuvent s'accompagner d'une atteinte de la fonction respiratoire, que le médecin contrôle régulièrement avec des explorations fonctionnelles respiratoires. Sur cet examen réalisé chez le spécialiste, on peut observer un syndrome obstructif, c'est-à-dire un rétrécissement du calibre de la bronche qui s'améliore après la prise d'un bronchodilatateur. Chez certains enfants, notamment ceux qui ont un asthme sévère, on peut observer une obstruction de la bronche qui s'installe avant l'âge de 10 ans et qui persiste au cours de la vie.

Certains facteurs sont associés au risque de persistance ou d'aggravation de l'asthme :

– Le tabagisme passif, c'est-à-dire celui des parents à la maison, puis le tabagisme actif que l'on peut observer dès l'adolescence sont très mauvais pour la santé respiratoire.

– Les autres polluants domestiques tels que le chauffage au pétrole, les produits de nettoyage, les désodorisants, etc., pourraient également jouer un rôle.

Des sensibilisations allergiques évoluent parallèlement à l'asthme. Ainsi, d'une seule sensibilisation, par exemple aux acariens, on peut observer le passage à plusieurs sensibilisations, notamment en cas d'exposition aux allergènes : poils d'animaux, pollens d'arbres ou de graminées, moisissures, blattes, aliments. La multiplication des sensibilisations est associée au risque de persistance de l'asthme au fil du temps. À l'âge adulte, on peut assister au réveil d'un asthme qui s'était éteint pendant plusieurs années. Par conséquent, on peut dire que l'asthme est une maladie de la vie, avec toutefois une expression variable au cours de celle-ci. Les asthmes qui restent les plus actifs sont les asthmes d'emblée plus sévères dans l'enfance. On ne dispose pas actuellement de traitement permettant de modifier l'évolution de l'asthme. Quelques études ont montré que l'immunothérapie (aussi appelée désensibilisation) effectuée chez des enfants qui présentaient une rhinite pollinique pouvait les protéger de l'apparition d'un asthme. Ces études restent à confirmer, notamment avec les nouvelles formes d'immunothérapie (gouttes ou comprimés, déposés sous la langue).

LE REMODELAGE DE LA BRONCHE

Des analyses au microscope de la structure de la bronche, chez des enfants très jeunes, ont montré que des anomalies de cette structure observées dans l'asthme se constituent dès les premières années de la vie. On parle de «remodelage» de la bronche.

La rhinite allergique

La rhinite et l'asthme sont deux expressions différentes de la même affection qui touche la muqueuse respiratoire, du nez jusqu'aux petites ramifications des bronches. Chez les asthmatiques, le risque de rhinite allergique est 10 fois plus élevé que dans la population générale, et 70 à 80 % des asthmatiques ont aussi une rhinite.

1• Comment se manifeste une rhinite allergique ?

La rhinite associe prurit, éternuements en salves, écoulements clairs abondants et obstruction nasale. Parfois, elle peut s'accompagner de larmoiement et de conjonctivite, puis se compliquer d'asthme. Elle dure de quelques semaines à plusieurs mois en cas d'allergie saisonnière, ou persiste toute l'année pour les autres allergies comme celle aux acariens. Elle peut devenir invalidante en perturbant la vie sociale et en provoquant des troubles du sommeil.

La distinction entre la rhinite saisonnière, principalement due à une allergie aux pollens, et la rhinite perannuelle, surtout due aux acariens, aux poils d'animaux et/ou aux moisissures, reste valable même si le consensus ARIA (*Allergic Rhinitis and its Impact on Asthma*) recommande de distinguer les rhinites *intermittentes*, si elles durent moins de 4 semaines consécutives par an, et les rhinites *persistantes*, si elles durent plus de 4 semaines), quels que soient les allergènes en cause.

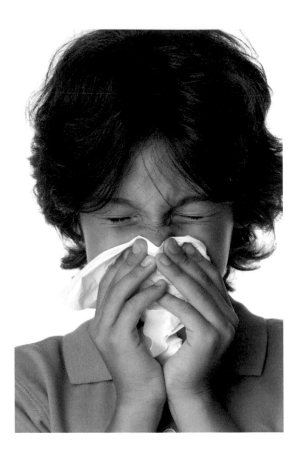

2• Quelle est sa fréquence?

Pouvant affecter jusqu'à 10% des nourrissons, la rhinite allergique devient de plus en plus fréquente à mesure que l'enfant grandit.

3• Comment identifier une rhinite allergique?

Le médecin interroge l'enfant à la recherche d'une rhinorrhée claire, des éternuements fréquents, des démangeaisons du nez, une obstruction. Ces symptômes sont observés en dehors des épisodes infectieux, et s'expriment ou se renforcent au contact des allergènes (pollens, animaux…). La rhinite peut être associée à la conjonctivite, ou encore à un asthme. La pâleur de la muqueuse nasale peut orienter vers le diagnostic. Les tests cutanés (prick-tests), éventuellement complétés par le dosage des IgE spécifiques, confirment le diagnostic.

La rhinite allergique est sévère quand elle retentit sur la qualité de vie de l'enfant, en particulier son sommeil en raison de l'obstruction des fosses nasales. Chez les jeunes enfants, la difficulté est de distinguer la rhinite allergique des épisodes viraux à répétition. La rhinite mucopurulente, unilatérale, douloureuse, d'autres manifestations ORL associées (saignements du nez – épistaxis – fréquents, perte de l'odorat, sinusites, otites, polypose) conduisent à évoquer un autre diagnostic que l'allergie et justifient d'envisager un complément d'investigations.

4• Que faire?

Il est important de traiter la rhinite allergique car elle aggrave l'asthme et son traitement efficace améliore le pronostic et le contrôle de l'asthme. Inversement, la rhinite par allergie aux pollens peut être isolée, ce qui a donné l'idée de prévenir le développement de l'asthme par une immunothérapie spécifique au stade de rhinite allergique isolée. Plusieurs études effectuées en ce sens suggèrent que l'immunothérapie peut éviter l'apparition d'un asthme.

Les mesures d'éviction sont efficaces lorsqu'elles sont personnalisées et associées. Les antihistaminiques anti-H1 sont efficaces sur tous les symptômes nasaux, mais moins sur l'obstruction nasale. Les corticoïdes locaux sont indiqués en cas de rhinite allergique sévère et en cas de rhinite légère ou modérée si les antihistaminiques H1 n'ont pas donné les résultats espérés.

L'immunothérapie par voie sublinguale est efficace et beaucoup plus sûre, les effets indésirables restant locaux et bénins, que la voie injectable qui peut (exceptionnellement) donner des effets secondaires systémiques (rhinite, exacerbation d'asthme ou anaphylaxie). Les comprimés à délitement sublingual constituent un progrès important. Les recommandations préconisent l'immunothérapie aux allergènes suivants: acariens, pollens, *Alternaria* (moisissure), animaux après un diagnostic allergologique précis. L'immunothérapie doit être réévaluée au bout d'un an. Elle a des effets préventifs chez les enfants ayant une rhinite par allergie isolée aux pollens et diminue la fréquence d'acquisition de nouvelles sensibilisations.

ATTENTION! Les corticoïdes par piqûre intramusculaire sont proscrits et il faut éviter les corticoïdes oraux, sauf cas particulier.

Les allergies de l'adulte

Pendant très longtemps, les allergies ont été considérées comme des maladies de l'enfance. En réalité, elles touchent des personnes de toutes les tranches d'âge et peuvent persister jusqu'à un âge avancé. Elles peuvent même parfois débuter chez les personnes âgées, bien qu'elles soient moins fréquentes.

D'une manière générale, l'allergie chez l'adulte correspond soit à la persistance d'une maladie ayant débuté dans l'enfance, soit à l'apparition de nouvelles manifestations, le plus souvent en lien avec l'acquisition de nouvelles sensibilisations. Celles-ci sont souvent favorisées par un changement d'environnement, un déménagement ou une nouvelle activité professionnelle par exemple. L'activité professionnelle, élément essentiel de l'environnement, peut être à l'origine de nombreuses expositions qui vont favoriser la rencontre d'allergènes potentiels jusque-là inconnus de la personne. Comme chez l'enfant, la prédisposition génétique, ou terrain atopique, est un facteur de risque identifié dans la plupart des maladies allergiques de l'adulte.

ATTENTION ! Même après 65 ou 70 ans, vous pouvez développer des allergies : asthme, eczéma de contact, rhinite-conjonctivite allergique, allergies à certains aliments, aux venins d'insectes. En cas d'apparition d'un essoufflement anormal, d'une respiration sifflante, d'une toux, de plaques d'eczéma, d'un écoulement nasal, d'un larmoiement, de picotements des yeux, d'une diarrhée, de vomissements et de troubles de digestion, parlez-en à votre médecin. Il peut s'agir de manifestations allergiques.

POURQUOI DES PERSONNES ÂGÉES PEUVENT-ELLES DÉCLARER DES ALLERGIES ?

Comme les allergies concernent jusqu'à 10 % des personnes de plus de 65 ans, la proportion des allergiques âgés augmente ainsi progressivement. La plus grande fragilité des personnes âgées, le vieillissement du corps, la diminution des défenses immunitaires, la présence d'autres maladies et la prise de médicaments peuvent favoriser l'apparition ou la persistance des allergies, et compliquer leur diagnostic et leur traitement. Les allergies les plus fréquentes sont respiratoires, cutanées et ORL.

Le plus souvent, la personne souffre d'une allergie depuis longtemps, parfois depuis l'enfance. L'asthme et la rhinite allergique ont la particularité d'être variables dans le temps. Il est donc tout à fait possible que vous ayez eu pendant longtemps une rhinite à des pollens de graminées, que celle-ci se soit améliorée pendant plusieurs années puis qu'elle réapparaisse sans que l'on sache vraiment pourquoi.

Parfois, même si cela est plus rare, il est possible de débuter une allergie tardivement alors qu'elle n'existait pas par le passé. Les raisons pour qu'une personne âgée développe une ou plusieurs allergies à un âge avancé sont assez mal connues. Le vieillissement du système de défense immunitaire pourrait favoriser l'apparition des allergies. Les carences en zinc, en vitamine D et en fer, assez fréquentes chez les personnes âgées, pourraient jouer un rôle. Le système respiratoire est aussi plus vulnérable aux infections et à la pénétration des allergènes. De même la peau subit des modifications avec l'âge. Son vieillissement est accéléré par l'exposition au soleil, à l'air froid, à l'eau, aux différents facteurs irritants de l'environnement et notamment la pollution et le tabagisme. Les facteurs hormonaux comme la baisse des œstrogènes chez les femmes ménopausées et la diminution de la testostérone chez les hommes contribuent au dysfonctionnement de la barrière cutanée. La peau devient plus fragile et peut perdre son étanchéité. Ses cellules se renouvellent moins vite, la cicatrisation est plus lente et parfois de mauvaise qualité. Les microbes, les agents irritants et les allergènes peuvent pénétrer et provoquer des infections et/ou des allergies cutanées. Le vieillissement entraîne aussi des modifications au niveau du nez et des yeux avec notamment une sécheresse. Le tube digestif devient lui aussi un peu fragile avec l'âge. Certaines immunoglobulines (les IgA) présentes dans la salive, dans la muqueuse de l'estomac et dans l'intestin diminuent en quantité, la défense immunitaire locale est donc plus faible.

À QUOI SONT DUES LES PRINCIPALES MALADIES ALLERGIQUES DE L'ADULTE ?	
Allergènes	Manifestations
Acariens, moisissure, animaux	Rhinite, rhinoconjonctivite, asthme
Pollens d'arbres, d'herbe	Rhinite, rhinoconjonctivite, asthme
Aliments	Syndrome oral, urticaire, angioedème, asthme, anaphylaxie, douleurs abdominales, troubles digestifs
Médicaments	Urticaire, angioedème, anaphylaxie, asthme, eczéma de contact, toxidermie
Piqûres d'abeille, de guêpe… (Hyménoptères)	Œdème, urticaire, anaphylaxie

La rhinoconjonctivite

La rhinite allergique, associée ou non à une conjonctivite allergique, toucherait jusqu'à 25 % de la population adulte au Québec. Dans 20 à 50 % des cas, elle peut s'associer à un asthme et en constituer un facteur aggravant.

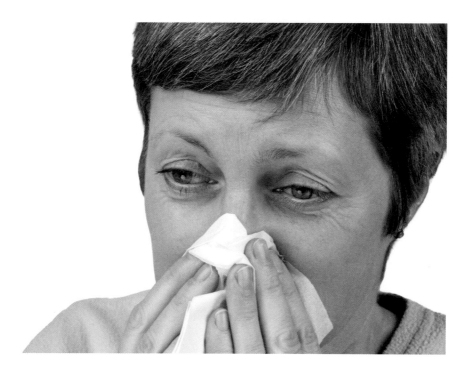

1• Comment se manifeste une rhinoconjonctivite?

Quand elle est due à une allergie au pollen, la rhinite allergique, ou classique « rhume des foins », se manifeste par la coexistence, variable d'une personne à l'autre, d'une sensation de nez bouché (obstruction nasale), d'un nez qui coule (rhinorrhée), de démangeaisons (prurit nasal) et d'éternuements. Elle s'associe souvent à des signes de conjonctivite tels qu'un prurit oculaire, une sensation de sable sous la paupière, un larmoiement, une rougeur, un œdème). Une de ses caractéristiques est son aspect bilatéral. Si une seule narine ou un seul œil est touché, le diagnostic d'allergie est peu probable.

2• Comment identifier une rhinoconjonctivite allergique?

Lorsque la rhinite est liée à une allergie au pollen, les signes surviennent le plus souvent par périodes de quelques semaines en fonction des saisons des pollens responsables. Ainsi, l'allergie au pollen des graminées survient surtout en juin-juillet. L'allergie au pollen de bouleau sévit en avril et mai; l'allergie à l'herbe à poux en fin d'été et début d'automne.

LA RHINITE ALLERGIQUE CHEZ LES PERSONNES ÂGÉES

La rhinite est un symptôme très fréquent à tout âge. Chez les personnes âgées, les rhinites d'origine allergique ne sont diagnostiquées que dans environ 5 à 10% des cas. Le médecin suspecte une rhinite allergique quand vous présentez les symptômes suivants : écoulement clair du nez, pratiquement toujours des deux narines, toux, éternuements, diminution de l'odorat et prurit (le nez qui gratte). La rhinite est souvent associée à une conjonctivite, manifestée par un larmoiement et un picotement des deux yeux ou parfois par une sensation de sécheresse et de brûlures. Il est important d'identifier les conditions qui favorisent l'apparition de la rhinite, par exemple le contact avec un chien, et la période de l'année où la rhinite apparaît ou s'aggrave. Cependant, l'écoulement du nez n'est pas toujours d'origine allergique et peut être lié au vieillissement (rhinite sénile), à la prise d'un médicament (rhinite médicamenteuse), aux modifications hormonales, ou encore, à l'atrophie de la muqueuse nasale.

Si la rhinite est liée à des allergènes du milieu domestique présents toute l'année, acariens ou poils d'animaux par exemple, les symptômes seront souvent moins explosifs mais pourront durer toute l'année. L'enquête allergologique par prick-test ou dosage des IgE spécifiques vis-à-vis des aéroallergènes permettra de confirmer l'origine allergique des symptômes et d'identifier le ou les coupables.

QU'EST-CE QUE LE SYNDROME ORAL ?

Si vous êtes allergique aux pollens de graminées, de bouleau, d'armoise ou autre, vous pouvez aussi manifester une allergie alimentaire vis-à-vis des fruits ou des légumes. La rhinite allergique au bouleau est classiquement associée à une allergie aux pommes ou aux poires, ou aux fruits à noyau comme la pêche ou la cerise. Les manifestations sont le plus souvent légères : grattage dans la bouche et au niveau du palais, gonflement de la langue, gêne pharyngée mais sans signes de gravité comme une atteinte du larynx, une crise d'asthme ou une réaction anaphylactique. Vous pouvez le plus souvent tolérer l'aliment quand il est cuit.

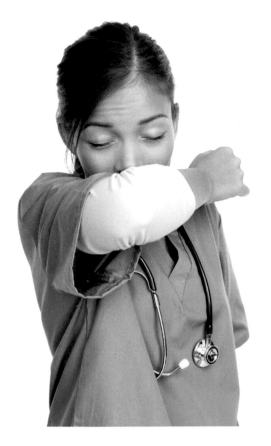

3• La rhinoconjonctivite professionnelle

Certaines rhinoconjonctivites peuvent se développer dans le contexte d'une activité professionnelle, le plus souvent chez des personnes jeunes. Les coiffeurs ou coiffeuses, par exemple, voient la maladie apparaître à l'âge de 21 ans en moyenne. Du fait d'études théoriques un peu plus longues, les professionnels de la santé sont concernés un peu plus tard, vers 32,5 ans en moyenne. La prédisposition génétique aux allergies est un facteur de risque de déclarer un jour une allergie professionnelle aux allergènes de haut poids moléculaire dont font partie les protéines. En revanche, pour les autres allergènes, en particulier ceux d'origine chimique, cette prédisposition n'est pas associée à une plus grande fréquence de rhinite professionnelle. Par ailleurs, les rhinites professionnelles n'ont pas toujours un mécanisme allergique, elles peuvent être liées à un effet irritant des substances manipulées.

4• Que faire ?

Outre l'éviction vis-à-vis des allergènes en cause quand cela est possible, le traitement de la rhinite comporte le traitement des symptômes par antihistaminiques anti-H1 et/ou la corticothérapie intra-nasale et le traitement de l'allergie, quand cela est possible, par la désensibilisation.

L'asthme

L'asthme concernerait 8 % des personnes de 12 ans et plus au Québec. Asthme et allergie sont souvent associés mais ne sont pas synonymes : on peut avoir de l'asthme sans être allergique et être allergique sans avoir de l'asthme. L'asthme allergique est certes une maladie plus fréquente chez les enfants et les adultes jeunes, mais il peut persister jusqu'à un âge avancé ou même se manifester pour la première fois après 60 ans. Dans ce cas, on parle d'asthme d'apparition tardive.

1• Comment se manifeste un asthme ?

L'asthme se manifeste essentiellement par des épisodes d'essoufflement, de sifflements, de gêne respiratoire et/ou de sensation d'oppression dans la poitrine. Il apparaît souvent après une première phase de rhinite, qu'elle soit allergique ou non, et est plus souvent associé à l'allergie aux aller-gènes perannuels, acariens ou poils d'animaux, qu'aux pollens.

L'allergie est actuellement considérée comme un facteur aggravant de l'asthme, plus que comme un facteur directement responsable de l'apparition de la maladie asthmatique. 4 asthmatiques sur 5 seraient porteurs d'une rhinoconjonctivite susceptible de dégrader la stabilité de leur asthme. Ainsi, l'éviction allergénique et la désensibilisation peuvent améliorer le contrôle de l'asthme en supprimant ou en réduisant le facteur aggravant que constitue l'existence d'une allergie.

2• Comment identifier un asthme allergique ?

Quand les personnes sont asthmatiques depuis leur petite enfance ou l'adolescence, le diagnostic est plus facile. En revanche, pour les personnes âgées qui n'avaient pas d'asthme connu aupa-ravant, ces symptômes peuvent être difficiles à différencier de problèmes cardiaques ou de bron-chite chronique, surtout si elles sont fumeuses ou ex-fumeuses. Un bilan allergologique est toujours nécessaire devant l'apparition d'un asthme afin d'identifier des facteurs aggravants de la maladie. Néanmoins, un bilan négatif n'exclut pas le diagnostic d'asthme. Quand il persiste depuis l'enfance, il est le plus souvent d'origine allergique. Il se manifeste par des crises d'essoufflement et de res-piration sifflante, calmées par la prise d'un traitement antiasthmatique. Les allergènes les plus sou-vent responsables sont les acariens, les squames des animaux domestiques, les pollens ou les moisissures. L'asthme qui apparaît tardivement dans la vie est plus fréquemment de nature non allergique ; une allergie doit cependant absolument être recherchée.

Si le médecin suspecte un asthme, il peut compléter le bilan par des tests de fonction respiratoire (TFR) et une radiographie pulmonaire. Les tests cutanés (prick-tests) peuvent être effectués mais ils ne sont pas toujours positifs chez les personnes âgées même en cas d'allergie. En effet, la réactivité cutanée diminue aussi suite au vieillissement de la peau.

ATTENTION ! L'asthme d'origine professionnelle peut parfois persister de façon autonome malgré l'arrêt de l'exposition à l'allergène.

3• L'asthme professionnel

Il semble que 5 à 10 % de tous les cas d'asthme pourraient avoir une origine professionnelle. Les personnes atteintes de rhinite allergique professionnelle sont prédisposées au développement d'un asthme associé, et ce, d'autant plus que l'exposition à l'allergène continue après l'apparition de la rhinite. Certaines données laissent à penser que plus de 80 % des asthmes d'origine professionnelle seraient associés à une allergie. Les allergènes fréquemment impliqués sont les farines de céréales, les isocyanates utilisés pour la fabrication de résines, de vernis, de laques, de peintures…, les protéines du latex, les aldéhydes utilisés dans les procédés de fabrication de matière plastique, de solvant, de colorant, de parfum et de médicament, les persulfates alcalins dans les produits de coiffure et les poussières de bois. Si vous manipulez ces produits, il vous est conseillé de faire l'objet d'une surveillance particulière par le médecin du travail, avec parfois des mesures du souffle régulières.

PRINCIPAUX AGENTS RESPONSABLES DES ASTHMES ALLERGIQUES D'ORIGINE PROFESSIONNELLE (par ordre de fréquence)	
Agents responsables	
Isocyanate	Animaux de laboratoire
Farine	Médicaments
Bois	Latex
Métaux	Coiffure
Époxy, résines	Gommes de guar
Crustacés	Plumes
Céréales	

Source : Commission de la santé et de la sécurité du travail (CSST) du Québec

4• Comment traiter un asthme ?

Évitez les facteurs qui provoquent ou aggravent votre asthme : les allergènes s'ils sont reconnus et tout facteur irritant comme la fumée de cigarette. Un traitement local est souvent nécessaire sous forme de médicaments inhalés, principalement les bronchodilatateurs et les corticostéroïdes. Pour les personnes âgées, la prise de ces médicaments inhalés n'est pas toujours aisée sur le plan technique et il faut parfois s'aider d'un petit appareil appelé chambre d'inhalation dans lequel on respire le médicament. Enfin un traitement par comprimés peut parfois être associé, des antileucotriènes ou des antihistaminiques, dans certains cas particuliers, notamment lorsqu'il y a une allergie au niveau du nez associée à l'asthme.

ATTENTION ! Quand l'allergie est liée à la présence d'un animal, la logique sera de ne pas être en contact avec l'animal.

L'urticaire et l'angioedème

On estime que 12 à 24 % de la population générale présentera une poussée d'urticaire au cours de son existence. La majorité de ces épisodes resteront isolés et bénins. Les formes qui ont tendance à récidiver, parfois quotidienne-ment, sont appelées urticaires chroniques. Elles sont assez fréquentes chez l'adulte, parfois invalidantes mais le plus souvent sans gravité et non aller-giques, contrairement à ce que pensent la plupart des personnes atteintes.

1 • Comment se manifeste l'angioedème ?

L'angioedème correspond à l'expression clinique de la même anomalie cuta-née que l'urticaire. En effet, il s'agit d'une urticaire dont la localisation se fait plus profondément dans l'épaisseur de la peau. Parfois impressionnant, il n'est pas menaçant dans la mesure où il reste localisé au niveau de la peau, même sur le visage. Certaines personnes présentent des urticaires chroniques qui se manifestent exclusivement sous la forme d'urticaire profonde ou angioedème sans plaques d'urticaire superficielle.

2 • Comment se manifeste l'urticaire ?

L'urticaire peut se manifester sous forme aiguë ou chronique. Les urticaires aiguës, d'évolution ponctuelle ou rythmée par la consommation de certains aliments, sont celles pour lesquelles les explorations allergologiques auront le plus d'intérêt. En effet, une minorité de ces urticaires (la fréquence est moindre que chez les enfants) correspondent à de véritables allergies alimentaires qui impliquent un mécanisme allergique et nécessiteront, après diagnostic, une éviction et des mesures de prévention adaptées. Le diagnostic allergologique se fait par réalisation de prick-tests et particulièrement de prick-tests utilisant les aliments natifs, petits fragments d'aliments tels qu'ils seraient consommés. L'urticaire chronique n'est le plus souvent pas d'origine allergique. Elle est géné-ralement isolée. Elle peut s'exprimer, selon les personnes, sous la forme d'urti-caire exclusivement superficielle ou être associée à des urticaires profondes (angioedèmes).

ATTENTION ! Une forme particulière de réaction allergique grave est l'œdème laryngé. Il peut engendrer une gêne respiratoire, pour avaler, pour parler, voire parfois une asphyxie s'il n'est pas correctement traité par adrénaline. Sa fréquence est mal connue, les allergies alimentaires sont associées à ce risque de réaction.

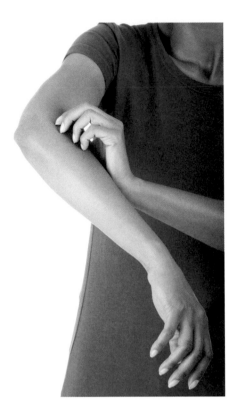

3• L'urticaire de contact allergique

Une forme particulière d'urticaire est l'urticaire de contact allergique où c'est le contact avec l'allergène et non son absorption qui génère les symptômes.

La fréquence de l'urticaire de contact est peu connue. Moins fréquente mais plus grave que l'eczéma, elle peut se manifester par des plaques d'urticaire au point de contact entre l'allergène et la peau. Ainsi, lorsqu'une personne allergique aux protéines du latex se trouve en contact accidentel avec un objet en latex comme un gant ou un préservatif, la zone en contact avec le latex se couvre en quelques secondes ou quelques minutes d'urticaire qui disparaît plusieurs minutes après la suppression du contact. Sa dangerosité vient de la diffusion potentiellement rapide de la réaction, avec parfois l'apparition d'une rhinoconjonctivite, d'une crise d'asthme, voire d'une réaction anaphylactique liée aussi à la diffusion dans l'air des particules de latex.

Les professions les plus exposées sont celles de la santé (latex des gants médicaux, médicaments), de l'alimentation (boulangers, cuisiniers, bouchers, poissonniers par les protéines végétales et animales), du secteur agricole (fermiers, horticulteurs et fleuristes), les vétérinaires (latex et protéines animales), les personnels de laboratoire (rongeurs) et les coiffeurs (persulfates d'ammonium des produits de décoloration). Si vous avez manifesté des maladies allergiques (asthme, rhinite, eczéma), vous pouvez avoir une prédisposition à l'urticaire de contact.

Une grande partie des réactions d'urticaire de contact ne passeraient pas par les mécanismes connus impliquant les IgE spécifiques, on les appelle dans ce cas «urticaires non allergiques». Les persulfates d'ammonium des produits de décoloration utilisés dans la coiffure sont concernés par ce mécanisme.

ATTENTION ! L'urticaire de contact peut se manifester aussi chez les personnes porteuses d'une allergie alimentaire lorsqu'elles manipulent l'aliment pour le peler, une pêche par exemple. Le diagnostic repose sur les prick-tests à l'aliment suspect.

SI VOUS SOUFFREZ D'UNE URTICAIRE DE CONTACT PROFESSIONNELLE

Les urticaires de contact peuvent être prises en charge au titre des tableaux du régime général ou du régime agricole des maladies professionnelles sous réserve qu'elles aient récidivé après exposition et qu'elles aient été confirmées par test cutané (et parfois la recherche d'IgE spécifiques).

POUR ALLER PLUS LOIN

Voir les dossiers de l'INRS (Institut national de recherche et de sécurité) sur les urticaires de contact d'origine professionnelle : http://www.inrs.fr.

4• Que faire ?

Comme pour toutes les maladies allergiques, l'urticaire allergique implique l'éviction de l'allergène responsable (par exemple le latex).

Le traitement symptomatique repose uniquement sur les anti-histaminiques, que l'urticaire soit allergique ou non. La peau étant saine, il n'y a pas de traitement local indiqué. L'angioedème, qui est une urticaire, implique le même type de traitement symptomatique

L'eczéma

L'eczéma, qui se manifeste par une rougeur, des démangeaisons et des vésicules cutanées, n'est une réaction allergique que dans 20 % des cas. L'eczéma irritatif, dû à des substances irritantes, en représente 80 %.

1• Comment se manifeste un eczéma allergique ou de contact ?

La dermatite atopique est une forme d'eczéma qui concernerait environ 1 % de la population adulte. Elle correspond le plus souvent à une persistance de la dermatite atopique de l'enfant, très rarement à une expression nouvelle chez l'adulte. Il est rare qu'elle persiste au-delà de l'adolescence ou chez le jeune adulte, période à laquelle elle se manifeste parfois par une recrudescence, notamment à l'occasion de conflits psychoaffectifs ou de stress. Elle ne peut pas être considérée comme une maladie de l'adulte à proprement parler. Il n'y a pas d'allergène spécifiquement responsable de la dermatite atopique, mais elle peut ouvrir la porte à d'autres maladies allergiques et à l'acquisition rapide de sensibilisations notamment cutanées comme une allergie de contact. Les adultes concernés par la dermatite atopique développeront des formes plus particulières avec des plaques épaissies dites lichénifiées ; l'atteinte du visage et du cou est classique.

Contrairement à l'eczéma atopique (ou dermatite atopique) qui touche surtout le nourrisson et le petit enfant, l'eczéma de contact concerne plus fréquemment le grand enfant ou l'adulte. Il se développe au contact d'une substance par un mécanisme allergique. Comme son nom l'indique, il se manifeste en priorité au niveau de la zone de contact avec l'allergène et peut disparaître après la suppression de ce contact. C'est une maladie fréquente qui concerne 2 à 6 % de la population. Le terrain atopique est un facteur prédisposant à son développement, de même qu'une dermatose préexistante qui altère la barrière cutanée et facilite la pénétration des allergènes dans la peau.

2• Quels sont les responsables ?

On distingue quatre grandes classes d'allergènes de contact :
- les allergènes professionnels ; les personnes exerçant des professions exposantes seront plus à risque de développer des eczémas de contact ;
- les allergènes médicamenteux, parmi lesquels on répertorie les principes actifs tels qu'antibiotiques, antiseptiques, colles, etc., les excipients comme les parfums, les conservateurs, les émulsifiants…, les produits « naturels » (huiles essentielles) qui font aussi partie des agents potentiellement sensibilisants ;
- les allergènes des cosmétiques, avec plus de 4 000 substances répertoriées ; les personnes qui les utilisent sont plus exposées au risque de développer une allergie de contact à l'un des ingrédients ;
- les allergènes vestimentaires : métaux, cuirs, caoutchoucs, apprêts textiles, colorants vestimentaires.

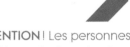

ATTENTION ! Les personnes dont la maladie cutanée nécessite des soins locaux répétés, comme un ulcère de jambe, une dermatite atopique, une plaie chronique ou des soins post-chirurgicaux… sont susceptibles de développer des allergies de contact aux traitements médicamenteux appliqués sur la peau pour soigner leur dermatose.

LES PHOTO-ALLERGÈNES

Les personnes qui prennent des traitements médicamenteux comme des sulfamides, du fénofibrate, des phénothiazines… et les professionnels qui manipulent des végétaux peuvent déclencher des photo-allergies, c'est-à-dire un eczéma après contact avec l'allergène suivi d'une exposition aux ultraviolets.

3• L'eczéma chez les personnes âgées

Les agents responsables d'eczéma allergique chez les personnes âgées sont le nickel, les parfums, la lanoline, les parabens, le baume du Pérou, le cobalt ou encore le caoutchouc. Les personnes qui souffrent d'ulcères au niveau des jambes ont un risque élevé de développer de l'eczéma de contact aux produits utilisés pour soigner leurs plaies. Les pansements utilisés contiennent des allergènes potentiels, par exemple des adhésifs, des parfums, des acrylates et du caoutchouc. De plus, les antibiotiques utilisés localement peuvent jouer le rôle d'allergène. Les premiers traitements à essayer de préférence sont des émollients, des dermocorticoïdes en crème, des inhibiteurs de la calcineurine (ex.: tacrolimus et cyclosporine).

4• L'eczéma de contact professionnel

ATTENTION! L'eczéma peut persister malgré l'arrêt de l'exposition à l'allergène, surtout si la maladie est ancienne et s'il existe une prédisposition génétique.

Les professions les plus concernées actuellement par l'eczéma de contact allergique sont les professions de la santé, de la coiffure et du bâtiment. Les produits chimiques sont souvent en cause, mais les protéines animales (viandes, poissons) et végétales (plantes, légumes) peuvent aussi générer des allergies chez les professionnels qui les manipulent fréquemment: boulangers, cuisiniers, jardiniers… La voie de contact, le plus souvent directe, est parfois trompeuse. L'allergène peut être amené par voie «aéroportée» pour les allergènes volatils (farines) ou par contact indirect, transporté par les mains (manuporté). Les lésions peuvent alors s'exprimer sur une partie du corps située à distance des mains qui manipulent l'allergène.

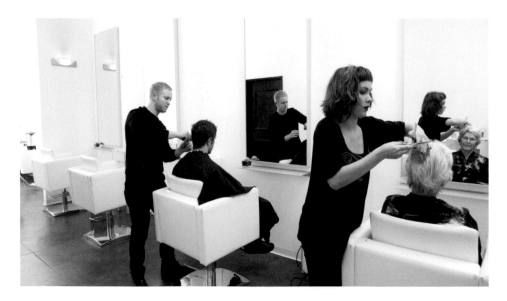

Comme dans les maladies respiratoires, les maladies de la peau peuvent aussi résulter de la simple irritation, parfois difficile à distinguer de l'allergie. Ainsi, les produits manipulés dans le travail, en plus de leur pouvoir allergisant, sont souvent irritants et peuvent générer des lésions cutanées que l'on distingue difficilement de l'allergie de contact. L'exploration par l'allergologue peut permettre de distinguer ces deux entités. Enfin l'exposition aux irritants cutanés fragilise la barrière cutanée et peut favoriser l'apparition secondaire d'une allergie donnant des situations complexes d'association entre allergie et irritation.

5 • Comment traiter un eczéma ?

Le traitement repose sur la suppression du contact avec le produit responsable.
Le médecin vous prescrira des dermocorticoïdes en cas de poussées d'eczéma. En traitement d'entretien, des émollients protègent la peau contre la pénétration des allergènes en la graissant. Le médecin ne vous donnera des antihistaminiques qu'en cas de démangeaisons pour éviter les lésions de grattage.

Le choc anaphylactique

C'est la manifestation allergique la plus grave, qui peut être mortelle. Plusieurs décès sont rapportés par an, une vingtaine de cas sont déclarés, mais ce chiffre est sans doute sous-évalué. Les principales causes sont :
– les allergies alimentaires, notamment à l'arachide ;
– l'allergie aux protéines du latex ;
– l'allergie au venin d'hyménoptères ;
– l'allergie médicamenteuse, y compris aux produits utilisés pour les anesthésies générales.
Heureusement, tous les allergiques à ces éléments ne présenteront pas un jour un choc anaphylactique. C'est l'allergologue qui évalue le risque individuel de chacun et adapte la composition de la trousse d'urgence en fonction de ce dernier. Le traitement d'urgence est l'adrénaline. Si vous présentez ce risque, vous devez avoir un stylo d'adrénaline auto-injectable dans votre trousse d'urgence, à utiliser en attendant les secours en cas de crise.

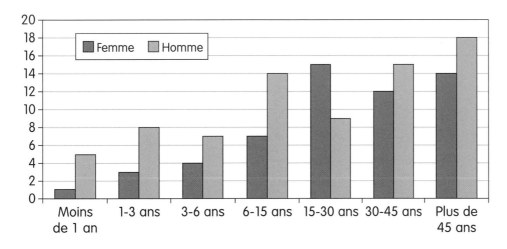

Nombre de cas de choc anaphylactique selon l'âge, d'après le CICBAA (Cercle d'investigations cliniques et biologiques en allergologie alimentaire). Ces chiffres sont basés sur des déclarations volontaires des médecins. Peu déclarent... donc les chiffres ne sont qu'indicatifs et ne représentent pas la réalité.

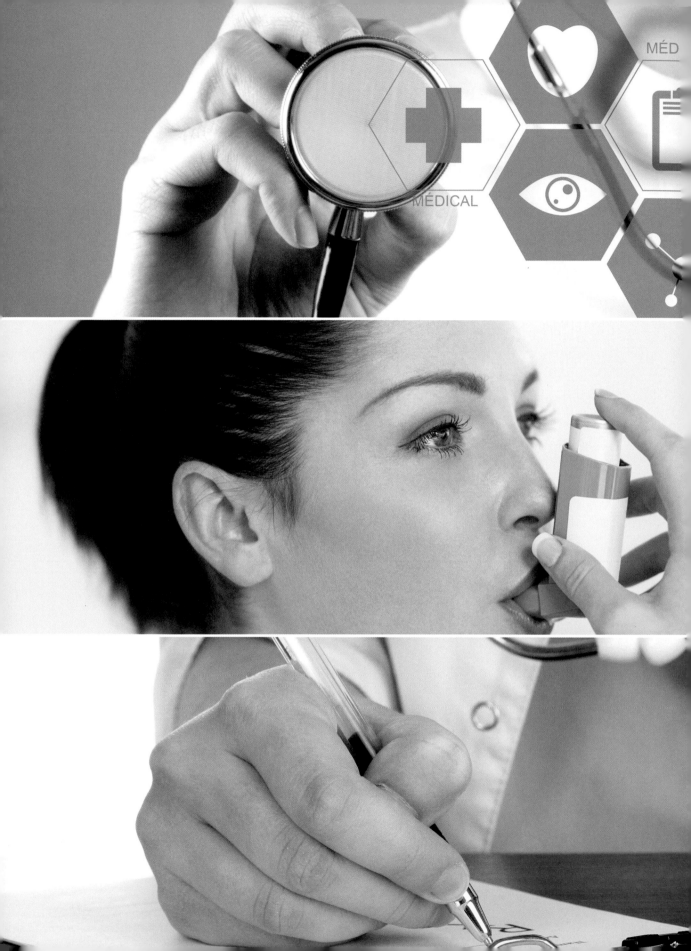

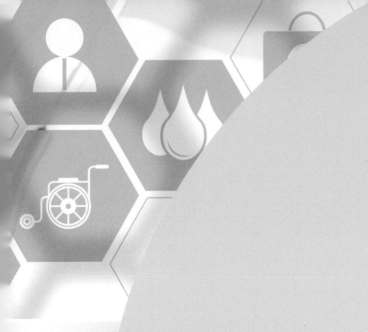

Prévenir et traiter
les allergies

La prévention

Une fois l'allergie installée, il faut vivre avec. Quand la crise est là, le médecin ne peut que traiter les symptômes pour les rendre le moins gênants possible. Le seul recours pour éviter une crise consiste à éviter l'allergène, à moins d'entamer une désensibilisation, ce qui n'est possible qu'avec quelques-uns d'entre eux. D'où l'importance d'adopter des stratégies de prévention, dont certaines commencent avant la naissance, et qui éviteront peut-être à vos enfants de rentrer dans le cycle des maladies allergiques successives.

Certaines personnes naissent avec une prédisposition à exprimer des signes d'allergie. *Cette prédisposition peut rester «dormante» toute la vie, sans jamais s'exprimer.* Elle se traduit par des signes dits «de sensibilisation» comme des tests cutanés ou sanguins positifs. L'allergie est l'expression sous forme de maladies de cette prédisposition, appelée terrain atopique: eczéma, rhinite, asthme, allergies alimentaires. Si elle a une composante héréditaire, sa transmission n'est pas automatique. Seuls 20 à 60% des enfants nés de parents allergiques le deviendront à leur tour. L'allergie peut aussi apparaître en dehors de tout antécédent familial. Des parents non allergiques donnent naissance à un enfant allergique dans 5 à 15% des cas. Si l'on ne peut pas encore intervenir sur le terrain génétique, on peut agir sur l'environnement pour prévenir la survenue d'un terrain atopique, ou d'une allergie.

L'allergie ne représente pas un obstacle à l'accueil d'un enfant à l'école et à la cantine dans la majorité des cas. Le plan d'urgence d'anaphylaxie permet d'intégrer les enfants allergiques en toute sécurité, y compris dans les cas sévères.

UNE COMPOSANTE HÉRÉDITAIRE

À l'heure actuelle, on a déjà découvert plus de 100 gènes différents impliqués dans le terrain allergique.

Comment éviter de devenir allergique?

On a longtemps pensé qu'éviter le développement d'une sensibilisation à un allergène éviterait le développement des manifestations allergiques. La réalité s'est montrée plus complexe. Une même mesure peut avoir un effet opposé en fonction du stade de maturité du système immunitaire de l'enfant. Si l'exposition précoce aux acariens entraîne l'apparition de tests positifs à cet allergène, elle n'entraîne pas pour autant un risque supérieur d'asthme. En revanche, plus un enfant déjà allergique est exposé à l'allergène auquel il est sensibilisé, plus il va présenter des signes de sa maladie allergique.

TROIS PRÉVENTIONS DIFFÉRENTES

– La prévention primaire évite qu'une personne ne développe un terrain atopique : il faut faire en sorte que les tests d'allergie, tests cutanés et/ou IgE spécifiques, restent négatifs.
– La prévention secondaire évite qu'une personne sensibilisée, c'est-à-dire dont les tests sont positifs, ne développe des symptômes d'allergie tels qu'asthme, rhinite allergique, eczéma atopique…
– La prévention tertiaire évite la survenue de nouvelles manifestations de la maladie chez une personne allergique.

1• Quelles sont les personnes concernées par la prévention ?

L'enfant à naître, le nourrisson et l'enfant sont concernés par la prévention. Il est conseillé d'appliquer les mesures de prévention, qui ont fait la preuve de leur efficacité, chez tous les enfants à naître, même si des mesures complémentaires sont possibles dans les populations à haut risque d'allergie, en particulier chez les enfants aux antécédents familiaux allergiques «chargés». Les mesures de prévention sont maintenant peu contraignantes et limitent le développement des allergies chez les enfants dont les parents ne sont pas allergiques, ce qui représente jusqu'à 15 % des naissances.

2• Quelles mesures adopter durant la grossesse ?

Les régimes pendant la grossesse sont inutiles et néfastes. Ils limitent sérieusement ce que la mère peut manger et risquent d'entraîner des carences nutritionnelles chez le fœtus. Les conseils alarmistes et culpabilisants qui ont pu être donnés par le passé reposaient sur des «impressions» dont l'intérêt n'a pas pu être démontré. Si l'enfant est allergique, ce n'est pas parce que sa mère n'a pas suivi le régime conseillé par la belle-mère… ou le médecin bien intentionné.

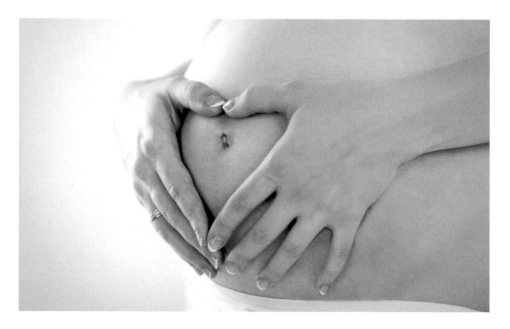

3• Quel est le rôle de l'allaitement dans la prévention des allergies ?

Les effets de l'allaitement maternel sur la prévention des allergies sont transitoires et inconstants. Le bénéfice de l'allaitement dans la prévention du développement d'un eczéma a été confirmé; il en retarde l'apparition et en limite la sévérité. Son bénéfice sur les signes respiratoires est moins tranché. Il existe un effet variable en fonction de la mère, si elle est asthmatique ou non, de la durée de l'allaitement, et de la durée de surveillance. Dans les trois premières années de vie, que leur mère soit ou non asthmatique, plus l'allaitement est prolongé, moins les enfants présentent d'épisodes de sifflements répétés, mais cet effet protecteur de l'allaitement maternel par une mère asthmatique disparaît quand les enfants grandissent. Enfin, si une mère asthmatique allaite plus de 4 mois, l'enfant a plus de «(mal)chances» d'être asthmatique entre 6 et 13 ans. Les conseils pour l'allaitement doivent être modulés en fonction de la maladie que l'on cherche à prévenir (eczéma atopique ou asthme), de la santé de la mère (asthmatique ou non), de la durée de l'allaitement et de l'effet recherché (à court ou long terme). À côté du possible rôle de l'allaitement maternel dans la prévention des allergies, il ne faut pas oublier ses multiples autres bénéfices.

L'allaitement ne doit pas être poursuivi à tout prix. Si le nourrisson développe un eczéma étendu, il est indispensable d'évoquer une allergie alimentaire *via* le lait de sa mère. Toutes les protéines alimentaires peuvent passer dans le lait de femme. Si une allergie *via* le lait de la mère est prouvée, il faut modifier le régime de la mère ou proposer au nourrisson un lait de régime. Dans les autres situations, il n'est pas nécessaire de suivre un régime pendant l'allaitement. Les protéines alimentaires retrouvées dans le lait de la mère participent, chez le nourrisson, à l'acquisition de la tolérance à ces protéines.

En conséquence, si une mère désire allaiter, c'est bien. Si cela n'est pas son choix, elle ne doit pas culpabiliser car il existe d'excellentes alternatives. En cas d'apparition d'un eczéma étendu sous allaitement, une enquête allergologique est conseillée.

LES PROBIOTIQUES ET LES PRÉBIOTIQUES : ESPOIR ET LIMITES !

Un probiotique est un micro-organisme (bactérie vivante comme les lactobacilles, bifidobactéries ou levure comme *Saccharomyces boulardii*) qui, une fois ingéré en quantité adéquate, demeure vivant lors du transit intestinal. Il s'y implante suffisamment pour modifier la flore intestinale et exercer un effet bénéfique démontré sur la santé. Un prébiotique est un ingrédient non digestible qui induit un effet physiologique bénéfique pour l'hôte en stimulant de façon spécifique la croissance et/ou l'activité d'un nombre limité de bactéries déjà établies dans le tube digestif.

L'introduction de certains probiotiques pendant la grossesse et dans les premiers mois de vie diminue l'apparition de nouveaux cas d'eczéma à l'âge de 2 ans, mais sans pour autant diminuer les sensibilisations. Chez les enfants présentant un eczéma, les probiotiques diminuent son intensité surtout en cas de tests cutanés ou sanguins positifs; ils améliorent aussi les signes digestifs des enfants ayant un eczéma. Tous les probiotiques n'ont pas un effet identique, il est impossible d'extrapoler les résultats d'une étude avec une famille de probiotiques à une autre famille de probiotiques. En l'absence d'études complémentaires, il n'est pas possible de conseiller actuellement l'adjonction de probiotiques et/ou de prébiotiques dans la prévention des allergies.

4• Quel « lait » choisir ?

Dans l'alimentation du nourrisson, le terme «lait» est souvent utilisé par excès. Les produits qui ne sont pas d'origine animale ne sont pas des laits, mais des «jus». Les laits habituels ont le plus souvent une origine bovine. Leur composition a été adaptée afin de se rapprocher du lait de la mère et d'optimiser la croissance du nourrisson; ils apparaissent sous le terme de formule à base de lait de vache. Certains laits peuvent être adaptés aux nourrissons régurgiteurs, à ceux qui viennent d'avoir une diarrhée ou encore aux nourrissons qui ont des «coliques». Dans les laits dits «hypoallergéniques» ou «HA», proches des précédents, les protéines d'origine bovine ont subi une hydrolyse partielle, c'est-à-dire un «découpage» en petits fragments, ce qui les rend un peu moins allergisantes. Certains de ces laits HA préviennent modestement le développement d'une allergie. Ils apparaissent sous le terme de formule à hydrolyse partielle.

Les vrais «laits» de régime sont conçus pour les nourrissons qui présentent une authentique allergie aux protéines du lait de vache. Certains de ces laits, les plus efficaces dans la prévention primaire des manifestations allergiques, apparaissent sous le terme de formule à hydrolyse extensive. Les protéines sont ici découpées en plus petits fragments. Dans des situations exceptionnelles, il existe des laits faits uniquement d'acides aminés, protéines découpées encore plus finement, mais ces produits coûteux sont réservés à des situations exceptionnelles dans certaines formes d'allergie sévère aux protéines du lait de vache. Enfin, il existe aussi des produits pour l'alimentation du nourrisson à base de protéines de soya, les classiques «laits de soya».

En complément de l'allaitement, ou en substitution, chez les enfants à haut risque d'allergie (si les deux parents, ou un parent et un membre de la fratrie, présentent un asthme, un eczéma atopique ou une rhinoconjonctivite allergique), on recommande au mieux l'utilisation d'une formule à hydrolyse extensive qui a un effet plus protecteur qu'une formule classique à base de lait de vache, mais cet effet est modeste. Certains laits «hypoallergéniques» ou «HA», qui ont fait la preuve de leur efficacité dans des études, sont une alternative. Ici aussi, l'effet protecteur dans la prévention des allergies est modeste. Les formules à base de protéines de soya ne sont pas conseillées dans la prévention primaire de l'allergie. Leur utilisation est réservée, après l'âge de 6 mois, à certains cas d'allergie aux protéines du lait de vache.

5• Comment diversifier l'alimentation du nourrisson ?

Il est conseillé de poursuivre l'allaitement maternel exclusif ou donner uniquement un lait jusqu'à l'âge de 4 à 6 mois: plutôt 4 mois chez les enfants qui n'ont pas de risque d'allergie; plutôt 6 mois chez ceux dont les parents ou des frères et sœurs présentent déjà un asthme, un eczéma ou un rhume allergique. Les conseils pour l'introduction des aliments autres que le lait sont très variables d'un pays à l'autre. Par exemple, au Danemark, le régime est peu restrictif alors qu'aux États-Unis, jusqu'aux années 2005, l'œuf était introduit à 2 ans et le poisson à 3 ans. En fait, ces recommandations n'avaient pas de fondement scientifique rigoureux. Des recherches récentes ont montré que des enfants chez qui l'œuf est introduit après 8 mois présentent plus d'eczéma et d'épisodes de sifflements que ceux qui ont reçu des œufs avant cet âge. Parmi les enfants de Singapour, on observe une faible prévalence de l'allergie aux poissons par rapport aux enfants européens ou américains, bien qu'à l'âge de 6 mois, plus de 50 % des enfants de Singapour aient déjà consommé du poisson. Une étude récemment publiée en Angleterre au sujet de l'introduction précoce des arachides chez une population à risque d'allergie laisse suggérer un rôle protecteur dans des cas sélectionnés.

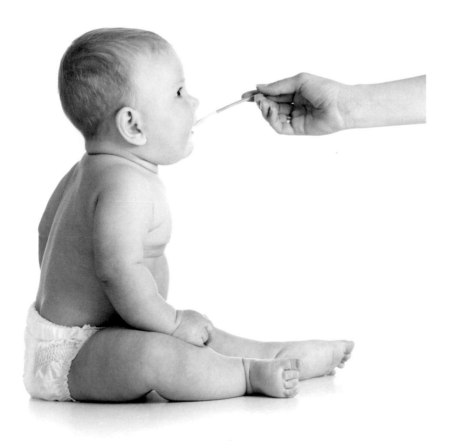

Pour le moment, au niveau des aliments, peu de mesures sont efficaces dans la prévention primaire de l'allergie. On conseille, chez l'enfant à antécédents familiaux d'allergie, le lait maternel jusqu'à 6 mois, ou certains hydrolysats partiels en cas d'impossibilité d'allaitement ou de complément. La diversification débute à 6 mois, comme pour un enfant sans anté-cédent allergique. Il n'est ni utile ni nécessaire d'«inonder» le nourrisson de nouvelles protéines, la diversification doit être progressive. On commence par des apports végétaux, mais sans attendre pour autant un an ou 18 mois pour introduire l'œuf ou le poisson. Des travaux récents sont même en faveur de l'introduction dès 6 mois de l'œuf et du poisson. Dans tous les cas, même chez l'enfant allaité, il faut introduire le blé entre 4 et 6 mois. Cette mesure, efficace dans la prévention des allergies, limite le risque de développer une maladie cœliaque (aussi appelée intolérance au gluten) ou un diabète.

LE CALENDRIER DE LA DIVERSIFICATION

– Introduire les aliments entre 4 et 6 mois
– N'interdire aucun aliment
– Commencer par les légumes et fruits cuits, puis crus
– Introduire viande, poisson, œuf dur (entier): 1 à 2 cuillères à café
– Introduire les céréales à base de gluten (celles qui sont pourtant marquées à partir de 6 mois): 1 cuillère à café dans un biberon
– Respecter vos «habitudes» alimentaires… en gardant du «bon sens»

6• Quel est l'impact des animaux et des acariens de la poussière de maison ?

Vivre avec des chiens est efficace pour prévenir l'apparition d'une allergie chez un nourrisson. Cette même mesure est nuisible chez un enfant ou adolescent déjà allergique aux chiens. On a long-temps pensé qu'il existait une relation entre le développement d'une allergie et l'exposition précoce aux allergènes respirés. On conseillait même une éviction des pneumallergènes avant la nais-sance. Des travaux montrent qu'il n'existe pas de lien entre l'infestation du domicile d'un nouveau-né par des acariens et le développement ultérieur d'un asthme. En revanche, il existe un lien entre l'exposition aux acariens et l'apparition de tests positifs.

De plus, il semble exister un effet paradoxal entre l'exposition précoce aux chiens et chats et le risque de développer ultérieurement des sensibilisations allergéniques et un asthme. L'exposition à plus d'un chat ou d'un chien serait encore plus efficace pour prévenir l'allergie. Dans la prévention primaire de l'allergie néanmoins, avant de conseiller de faire dormir le nouveau-né dans le panier du chat ou du chien, des études complémentaires sont nécessaires! Quoi qu'il en soit, il est actuellement difficile, dans le cadre d'une prévention primaire de l'allergie, de conseiller le retrait des animaux du domicile avant la naissance de l'enfant, l'effet risquerait d'être paradoxal. Il vaudrait mieux, au contraire, les y laisser… si la fratrie ne présente pas une allergie à ces mêmes animaux. Il n'y a pas assez de preuves pour conseiller l'acquisition d'un animal à fourrure lors d'un projet de grossesse.

7• La garderie : des microbes contre les allergies ?

Depuis les années 1980, avec la diminution de la taille des familles et l'amélioration des conditions de vie, les manifestations allergiques augmentent. C'est la théorie dite «hygiéniste». La «pression» microbienne diminuant, il existerait une modification de la réponse du système immunitaire favo-risant la réponse allergique. Plusieurs études épidémiologiques ont conforté cette hypothèse en montrant qu'une fréquentation précoce de la garderie ou de nombreux frères et sœurs à la maison protégeaient les nourrissons du développement de maladies allergiques. Le placement précoce en garderie diminue le risque d'eczéma, de sifflements et d'asthme pour les nourrissons sans antécé-dent maternel d'asthme; il est néfaste dans le cas contraire. En cas d'asthme du nourrisson ou chez les anciens prématurés, cette attitude doit être rediscutée. Les manifestations asthmatiques du petit sont en effet le plus souvent déclenchées par les infections virales.

8• Le tabagisme passif : toujours néfaste

Le tabagisme de la mère pendant la grossesse augmente le risque de tests d'allergie positifs. Il augmente aussi les sifflements précoces et les risques d'infections des voies aériennes. Le taba-gisme passif pendant l'enfance augmente en fréquence et en gravité les symptômes d'asthme. Il n'a pas été mis en évidence de lien entre tabagisme passif et rhinite allergique ou eczéma. Il existe suffisamment d'arguments pour poursuivre le combat contre le tabagisme actif de la mère pendant la grossesse et passif chez le nourrisson et l'enfant.

9• Les traitements médicamenteux

Il n'existe pas de médicaments pour prévenir le développement de manifestations allergiques. En revanche, une fois les symptômes installés, les médicaments sont efficaces pour les traiter ou éviter leur retour. Des études suggèrent que la désensibilisation pourrait permettre de prévenir l'apparition d'un asthme chez les enfants se présentant pour une rhinite allergique.

DES MESURES SIMPLES DE PRÉVENTION

– Pas de régime chez la femme enceinte

– Allaitement maternel jusqu'à 4 à 6 mois

– Pas d'exclusion systématique alimentaire chez la femme allaitante

– En cas d'utilisation du biberon ou en complément de l'allaitement, choisir le «lait» en fonction du risque de terrain allergique

– Diversification progressive de l'alimentation à partir de 4 à 6 mois

– Pas de tabagisme passif

– Pas d'éviction préventive systématique des animaux de compagnie

– Pas d'éviction préventive systématique de la garderie

Quand l'enfant est allergique, l'éviction des allergènes et les traitements médicamenteux sont efficaces. L'avenir est à la prise en compte de la carte génétique de chacun afin de déterminer un programme personnalisé de prévention et de traitement.

Plan d'urgence pour l'anaphylaxie

Le plan d'urgence pour l'anaphylaxie est un document écrit, établi à la demande des parents pour faciliter l'accueil et la prise en charge de leur enfant allergique à l'école. Il s'incrit, en Ontario, dans le cadre d'une demarche légale instaurée en 2006 sous la loi de Sabrina, qui oblige tous les conseils scolaires de l'Ontario à instituer dans les écoles des politiques ou procédures relatives à l'anaphylaxie, y compris de la formation pour le personnel et des directives sur l'administration des médicaments. Dans le reste du Canada, c'est une démarche volontaire et facultative, mais qui est fortement encouragée et valorisée. Le document endossé par les principales associations au pays, contient les renseignements au sujet des allergies de l'enfant, de son traitement en cas de réaction, ainsi que des personnes-ressources à contacter. Il est disponible en français et en anglais.

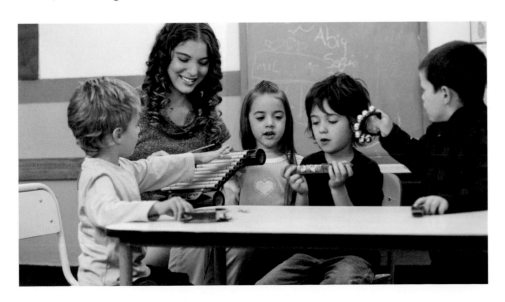

Les traitements

Les maladies allergiques surviennent chez des personnes dont le système immunitaire produit des immunoglobines E spécifiques, en réponse à des facteurs environnementaux. La première mesure à prendre est donc le contrôle de l'environnement: c'est la prévention qui consiste à éviter autant que possible les allergènes. Comme cette éviction n'est pas toujours entièrement praticable, les médicaments réduisent les symptômes.

La désensibilisation spécifique des allergènes est le seul traitement directement dirigé contre la cause de l'allergie, l'allergène lui-même. C'est aussi le seul modèle d'induction de tolérance chez l'homme en dehors de la vaccination antimicrobienne avec laquelle elle partage de nombreux points communs si bien que l'on parle parfois de vaccination allergénique. Dans certains cas, la désensibilisation est capable de modifier le cours de l'allergie en empêchant de nouvelles allergies de se développer et de nouveaux organes d'être atteints.

QUELQUES DÉFINITIONS

Un médicament peut être administré localement sur la peau ou sur une muqueuse (en topique), c'est le cas des crèmes et des gels. Les voies d'administration dites générales sont l'ingestion par voie orale (per os) ou l'injection intramusculaire, intraveineuse ou sous-cutanée.

L'effet local d'un médicament est la réaction qui se produit à l'endroit de l'utilisation de médicament par opposition à la réaction générale, appelée aussi systémique.

Le traitement de fond est celui que l'on prend pour éviter d'être malade, par opposition au traitement de la crise qui est à la demande.

Le rapport bénéfices/risques est le rapport entre les effets positifs attendus du médicament et ses effets secondaires négatifs. Un traitement ne doit pas présenter des effets secondaires plus lourds que le symptôme pour lequel il a été prescrit.

Les médicaments des manifestations cliniques sont appelés aussi médicaments symptomatiques car ils neutralisent les symptômes déclenchés par la réaction allergique. Pour bien comprendre le mode d'action de ces médicaments, il faut comprendre les mécanismes de l'allergie et les effets des substances (ou médiateurs) libérées par le conflit allergique sur les organes cibles. Ceux-ci peuvent schématiquement être classés en «voies aériennes» ce qui englobe les bronches, le nez et les yeux, et le «revêtement cutané», c'est-à-dire

VRAI-FAUX

« LES TRAITEMENTS ANTI-ALLERGIQUES PEUVENT AVOIR DES EFFETS SECONDAIRES SUR LA SANTÉ. »

VRAI

Tout médicament peut avoir des effets indésirables plus ou moins graves pour la santé. Par exemple, les corticoïdes à fortes doses par voie générale peuvent aggraver ou provoquer un diabète, une ostéoporose, une cataracte ou un glaucome, un amincissement de la peau, une majoration de la tension artérielle. C'est pour cela que l'on prescrit le plus souvent des corticoïdes en traitement local (inhalé dans le cadre de l'asthme). Ces médicaments rendent de grands services à condition de ne les utiliser qu'avec une prescription médicale et avec prudence.

la peau. D'autres organes peuvent être touchés, moins fréquemment : tube digestif, vaisseaux, système nerveux... Les médicaments protègent l'organe cible des effets délétères des médiateurs de l'allergie ou facilitent une réponse physiologique normale qui en contrarie le mécanisme. On peut y rattacher des traitements permettant à l'organe cible d'être plus résistant, par exemple en améliorant la qualité de la barrière cutanée ou la paroi intestinale.

Ces médicaments n'empêcheront pas le mécanisme de la réaction allergique mais celle-ci s'exprimera plus faiblement ou pas du tout. L'objectif est d'obtenir un contrôle des symptômes et la meilleure qualité de vie possible avec le minimum d'effets secondaires. Ces traitements peuvent être administrés de façon ponctuelle lors d'un symptôme aigu, ou de façon préventive, ou sur une durée plus longue pouvant atteindre plusieurs années, voire à vie si la pathologie allergique en cause évolue sur un mode chronique.

POURQUOI PLUSIEURS NOMS POUR UN MÉDICAMENT ?

En cas d'autorisation de mise sur le marché d'un médicament, la molécule active, en plus de sa dénomination chimique, généralement trop complexe pour être retenue, a une dénomination commune internationale (DCI) et reçoit une dénomination commerciale sous laquelle elle sera vendue. Par exemple, à la dénomination commerciale du Ventolin® correspond la DCI salbutamol. Pour une même DCI, on peut avoir plusieurs noms commerciaux.

Les traitements des signes respiratoires

Les symptômes respiratoires sont essentiellement contrôlés ou atténués par des antihistaminiques, des corticoïdes ou des bronchodilatateurs. De nouveaux traitements sont en cours de développement, comme les antileucotriènes.

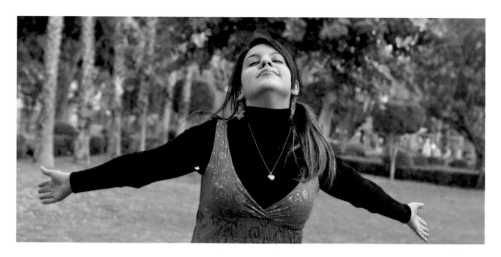

1 • Les antihistaminiques

L'histamine, la principale substance libérée par le conflit allergique, exerce son action sur des récepteurs cellulaires appelés récepteurs de type 1. Les antihistaminiques utilisés en allergologie seront des médicaments qui vont prendre la place de l'histamine sur ces récepteurs de type 1 (anti-H1) et empêcher son action. On les appelle aussi des inhibiteurs compétitifs.

LES SYMPTÔMES DÉCLENCHÉS PAR L'HISTAMINE	
Voies aériennes	Peau
Écoulement nasal	Démangeaisons cutanées
Démangeaisons nasales	Urticaire
Éternuements	Gonflement cutané appelé aussi œdème
Toux	
Démangeaisons oculaires	
Larmoiement	
Gonflement des paupières	

Les antihistaminiques anti-H1 sont classés en deux catégories, anti-H1 de première génération, les plus anciens, et anti-H1 de deuxième génération. Schématiquement, les premiers passent la barrière méningée, c'est-à-dire qu'ils passent du sang circulant vers le liquide céphalorachidien qui entoure le cerveau et exercent donc une action non recherchée en allergologie sur le cerveau (comme la somnolence). Les seconds passent moins au niveau cérébral aux doses thérapeutiques ou ne passent pas du tout. Ils n'auront donc que peu d'effets secondaires au niveau du cerveau, comme la diminution de la vigilance par exemple.

LES PRINCIPAUX ANTIHISTAMINIQUES PAR VOIE GÉNÉRALE		
Familles	Anti-H1 de première génération	Anti-H1 de deuxième génération
Alkylamines	Chlorphéniramine (Tylenol rhume et sinus nuit®) Advil rhume et sinus nuit®) Bromphéniramine (Dimégan®) Triprolidine (Actifed Rhume®)	Acrivastine
Pipérazines	Hydroxyzine (Atarax®)	Cétirizine (Réactine®)
Pipéridines	Kétotifène (Zaditen®) Cyproheptadine (Périactine®)	Fexofénadine (Allegra®) Loratadine (Claritin®) Desloratadine (Aérius®)
Éthanolamines	Diphénhydramine (Benadryl®) Dimenhydrinate (Gravol®) Phényltoloxamine (Tussionex®)	-
Phénothiazines	Prométhazine (Phénergan®)	-
Autres	Doxépine (Sinequan®)	Bilastine (Inorial®, Bilaska®)

Adapté de : Thériaque et Simons, NEJM, 2004.

LES LIMITES DES ANTIHISTAMINIQUES

Ils n'ont qu'une action modeste lorsque l'inflammation allergique est trop importante, sont peu efficaces sur l'obstruction nasale de la rhinite allergique, sans action (ou très modeste) dans l'asthme dont ils ne constituent pas un des traitements et sur l'eczéma. Ils ne sont pas non plus le traitement des formes sévères de l'allergie, choc anaphylactique et œdème laryngé, car leur délai d'action est trop long et les symptômes plus complexes.

Quelles sont les indications des antihistaminiques?

Ils sont indiqués dans le traitement de la rhinite allergique modérée ou sévère, quelle qu'en soit sa cause. La classification internationale ARIA (voir page 21) précise les associations médicamenteuses possibles et leur place vis-à-vis des corticoïdes pulvérisés dans les narines. Ils constituent aussi le traitement de choix des conjonctivites allergiques, des démangeaisons cutanées et de l'urticaire.

Dans une réaction allergique aiguë cutanée ou nasale, un anti-H1 trouve sa place, mais le délai d'action dépend de la voie d'administration, de quelques minutes pour une voie injectable à une demi-heure pour une forme orale. Le traitement «à la demande» garde donc des indications limitées de «dépannage» et uniquement pour des symptômes légers. Ce traitement doit cependant être poursuivi plusieurs jours pour couvrir les rechutes et la période retardée de la réaction.

Si vous avez des symptômes allergiques persistants, le médecin vous prescrira des anti-H1 de façon quotidienne jusqu'à extinction ou contrôle définitif de la maladie, et le traitement peut être donné de plusieurs mois à plusieurs années. Il vous est conseillé de les prendre pendant toute la durée de l'exposition à l'allergène, soit pour un allergène saisonnier (pollen) pendant toute la saison d'exposition, soit sans interruption pour un contact allergénique perannuel, c'est-à-dire tout au long de l'année, lorsque les mesures d'éviction sont insuffisantes. Dans ce cas, il faut respecter la prescription médicale et l'avis de l'allergologue, seul juge pour décider de l'arrêt ou de l'allégement du traitement.

Le médecin peut aussi vous proposer une prescription préventive si le contact allergénique est prévu et programmé, par exemple lors d'un contact avec un animal, ou d'un séjour dans un environnement intérieur défavorable. On utilise aussi les antihistaminiques en prévention avant des soins dentaires, une anesthésie générale ou des actes d'imagerie médicale si vous présentez des «risques» de réactions cutanées, notamment une urticaire chronique, ou si vous avez décrit des phénomènes éruptifs lors d'un acte précédent.

Sous quelle forme sont-ils prescrits?

La voie orale est la plus prescrite, sous forme de comprimés, en gélules ou en suspension. Une seule prise par jour est en général suffisante et les spécialités sont calibrées pour donner la dose complète avec un seul comprimé ou une seule mesure à une période fixe de la journée, matin ou soir. Certains anti-H1 peuvent être pris à des doses plus importantes (hydroxyzine, kétotifène) pour un meilleur contrôle des symptômes. Dans l'urticaire chronique, l'association de plusieurs anti-H1 à des doses supérieures aux doses usuelles est parfois justifiée dans les formes rebelles.

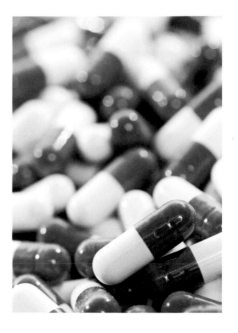

La plupart des anti-H1 peuvent être pris au cours, avant ou après le repas. Certains doivent être pris 1 à 2 heures à distance d'un repas et de la prise d'un jus de fruits pour éviter des interférences et une moindre efficacité. Pour les anti-H1 de première génération et chez des personnes très sensibles à un effet sédatif, la prise au coucher peut être conseillée. Cet effet sédatif peut être dangereux pour la conduite automobile.

Il existe d'autres voies d'administration, notamment les voies locales dans les narines ou dans l'œil (azélastine). Cependant l'application sur la peau présente un risque de sensibilisation et d'allergie de contact et n'est pas la voie privilégiée d'administration. Les formes injectables (diphénhydramine) sont réservées à des situations complexes, dans l'urgence ou avant une opération, mais ne sont pas des traitements de l'asthme grave ou de l'anaphylaxie.

Quels sont les effets secondaires des antihistaminiques ?

Les anti-H1 de première génération ont plus d'effets secondaires, notamment sur le système nerveux central : effets sédatifs avec trouble de la vigilance et de l'attention, somnolence, fatigue. Ils peuvent stimuler l'appétit et faire prendre du poids. Ces effets sont insignifiants pour les anti-H1 de seconde génération, à de rares exceptions près. La consommation d'alcool potentialise ces effets sédatifs. Dans de rares cas, on peut observer des troubles du rythme cardiaque, des nausées et vertiges, une sécheresse buccale, des éruptions cutanées et des anomalies biologiques du foie. Globalement, la tolérance est bonne et ils peuvent être prescrits chez le jeune enfant.

Peut-on prendre des anti-H1 lors de la grossesse et de l'allaitement ?

Globalement, très peu de données sont disponibles sur des grossesses exposées aux anti-H1 de seconde génération. Les études menées chez l'animal n'ont pas révélé d'effet néfaste direct ou indirect sur la gestation, le développement embryonnaire et fœtal, la parturition et le développement post-natal. Ces données sont rassurantes mais le principe de précaution prévaut et la prudence est recommandée chez la femme enceinte. Les anti-H1 passent dans le lait maternel avec des concentrations de 25 à 90 % des taux plasmatiques. Par conséquent la prudence est également de mise chez la femme qui allaite. D'après le Centre de référence sur les agents tératogènes (CRAT), la cétirizine, la desloratadine, la fexofénadine, la lévocétirizine et la loratadine sont inoffensives chez la femme enceinte et peuvent être prescrites au cours de la grossesse. Cependant, la prudence reste de mise, surtout lors de l'emploi de ces médicaments au cours du premier trimestre de la grossesse.

ATTENTION !
Des interactions médicamenteuses sont possibles entre certains anti-H1, certains antifongiques comme le kétoconazole, l'itraconazole, et certains antibiotiques comme la clarithromycine et l'érythromycine. Votre médecin prescripteur doit vérifier les associations de prises.

POUR ALLER PLUS LOIN

Le Centre de référence sur les agents tératogènes (CRAT) fournit des informations sur les risques des médicaments, vaccins, radiations et dépendances, pendant la grossesse et l'allaitement : www.lecrat.org.

2• Les corticoïdes

Ces médicaments qui neutralisent l'inflammation allergique traitent les symptômes de l'asthme et de la rhinite allergique. On les appelle aussi anti-inflammatoires stéroïdiens. Il faut bien distinguer les corticoïdes administrés par voie locale de ceux qui le sont par voie générale, orale ou injectable. Les effets secondaires sont en effet tout à fait différents et peuvent être redoutables pour les corticoïdes reçus par voie générale, surtout si la prise est répétée ou de longue durée. Ceux-ci n'ont pas leur place en traitement de fond des maladies allergiques, il en est tout autrement pour les corticoïdes locaux. Les corticoïdes inhalés par voie bronchique trouvent leur place dans toute forme d'asthme, qu'il soit ou non de nature allergique.

Quels sont les effets secondaires des traitements par corticoïdes ?

Les corticoïdes locaux reçus aux doses thérapeutiques pour le traitement de l'asthme ou de la rhinite allergique n'ont qu'une action locale et passent très peu dans la circulation. Les risques d'effets secondaires généraux sont donc nuls et, si la technique de prise est bonne, les effets secondaires locaux sont nuls ou insignifiants. On peut cependant constater des sécheresses des muqueuses, une irritation nasale et des saignements pour les corticoïdes utilisés en pulvérisation nasale et des aphtes ou des irritations bucco-pharyngées, parfois des candidoses buccales (muguet) pour les corticoïdes inhalés dans le traitement de l'asthme. Un effet secondaire gênant pour les chanteurs, mais relativement rare, est une raucité de la voix ou un changement de tessiture. Ces effets sont neutralisés par une bonne technique ou un changement du mode de prise et surtout par un rinçage de bouche qui doit être systématique après chaque inhalation.

Les corticoïdes reçus par voie générale entraînent un ralentissement de la sécrétion naturelle de cortisone par les glandes surrénales et au maximum leur atrophie, ce qui aboutit à une incapacité de la glande surrénale à fonctionner normalement (insuffisance surrénale). On constate aussi une rétention d'eau avec œdème (d'où l'indication d'un régime sans sel lors de la prise, ce qui est inutile pour les voies locales), une redistribution des graisses avec prise de poids, une fragilité cutanée avec atrophie et ecchymoses, une décalcification avec risque de fracture ou tassements osseux. Sont aussi possibles une hyperpilosité, une prédisposition aux infections dont la tuberculose, des gastralgies ou des ulcères gastriques, des cataractes et glaucomes, des troubles métaboliques avec déficits en potassium et leurs conséquences cardio-vasculaires, et un diabète.

Quelles sont les indications d'une corticothérapie de fond par voie locale ?

Les corticoïdes inhalés sont le premier traitement prescrit par le médecin pour les asthmes dits persistants, c'est-à-dire occasionnant des symptômes récidivants et/ou justifiant la prise quotidienne de médicaments bronchodilatateurs de courte durée d'action (salbutamol ou terbutaline). Leur posologie est adaptée à la sévérité de l'asthme, l'objectif étant d'assurer un contrôle de la maladie. Ils sont pris de façon quotidienne et sans interruption, le dispositif de prise étant adapté aux besoins. Ce traitement de fond est réévalué régulièrement par le médecin, la posologie toujours adaptée au niveau de contrôle sur des échéances de plusieurs mois. On peut ainsi soit augmenter les doses, soit les diminuer.

UNE PERTE D'EFFICACITÉ AU FIL DU TEMPS ?

Une perte d'efficacité de la corticothérapie inhalée ou intra-nasale au fur et à mesure des prises est une idée reçue sans fondement. La maladie peut cependant évoluer et devenir moins bien contrôlée pour de multiples raisons. Dans ce cas, la posologie quotidienne doit être revue à la hausse jusqu'à obtenir un nouveau contrôle. En revanche, certains asthmes sont dits « cortico-résistants » et d'autres traitements alternatifs de fond seront discutés. Ces formes d'asthme sont exceptionnelles.

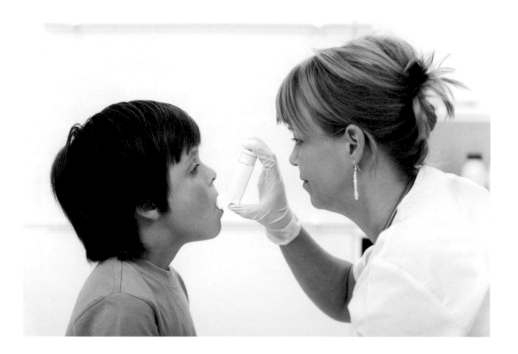

TRAITEMENTS DE L'ASTHME PAR PALIERS : ADULTE, ADOLESCENT ET ENFANT DE PLUS DE 5 ANS				
← Diminuer Paliers de traitement Augmenter →				
Palier 1	Palier 2	Palier 3	Palier 4	Palier 5
Éducation de l'asthme, contrôle de l'environnement				
Bronchodilatateur β2-mimétique de courte durée d'action à la demande	Bronchodilatateur β2-mimétique de courte durée d'action à la demande			
Options de contrôle	Choisir une option	Sélectionner une option	Ajouter une ou plusieurs options	Ajouter une ou deux options
	CSI* à faible dose	CSI à faible dose + β2-mimétique de longue durée d'action	CSI à dose moyenne ou forte + β2-mimétique de longue durée d'action	Corticoïde oral (la plus faible dose)
	Antileucotriène	CSI à dose moyenne ou forte	Antileucotriène	Anti-IgE
		CSI à faible dose + antileucotriène	Théophylline	

*CSI· corticostéroïde inhalé.

D'après GINA (Global Initiative for Asthma) 2011.

Dans la rhinite allergique, les corticoïdes locaux sont indiqués lorsque les symptômes sont insuffisamment contrôlés par les antihistaminiques et lorsqu'ils sont considérés comme persistants et sévères (voir la classification ARIA page 21). Ceci peut concerner des rhinites polliniques saisonnières ou des rhinites perannuelles dues aux allergènes de l'environnement intérieur.

Dans la conjonctivite allergique, leur prescription sous forme de collyres demeure restreinte et en général du domaine de l'ophtalmologiste. Ils ne sont jamais le premier traitement proposé du fait de risques de surinfection. S'ils sont prescrits, ce sera toujours sur une courte période, essentiellement dans des complications oculaires de la conjonctivite allergique ou dans des formes très particulières.

Comment prendre son traitement par corticoïdes inhalés en cas d'asthme?

Dans le traitement de l'asthme, les corticoïdes inhalés sont administrés sous forme de spray ou de poudre. Les sprays sont administrés directement par un aérosol doseur ou à travers une mini-chambre d'inhalation fournie avec le spray. Les doses de poudre sont préchargées et contenues dans un appareil qui délivre toujours la même quantité à chaque inhalation. Les dispositifs de prise les plus utilisés sont le Turbuhaler® et le Diskhaler®.

LES DIFFÉRENTS DISPOSITIFS D'INHALATION

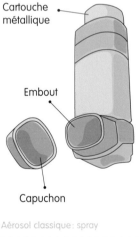

Cartouche métallique

Embout

Capuchon

Aérosol classique : spray

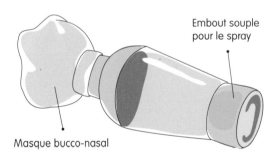

Embout souple pour le spray

Masque bucco-nasal

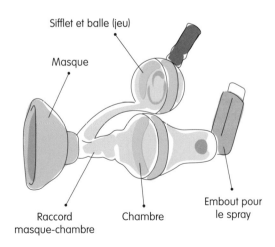

Sifflet et balle (jeu)

Masque

Raccord masque-chambre

Chambre

Embout pour le spray

Chambres d'inhalation pour enfants

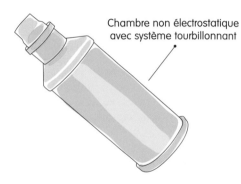

Chambre non électrostatique
avec système tourbillonnant

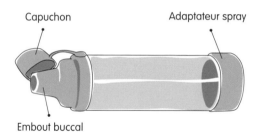

Capuchon

Adaptateur spray

Embout buccal

Chambres d'inhalation pour adultes

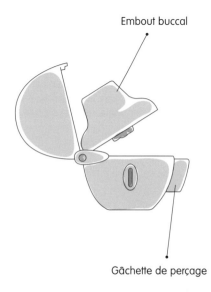

Embout buccal

Gâchette de perçage

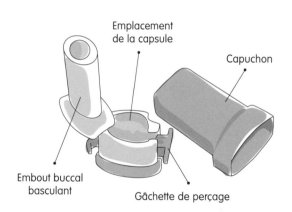

Emplacement
de la capsule

Capuchon

Embout buccal
basculant

Gâchette de perçage

Inhalateurs de poudre monodoses

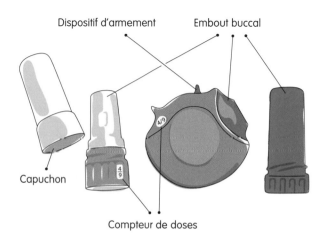

Dispositif d'armement

Embout buccal

Capuchon

Compteur de doses

Inhalateur de poudre multidoses

ATTENTION ! Rincez-vous la bouche après chaque prise de spray ou de poudre pour limiter les dépôts à l'intérieur de la cavité buccale et éviter des effets secondaires (irritations, candidose, modification de la voix).

LES CORTICOÏDES NE SONT PAS INTERCHANGEABLES

Les molécules de corticoïdes utilisées par voie locale sont nombreuses : béclométasone, budésonide, fluticasone, mométasone… Leur puissance anti-inflammatoire n'est pas identique et vous ne pouvez pas passer spontanément d'une molécule à l'autre sans avis médical.

Que ce soit sous forme de spray ou de poudre, la technique de prise est capitale. Le médecin doit vous l'expliquer, éventuellement avec un appareil de démonstration sans principe actif. Il faut bien vider ses poumons, placer le spray ou le distributeur de poudre en bouche, puis appuyer sur le spray en prenant une inspiration profonde et complète sans chercher à aller trop vite. Pour les poudres, il est inutile de faire coïncider pression sur l'appareil et début d'inspiration, mais l'appareil distributeur doit avoir été enclenché avant la manœuvre. Une fois la dose inhalée, vous devez bloquer votre respiration une dizaine de secondes avant de souffler.

Si l'enfant ou l'adulte éprouve des difficultés à coordonner le geste « pression-inhalation », il peut se servir d'une chambre d'inhalation dans laquelle le spray a été pulvérisé. Il respire le contenu air-médicament de la chambre. Les corticoïdes peuvent parfois être administrés en nébulisation avec un appareil relié à un système de tubulures et un masque. Cette voie d'administration exceptionnelle est réservée à l'enfant et dans la prise en charge hospitalière des exacerbations sévères de l'asthme, en association médicamenteuse.

Les corticoïdes inhalés sont pris habituellement deux fois par jour, soit matin et soir, aux doses recommandées par le médecin prescripteur, en les adaptant éventuellement selon un plan d'action en cas d'exacerbation de l'asthme. Ce plan d'action a été défini de façon individuelle pour chaque personne par le médecin référent ou en école de l'asthme lors d'une procédure d'éducation thérapeutique.

Comment prendre son traitement par corticoïdes inhalés en cas de rhinite allergique ?

La prise du spray nasal est également bien codifiée. Le flacon doit être agité, amorcé par quelques pressions, puis après usage être nettoyé et refermé. Les molécules sont les mêmes que dans l'asthme, un peu plus nombreuses, notamment avec la triamcinolone. Restez prudent en cas d'associations de corticoïdes inhalés intra-bronchiques et intra-narinaires. Il peut se produire des risques de surdosage qui augmentent les effets secondaires, notamment de rares effets systémiques, un peu comparables à ceux d'une corticothérapie reçue par voie générale.

Y a-t-il des contre-indications aux corticoïdes inhalés pour l'asthme ?

Pour les asthmatiques, il n'existe pas de limite d'âge à la prise de corticoïdes. Le jeune enfant et la personne âgée peuvent et doivent recevoir ce traitement de fond avec un dispositif de prise adapté. Les maladies cardio-vasculaires, le diabète, l'insuffisance hépatique légère ou rénale ne sont pas un frein à leur prescription et les doses n'ont pas besoin d'être adaptées. Les corticoïdes inhalés peuvent être administrés avec tout autre médicament sans risque clinique d'interférence médicamenteuse. Si des affections, notamment des candidoses, se développent dans la bouche, vous pouvez adapter le dispositif de prise ou prendre un traitement protecteur pour l'intérieur de la bouche.

Peut-on prendre des corticoïdes lors de la grossesse et de l'allaitement ?

Si vous êtes enceinte ou si vous allaitez, vous pouvez recevoir des corticoïdes inhalés. Le traitement de fond de l'asthme par corticoïdes inhalés ne doit pas être arrêté lors de la grossesse. Son interruption fait courir plus de risques chez la mère et le fœtus puisqu'une une exacerbation sévère de l'asthme peut compromettre la suite de la grossesse. Le principe général est : chez la femme enceinte, l'asthme doit être traité aussi efficacement qu'en dehors de la grossesse.

LA TECHNIQUE DE PRISE D'UN SPRAY

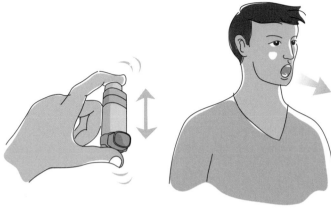

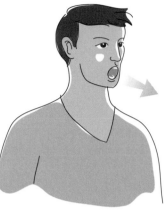

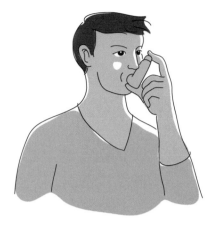

1 – Enlever le capuchon et agiter le flacon

2 – Expirer au maximum

3 – Porter à la bouche en retournant le flacon tête en bas, fond vers le haut, puis fermer la bouche hermétiquement autour de l'embout

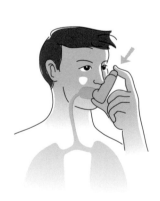

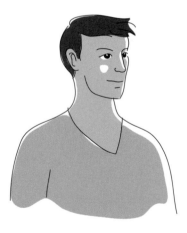

4 – Appuyer sur l'embout tout en inspirant lentement et profondément le produit

5 – Bloquer sa respiration 5 à 10 secondes après la fin de l'inspiration et le retrait de l'embout, puis expirer normalement. Ne pas oublier de rincer la bouche avec de l'eau après avoir pris le médicament

Y a-t-il des contre-indications aux corticoïdes inhalés pour la rhinite allergique?

Les corticoïdes locaux peuvent être reçus chez l'adulte, le sujet âgé et l'enfant de plus de 6 ans. S'ils sont indispensables, ils peuvent être poursuivis lors de la grossesse. Cependant, en termes de bénéfices/risques, le médecin peut vous proposer d'autres médicaments ou un simple drainage des sécrétions nasales avec du sérum salé en réservant les corticoïdes aux exacerbations. Il en est de même lors de l'allaitement.

Existe-t-il des indications pour d'autres voies d'administration que la voie locale?

En principe non, et il faut tout faire pour ne pas utiliser les corticoïdes par voie générale, orale ou injectable dans les allergies respiratoires. Il existe cependant deux exceptions:

– Certains asthmes très sévères ne sont contrôlés que par des corticoïdes reçus par voie systémique. Dans ce cas, qui demeure cependant très rare, on préfère la voie orale, plus facile à équilibrer. Le principe général est d'obtenir la dose quotidienne minimale efficace pour contrôler la maladie. Les risques d'effets secondaires sont importants, minimisés par la prise de protecteurs gastriques, de potassium et en préconisant des règles hygiéno-diététiques sur la consommation de sel et de sucre. Le traitement est pris le matin et on peut essayer de l'administrer un jour sur deux.

– Les exacerbations de l'asthme peuvent justifier des cures courtes de corticoïdes avec l'emploi de bronchodilatateurs. Dans ce cas, puisque la durée du traitement est courte, de l'ordre de 2 à 4 jours, on peut choisir une voie injectable ou orale et à plus forte dose, 0,5 à 1 mg/kg. Les mêmes précautions concernant l'apport de potassium et de protecteurs gastriques sont de mise.

3• Les bronchodilatateurs

Comme leur nom l'indique, ils sont administrés pour «dilater les bronches». La paroi bronchique comprend un muscle, le muscle lisse bronchique, qui peut se contracter lorsqu'il est stimulé, ce qui rétrécit le diamètre interne de la bronche. Ce rétrécissement diffus concerne toutes les bronches de petit et de moyen calibre. Comme l'air ventilé passe plus difficilement dans des bronches rétrécies, vous éprouvez une sensation d'étouffement, de manque d'air, d'oppression thoracique. Dans la crise d'asthme, qu'elle soit d'origine allergique ou non, le muscle bronchique se contracte, phénomène appelé «bronchoconstriction». D'autres mécanismes contribuent à l'obstruction des voies aériennes: œdème et inflammation de la paroi bronchique, hypersécrétion de mucus bronchique. Agir uniquement sur la dilatation des bronches est insuffisant pour la prise en charge de la maladie asthmatique. Les bronchodilatateurs n'ont aucune action sur l'œdème et l'inflammation. En traitement de fond, ils doivent donc être administrés en association ou en complément d'un traitement anti-inflammatoire, les corticoïdes inhalés. Ils ne sont pris seuls qu'en cas de bronchoconstriction isolée et brutale, comme on peut l'observer dans la crise d'asthme d'effort où la composante inflammatoire est nulle ou très faible, ou dans la crise d'asthme brutale d'intensité modérée en traitement d'urgence. À ce titre, les bronchodilatateurs inhalés font partie de la trousse d'urgence de la personne asthmatique. Ils n'ont aucun intérêt dans la rhinite allergique mais sont utiles dans les toux spasmodiques équivalentes de l'asthme.

Quels sont les principaux bronchodilatateurs?

Il existe trois classes de bronchodilatateurs: les β_2-mimétiques ou β_2-adrénergiques (parce qu'ils agissent sur des récepteurs de la cellule musculaire appelés β_2-récepteurs), la théophylline et les anticholinergiques. Les plus utilisés sont les β_2-mimétiques. Les anticholinergiques n'ont qu'une place limitée dans l'asthme, lors des exacerbations.

La théophylline, qui a connu son heure de gloire dans la dernière partie du XXe siècle, reste disponible pour un traitement de fond de l'asthme, mais son délai d'action est long, ses effets secondaires nombreux peuvent être sévères chez l'enfant et les doses thérapeutiques sont très proches des doses où commencent à apparaître ces effets secondaires. Son dosage est donc délicat et demande des analyses régulières pour suivre son taux dans le sang. Le coût du traitement est faible.

LES PRINCIPAUX BRONCHODILATATEURS		
Famille	Nom de la molécule	Nom commercial
β_2-mimétiques d'action rapide	Salbutamol	Ventolin®, Airomir®
	Terbutaline	Bricanyl®
β_2-mimétiques d'action prolongée	Formotérol	Oxeze®, Foradil®,
	Salmétérol	Sérévent®
Théophylline	Théophylline	Uniphyl®

Les bronchodilatateurs anticholinergiques, encore appelés atropiniques, agissent sur d'autres récepteurs du muscle bronchique. Leur utilisation est réservée aux formes sévères de l'asthme prises en charge en secteur hospitalier ou à l'asthme aigu grave. Le bromure d'ipratropium est administré en nébulisation continue et répétée, associé à un β_2-mimétique également dispensé par le nébuliseur ou l'air comprimé.

Sous quelle forme sont prescrits les β_2-mimétiques?

La forme la plus courante est la forme inhalée. Le médicament arrive directement sur la paroi bronchique où son délai d'action est de quelques minutes. C'est aussi la voie d'administration qui, aux doses thérapeutiques, donne le moins d'effets secondaires. La technique de prise du médicament sous forme inhalée doit être parfaite et comparable à celle des corticoïdes inhalés (voir page 269). Le rinçage de bouche n'est pas nécessaire et la tolérance buccale est en général excellente.

On distingue deux grandes familles de β_2-mimétiques inhalés :
- Les β_2-mimétiques de courte durée d'action (salbutamol, terbutaline) dilatent le muscle bronchique en quelques minutes mais sont rapidement éliminés et ne sont actifs que quelques heures. Ils sont prescrits en traitement « d'urgence » d'une crise d'asthme.
- Les β_2-mimétiques de longue durée d'action ou d'action prolongée mettent en général (sauf pour le formotérol) plus de temps à agir mais ils demeurent actifs pendant une douzaine d'heures. Ils sont prescrits en traitement de fond, à prendre de façon quotidienne, en deux prises, une le matin, l'autre le soir. En dehors du formotérol, le salmétérol est très utilisé.

Ces β_2-mimétiques inhalés sont disponibles sous forme de sprays classiques (salbutamol, salmétérol) ou de poudre (terbutaline en Turbuhaler®, formotérol en gélules à percer par un distributeur à embout buccal, salmétérol sous forme de Diskus®). Le salbutamol est disponible sous forme de dosettes pour nébulisation, indiquées pour la prise en charge des formes sévères de l'asthme, exacerbations en SAU (service d'accueil des urgences) ou en hospitalisation et asthme aigu grave.

À côté des formes inhalées, la terbutaline est commercialisée sous forme de comprimés et sous forme injectable. Ces présentations ont le désavantage d'avoir des effets secondaires plus fréquents et plus sévères. La molécule de terbutaline ne fait pas partie des β_2-mimétiques de longue durée d'action. Sa place est donc limitée dans le traitement de fond de l'asthme et la présentation en comprimés demande un plus long délai d'action que la forme inhalée dans le traitement de la crise d'asthme. La forme injectable est un traitement d'urgence, utilisé lorsque la nébulisation est impossible. Les formes injectables ou en comprimés ne sont pas disponibles au Québec.

LES ASSOCIATIONS FIXES DE CORTICOÏDES INHALÉS ET DE β_2-MIMÉTIQUES DE LONGUE DURÉE D'ACTION

Pour simplifier le traitement, l'industrie pharmaceutique a mis sur le marché des formes combinées inhalées de corticoïdes et de β_2-mimétiques de longue durée d'action. Les deux médicaments sont associés, en spray ou en poudre, avec ou sans dispositif de prise (Turbuhaler® ou Diskhaler®). Les médicaments associés sont la béclométasone et le formotérol, la fluticasone et le salmétérol, le budésonide et le formotérol. Les modalités de prise sont celles de tout médicament inhalé, la tolérance et les effets secondaires sont communs aux deux classes thérapeutiques. Il s'agit d'un traitement de fond à prendre deux fois par jour dans des formes d'asthme qui justifient cette association pour contrôler la maladie.

À quelle dose prendre le traitement bronchodilatateur inhalé en cas de crise d'asthme ?

La dose de 1 à 2 bouffées ou prises de β_2-mimétiques de courte durée d'action est généralement suffisante pour traiter une crise d'asthme ou un épisode de toux suffocante. En cas de persistance des symptômes, elle peut être renouvelée quelques minutes plus tard. La dose quotidienne ne doit habituellement pas dépasser 15 administrations par 24 heures. Si elle ne suffit pas, vous devez consulter votre médecin pour revoir le traitement de fond.

En cas de crise d'asthme aigu grave, prenez 2 à 6 bouffées ou prises à renouveler toutes les 5 à 10 minutes en attendant la prise en charge par une structure d'urgence pré-hospitalière. Pour les sprays de salbutamol et dans ces situations, une chambre d'inhalation améliore la diffusion du médicament dans les poumons. Néanmoins, le déclenchement de l'aérosol-doseur à plusieurs reprises dans la chambre d'inhalation peut diminuer la dose totale inhalée. Vous devrez inhaler le produit immédiatement après chaque déclenchement (ou éventuellement chaque série de deux déclenchements successifs) de l'aérosol-doseur dans la chambre d'inhalation et répéter l'administration par cycles successifs.

Les bronchodilatateurs sont-ils interdits dans les compétitions sportives?

Chez les personnes non asthmatiques, le petit gain obtenu sur la fonction respiratoire peut améliorer les performances, et les formes administrées par voie générale augmentent la masse musculaire. Les bronchodilatateurs sont donc pistés et mesurés par la lutte antidopage. En cas de contrôle positif en compétition ou lors de l'entraînement, le sportif devra justifier de la réalité de son asthme avec, si possible, le résultat des examens fonctionnels respiratoires. Le salbutamol et le salmétérol sont toujours interdits en utilisation détournée ainsi que les formes injectables de β_2-mimétiques. Les taux limites autorisés sont des concentrations urinaires inférieures à 1 000 ng/ml. Un sportif qui soigne son asthme normalement restera en dessous de cette limite qui permet donc de faire le tri entre les tricheurs et les vrais sportifs asthmatiques.

Il n'est plus nécessaire de solliciter une autorisation d'usage thérapeutique (AUT) qui demande un bilan avec des examens beaucoup plus structurés. Il suffit d'une simple «déclaration d'usage», rédigée par un médecin, accompagnée du courrier d'un pneumologue qui atteste avec des arguments cliniques précis que le sportif présente un asthme et qui détaille le traitement prescrit ainsi que sa durée, les posologies, etc. Le sportif adresse ce certificat à l'Agence française de lutte contre le dopage (AFLD) et une copie à sa fédération nationale.

POUR ALLER PLUS LOIN

Le formulaire officiel de déclaration d'usage peut être téléchargé sur le site de l'AFLD: http://www.afld.fr.
Voir aussi: http://www.medecinedusportconseils.com/.

PRÉVENIR UN ASTHME D'EFFORT

Les β_2-mimétiques sont efficaces dans la crise d'asthme déclenchée par l'effort, mais aussi en prévention d'un effort susceptible de déclencher la crise, par exemple avant un effort violent et brutal comme celui à fournir pour une course à pied. L'inhalation 10 à 15 minutes avant l'effort est conseillée.

ATTENTION! L'asthme aigu grave nécessite une hospitalisation.

VRAI-FAUX

«JE SUIS ASTHMATIQUE ET SPORTIF. JE PEUX PRENDRE QUAND MÊME MON TRAITEMENT PAR β_2-MIMÉTIQUES SANS ÊTRE ACCUSÉ DE DOPAGE PENDANT LES COMPÉTITIONS.»

VRAI mais…
Pas n'importe comment et pas n'importe quel produit. Cette classe médicamenteuse fait partie des produits dopants et cet usage en compétition a, en son temps, défrayé la chronique. Le sportif asthmatique a le droit de prendre un traitement β_2-mimétique de courte durée d'action par voie inhalée après en avoir demandé l'autorisation éventuellement avec l'aide de médecins du sport ou de sa fédération. Toute autre forme d'administration est interdite en compétition.

Quels sont les effets secondaires des β₂-mimétiques ?

Globalement ces médicaments sont bien tolérés avec un bon rapport bénéfices/risques. Aux doses usuelles, les β₂-mimétiques inhalés peuvent être normalement utilisés chez les malades atteints d'hyperthyroïdie, de troubles coronariens, de cardiomyopathie obstructive, de troubles du rythme ventriculaire, d'hypertension artérielle, de diabète sucré, contrairement aux formes orales ou injectables qui ne doivent être prescrites qu'avec prudence dans ces situations. Les tremblements, les maux de tête et l'accélération du rythme cardiaque (tachycardie) touchent entre 1 personne sur 10 et 1 personne sur 100, mais ils sont tolérables et de faible intensité. Ces effets sont proportionnels en fréquence et sévérité à la dose reçue. Plus rarement, il peut se produire une baisse du taux de potassium dans le sang (hypokaliémie), ce qui peut justifier un complément en potassium si les doses sont importantes et chez les personnes à risques. Il arrive également des crampes, des troubles du comportement avec nervosité et insomnie, de très rares réactions allergiques et arythmies cardiaques. Ces effets secondaires sont aussi corrélés à la dose reçue. Les β₂-mimétiques à fortes doses peuvent entraîner des hyperglycémies réversibles à l'arrêt du traitement.

Peut-on prendre des β₂-mimétiques lors de la grossesse et de l'allaitement ?

Les femmes enceintes peuvent prendre du salbutamol par voie inhalée. Il peut se produire une accélération du rythme cardiaque du fœtus parallèlement à celle de la mère, mais il est exceptionnel de la voir persister à la naissance. De même, il est exceptionnel que les valeurs de la glycémie post-natale soient perturbées. En cas d'administration avant l'accouchement, il faut tenir compte de l'effet périphérique (c'est-à-dire qui n'a rien à voir avec leur action bronchodilatatrice) des β₂-mimétiques. Ceux-ci passent très peu dans le lait maternel, à des doses très inférieures à celles susceptibles de déclencher des effets secondaires indésirables.

4• Les dispositifs d'inhalation

Il existe trois types de dispositifs d'inhalation pour traiter un problème respiratoire tel qu'un asthme (voir pages 23 et 267) :
– des aérosols doseurs pressurisés, encore appelé sprays ;
– des inhalateurs de poudre sèche ;
– des nébuliseurs.
Tous assurent à peu près, dans des conditions idéales d'utilisation, la même délivrance de médicament aux poumons. Cependant, chez l'enfant, cette délivrance reste très variable en fonction de l'âge ou du type d'aérosol utilisé : moins de 5 % chez les moins de 2 ans ; jusqu'à 50-60 % chez les adolescents avec des dispositifs délivrant des particules ultrafines.

Quelles sont les contraintes d'un traitement inhalé pour un enfant ?

Le but d'un traitement par voie inhalée est d'apporter un maximum de médicament à l'organe malade avec le moins d'effets secondaires possible. En pédiatrie, les contraintes d'un traitement de ce type dépendent :
– de la qualité du nuage médicamenteux, c'est-à-dire l'aérosol ;
– de l'enfant lui-même et de ses particularités anatomiques ;
– du dispositif d'inhalation.

Pour obtenir un dépôt pulmonaire optimal, un aérosol thérapeutique doit être composé de particules de petite taille avoisinant les 3 à 4 μm de diamètre. Pour traiter un nourrisson ou un jeune enfant, ce diamètre doit être plus petit, inférieur à 2,4 μm, en raison de la difficulté à pénétrer dans des voies aériennes plus petites et étroites. Pour cibler des zones respiratoires très périphériques, idéalement, ce diamètre doit être aux alentours de 1 μm. D'autres facteurs liés à l'âge, au sexe, à la morphologie de la sphère ORL, au degré d'obstruction bronchique, etc., interviennent également sur la qualité du dépôt pulmonaire, et ceci de façon bien plus importante chez l'enfant, chez qui, globalement, le dépôt pulmonaire est plus faible que chez l'adulte. Enfin, la technique d'utilisation du dispositif d'inhalation va grandement conditionner le dépôt pulmonaire du médicament, soulignant l'importance primordiale du choix, par le médecin, du dispositif le mieux adapté.

Les aérosols doseurs pressurisés

Les aérosols doseurs pressurisés contiennent un médicament, en suspension ou en solution, propulsé par un gaz vecteur, et des excipients ou tensioactifs. La prise correcte d'un aérosol doseur est difficile. On estime que près de 60 % des enfants sont incapables de l'utiliser correctement et donc d'avoir un traitement efficace. C'est un peu mieux chez l'adulte, mais les erreurs restent nombreuses. C'est pourquoi, chez les enfants de moins de 8 ans, il faut impérativement associer cet aérosol doseur à une chambre d'inhalation. Certains pensent même que toute prescription d'aérosol doseur doit s'accompagner, quel que soit l'âge, de la prescription d'une chambre d'inhalation. Chez le grand enfant, il est également possible de proposer un aérosol doseur autodéclenché, de type Autohaler®, qui permet une délivrance automatique du médicament lors de l'inspiration lente. Une apnée de quelques secondes en fin d'inspiration est requise.

Les inhalateurs de poudre sèche

Sans gaz propulseur, équipés de compteur de doses, les inhalateurs de poudre sèche sont classés en inhalateurs monodoses ou multidoses. Leur principe repose sur une délivrance du produit lors d'une inspiration rapide et profonde suivie d'une apnée de quelques secondes.

Les nébuliseurs

Moins souvent utilisés, les nébuliseurs peuvent être proposés lors d'exacerbation d'asthme grave sous oxygène (nébulisation de bronchodilatateurs) ou parfois en traitement de fond en cas d'échec d'un traitement corticoïde par aérosol doseur et chambre d'inhalation bien conduit. Parmi les trois familles de nébuliseurs, pneumatiques, ultrasoniques ou à tamis, ce sont les nébuliseurs pneumatiques qui sont le plus souvent proposés avec des médicaments uniquement validés pour ce mode d'administration. Il est impératif d'utiliser une interface en adéquation avec l'âge de l'enfant : masque facial en dessous de 3 à 4 ans et embout buccal au-delà.

Qu'est-ce qu'une chambre d'inhalation ?

Les chambres d'inhalation sont des accessoires qui facilitent la prise des aérosols doseurs en supprimant la coordination main-bouche. Ces chambres trient les particules de l'aérosol en retenant les plus grosses à l'intérieur et en ne laissant sortir que les plus petites. Ainsi, l'impaction oropharyngée diminue tandis que la quantité de particules fines susceptibles de se déposer au niveau pulmonaire augmente. Malgré tout, le dépôt pulmonaire reste faible

COMMENT CHOISIR LE BON DISPOSITIF D'INHALATION POUR UN ENFANT DONNÉ ?

Le choix d'un système d'inhalation est toujours délicat chez l'enfant. Il tient compte de l'âge du malade, de la molécule, du site à traiter et bien sûr du dispositif lui-même et de sa facilité d'utilisation. Ce choix est généralement la résultante de différents compromis. Il doit être remis en cause à chaque consultation en fonction de l'équilibre de la pathologie respiratoire, du nombre d'effets locaux indésirables, des souhaits de l'enfant et du résultat du contrôle systématique de sa technique d'inhalation.

chez le jeune enfant : 0,35 % chez le nourrisson qui pleure, 2 % chez le nourrisson calme, 6 % chez le jeune enfant…

Différents modèles de chambres d'inhalation de petit volume (moins de 300 ml) sont disponibles à la vente au Québec. Elles possèdent toutes un ou plusieurs masques faciaux et un système à 2 ou 3 valves souples inspiratoires et expiratoires. Certaines sont en plastique, d'autres sont en matériau antistatique permettant la délivrance d'un plus grand nombre de particules. Les chambres d'inhalation ne sont pas interchangeables et elles doivent en principe être étudiées au laboratoire et en clinique avec l'aérosol doseur avec lequel elles sont couplées pour garantir une délivrance satisfaisante. L'inhalation par une chambre d'inhalation se fait lors de cycles respiratoires tranquilles, en s'assurant de la bonne mobilisation des valves. Chaque bouffée est inhalée en 3 à 5 cycles respiratoires. Le masque doit être appliqué hermétiquement sur le visage de l'enfant. Le passage à l'embout buccal doit être envisagé dès que possible.

COMMENT ENTRETENIR UNE CHAMBRE D'INHALATION

L'entretien d'une chambre d'inhalation comprend un nettoyage au moins une fois par mois avec un détergent domestique en prenant soin de ne surtout pas rincer la chambre et de la laisser sécher à l'air ambiant, sans frotter les parois, pour limiter les forces électrostatiques, et un remplacement des valves deux fois par an. De nombreux fabricants conseillent de changer de chambre d'inhalation tous les ans.

POUR ALLER PLUS LOIN

En cas de doute sur un médicament, si vous êtes enceinte ou si vous allaitez, vous pouvez consulter le site du Centre de référence sur les agents tératogènes (CRAT) : www.lecrat.org.

5• Les antileucotriènes

Parmi les médicaments symptomatiques récents figure le montelukast, un antileucotriène, le seul dans cette classe thérapeutique. Les antileucotriènes ont des propriétés anti-inflammatoires dans l'asthme et se rapprochent avec une moindre puissance des corticoïdes. Le montelukast peut être proposé en addition thérapeutique pour compléter un traitement corticoïde inhalé si l'asthme reste mal contrôlé dans les asthmes légers à modérés lorsque l'on discute l'ajout au traitement de fond d'un β_2-mimétique de longue durée d'action. Il est également actif dans la prévention de l'asthme d'effort et trouve sa place dans le traitement des rhinites saisonnières associées à un asthme.

Chez l'adulte, le montelukast est administré sous forme de comprimés à prendre en fin de journée avec ou sans prise alimentaire. L'effet thérapeutique apparaît dès les premiers jours de traitement, mais tous les asthmatiques n'y répondent pas. Si le traitement est efficace, il sera alors conservé quotidiennement, une prise par jour. Les effets secondaires les plus fréquents, quoique rares, sont des maux de tête et des douleurs abdominales, plus rarement des anomalies du bilan hépatique.

Chez les femmes enceintes, il ne sera utilisé que si les premiers traitements envisagés se sont révélés insuffisants et il est évité par principe chez les femmes qui allaitent.

Les traitements des signes cutanés

Ces traitements concernent essentiellement l'eczéma, quelle que soit son origine. Ils se calquent sur l'évolution des lésions cutanées : un traitement « d'attaque » pour les poussées et un traitement dit « d'entretien » entre les poussées. Ils sont avant tout locaux sous forme de crèmes. Le traitement de l'urticaire repose uniquement sur les antihistaminiques puisque la peau reste saine dans ce cas. Eczéma ou urticaire, ces traitements atténuent seulement les symptômes. Seule la suppression de tout contact avec l'allergène peut prévenir les récidives.

1• Les dermocorticoïdes

Ces anti-inflammatoires utilisés localement sur la peau sont la « pierre angulaire » du traitement de l'eczéma, qu'il soit atopique ou de contact. On les classe en fonction de leur puissance de la classe I (très forte), II (forte), III (moyenne) à IV (faible) et de la consistance du produit (leur galénique) : crème, pommade, gel. Le choix de votre médecin se fera en fonction de plusieurs critères : votre âge, la localisation, l'aspect (suintantes, surinfectées ou au contraire sèches), l'ancienneté des lésions et leur étendue. En pratique, la classe III est la plus employée sur le corps, la classe IV, contre-indiquée chez le jeune enfant, sur le visage, les plis et le siège, est réservée à l'adulte sur les mains et les pieds, aux lésions épaissies, anciennes. Les classes I et II sont préconisées sur le visage, les plis.

LES DERMOCORTICOÏDES		
Classe (activités)	Dénomination commune	Nom commercial (véhicule)
I (très elevée)	• Dipropionate de bétaméthasone à 0,05 % (application facilitée par la présence de propylène glycol)	• Diprolene Glycol (C,P,L)
	• Propionate de clobétasol à 0,05 %	• Dermovate (C,P)
	• Propionate d'halobétasol à 0,05 %	• Ultravate (C,P)
II (élevée)	• Amcinonide à 0,1 %	• Cyclocort (P)
	• Dipropionate de bétaméthasone à 0,05 %	• Diprosone (P)
	• Désoximétasone à 0,25 %	• Topicort (C,P)
	• Désoximétasone à 0,05 %	• Topicort (G)
	• Fluocinonide à 0,05 %	• Lidex, Lyderm (C,P,G)
III (élevée)	• Amcinonide à 0,1 %	• Cyclocort (C, L)
	• Dipropionate de bétaméthasone à 0,05 %	• Diprosone (C)
	• Valérate de bétaméthasone à 0,1 %	• Betaderm (P)
	• Désoximétasone à 0,05 %	• Topicort doux (C)
	• Halcinonide à 0,1 %	• Halog (P, L)
	• Furoate de mométasone à 0,1 %	• Elocom (P)
	• Acétonide de triamcinolone à 0,5 %	• Aristocort (C)
IV (intermédiaire)	• Valérate de diflucortolone à 0,1 %	• Nerisone (P)
	• Valérate d'hydrocortisone à 0,2 %	• Westcort, Hydroval (P)
	• Furoate de mométasone à 0,1 %	• Elocom (C,L)
	• Acétonide de triamcinolone à 0,1 %	• Aristocort R, Kenalog (P)
V (intermédiaire)	• Dipropionate de bétaméthasone à 0,05 %	• Diprosone (L)
	• Valérate de bétaméthasone à 0,1 %	• Betaderm, Valisone (C)
	• Valérate de diflucortolone à 0,1 %	• Nerisone (C)
	• Acétonide de fluocinolone à 0,025 %	• Desocort (C, L)
	• Valérate d'hydrocortisone à 0,2 %	• Westcort, Hydroval (C)
	• Acetonide de triamcinolone à 0,1 %	• Aristocort (C)
VI (faible)	• Valérate de bétaméthasone à 0,05 %	• Betaderm (C, L)
	• Désonide à 0,05 %	• Desocort (C, P)
VII (très faible)	• Hydrocortisone à 1 %	• Emo-Cort (C, P, L)
	• Hydrocortisone à 2,5 %	• Emo-Cort (C, L)
	• Acétate d'hydrocortisone à 1 %	• Hyderm (C)

C : crème, P : pommade, G : gel L : lotion

Adapté de : Médecin du Québec, volume 46, numéro 3, mars 2011

ET LES CORTICOÏDES GÉNÉRAUX ?

Qu'ils soient donnés par voie orale, intramusculaire ou intraveineuse, ces corticoïdes n'ont aucune indication aussi bien dans l'eczéma, quelle que soit son origine, que dans l'urticaire. Ils pourraient même être néfastes dans l'urticaire, induisant un effet « rebond » à leur arrêt et des résistances aux antihistaminiques.

Sous quelle forme sont-ils prescrits ?

La fréquence d'utilisation est généralement d'une fois par jour. Une décroissance progressive a longtemps été préconisée : un jour sur deux, un jour sur trois… Les médecins simplifient souvent ces prescriptions complexes, source d'erreurs et de découragement, en préconisant une application par jour et arrêt à l'extinction complète des lésions. En période de poussée, il faut être rapidement actif sans limiter la quantité nécessaire. Parfois, votre médecin vous demandera d'appliquer le dermocorticoïde sous occlusion, c'est-à-dire sous un pansement ou un film plastique pour augmenter son efficacité.

En période d'entretien, les médecins recommandent actuellement le traitement dit «proactif». Après le traitement d'une poussée, vous continuez une application sur la même zone deux à trois fois par semaine pour les lésions récalcitrantes qui récidivent rapidement après chaque cure. Il s'agit souvent des plis. Le but est de prévenir ou retarder l'arrivée de la prochaine poussée.

Quels sont les effets secondaires des dermocorticoïdes ?

Employés depuis plus de 50 ans au Canada, leurs éventuelles complications liées à la puissance, la dose et la durée d'utilisation sont parfaitement répertoriées. Localement, il peut se produire un amincissement de la peau (atrophie), des vergetures, une acné, une surinfection bactérienne ou virale et, en cas de passage surtout théorique dans la circulation générale, un effet freinateur sur la croissance. Ces effets indésirables sont en pratique exceptionnellement observés, surtout si votre médecin a pris la peine de préciser la dose, la fréquence, la durée, notions qui doivent figurer sur l'ordonnance.

2• Les émollients

Un émollient est une substance, généralement une crème ou un baume, appliquée pour lutter contre la sécheresse de la peau (xérose). Comme une des causes de l'eczéma atopique est un défaut génétique des constituants de la peau qui aboutit à une altération de sa fonction barrière, appliquer au moins une fois par jour un émollient est une composante essentielle du traitement. Il s'applique sur toute la surface corporelle, sauf sur les zones inflammatoires où il est souvent mal toléré, entraînant des rougeurs et une sensation de brûlure. De nombreuses marques en commercialisent. En pratique, le bon émollient «est celui qui est bien toléré, facile et agréable à appliquer», donc affaire de choix personnel. Seules les formules contenant des allergènes notoires comme des parfums, du baume du Pérou, de lanoline, etc., sont à éviter. Les émollients dès la naissance chez des enfants ayant des antécédents familiaux pourraient être préventifs de l'apparition de l'eczéma.

3• Les antihistaminiques

Les antihistaminiques (voir page 261) sont utilisés par voie orale pour calmer les démangeaisons, éviter l'aggravation des lésions par le grattage et les risques de surinfection. Si les démangeaisons sont très importantes, les doses peuvent être doublées, voire quadruplées si l'urticaire chronique persiste.

4• Les inhibiteurs de la calcineurine

Au Québec, le tacrolimus (Protopic®) et le pimécrolimus (Elidel®) sont commercialisés. Leur prescription est réservée aux dermatologues et aux pédiatres. Utilisés sous forme locale pour leur effet anti-inflammatoire, ils sont donc une alternative aux dermocorticoïdes, avec une forme pédiatrique (après 2 ans) et une forme adulte. Leur utilisation est particulièrement intéressante pour le visage et les paupières.

5• La photothérapie

Le traitement par ultraviolets, A ou B, éventuellement potentialisé par la prise orale d'un photo-sensibilisant, est administré en cabine deux à trois fois par semaine. Ce traitement est généralement prescrit quand les dermocorticoïdes n'ont pas donné le résultat espéré, surtout chez l'adulte, plus rarement chez l'enfant. L'exposition au soleil «naturel» est d'ailleurs souvent bénéfique, avec une amélioration souvent constatée pendant l'été.

QUE FAIRE EN CAS D'ÉCHEC DES TRAITEMENTS LOCAUX ?

Les traitements locaux bien conduits sont dans une très grande majorité des cas suffisants. La plupart des échecs sont liés à un traitement non compris ou non observé et vous pouvez discuter des modalités avec votre médecin. Ce n'est qu'en dernier recours qu'il fera appel à des médicaments «d'exception» : les immunosuppresseurs (cyclosporine, méthotrexate), les rétinoïdes (alitrétinoïne), les thérapies ciblés (omalizumab).

Le traitement du choc anaphylactique

Le choc anaphylactique est une réaction allergique grave, qui peut être mortelle et survenir à n'importe quel âge de la vie. Il s'agit d'une urgence médicale qui impose un appel immédiat des secours ; 1 % de la population présente un risque de choc anaphylactique. En raison du caractère aigu et de l'évolution imprévisible des réactions allergiques sévères, un traitement immédiat est donc indispensable.

1• Quels symptômes annoncent un choc anaphylactique ?

Certains signes cliniques peuvent précéder le choc anaphylactique : une urticaire coexistant avec des troubles gastro-intestinaux inhabituels, des difficultés respiratoires, une chute de la pression artérielle et l'accélération du rythme cardiaque. Le choc anaphylactique survient rapidement après le contact déclenchant, en moins d'une heure, le plus souvent dans les 15 minutes. En cas de réaction allergique et pour prévenir la survenue du choc anaphylactique, vous devez, lorsque cela est possible, supprimer le facteur déclenchant au plus vite.

2• L'adrénaline : le traitement d'urgence

L'adrénaline, une hormone appartenant à la famille des catécholamines, est le principal traitement et le geste d'urgence du choc anaphylactique. En cas de réaction allergique grave, il n'existe aucune contre-indication. Un retard dans son administration en cas d'accident grave est un des facteurs d'évolution fatale. Elle est disponible sous forme auto-injectable à usage unique. Ce dispositif permet l'injection d'adrénaline par voie intramusculaire pour une efficacité optimale.

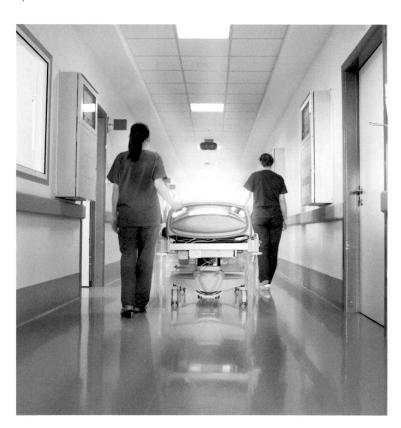

QUI DOIT DISPOSER D'UN DISPOSITIF AUTO-INJECTABLE D'ADRÉNALINE À USAGE UNIQUE ?

Si vous avez déjà été victime d'une réaction allergique généralisée, votre médecin peut vous prescrire un stylo auto-injectable d'adrénaline. Vous et votre entourage devez alors vous former à son utilisation.

Comment utiliser les dispositifs auto-injectables d'adrénaline à usage unique ?

Les dispositifs auto-injectables disponibles en France se conservent à température ambiante et sont très résistants au froid extrême. Il est important d'avoir son dispositif avec soi en permanence et de respecter la date de péremption. Il existe deux dosages différents (0,15 mg pour des poids inférieurs à 25 kg et 0,30 mg au-delà de 25 kg). Le site d'injection est de préférence la face externe, antérolatérale d'une des cuisses. Vous devez effectuer une pression du stylo contre votre cuisse avec un angle de 90° et presser le bouton de déclenchement, même à travers un vêtement. Le stylo doit être maintenu en place pendant 10 secondes. Vous pouvez alors masser le site d'injection pendant quelques secondes et jeter le stylo. Vous pouvez renouveler l'injection 10 minutes plus tard en l'absence d'amélioration ; il est donc recommandé de disposer de 2 seringues.

Quels sont les effets secondaires de l'adrénaline?

Les réactions indésirables qui suivent les injections d'adrénaline sont la plupart du temps modérées et transitoires. Vous pouvez devenir pâle et ressentir des palpitations, des difficultés respiratoires, des étourdissements, des tremblements, des maux de tête et des frissons. Des manifestations plus graves telles que troubles du rythme cardiaque ou œdème du poumon sont exceptionnelles lorsque l'utilisation du dispositif auto-injectable est correcte.

3• Quelles autres mesures prendre en cas de réaction allergique grave?

Dès l'identification de symptômes d'allergie grave avec choc anaphylactique, outre l'injection d'adrénaline sans délai, vous devez supprimer au plus vite le facteur déclenchant. Vous devez ensuite allonger la victime en position latérale de sécurité en attendant les secours qui transporteront la personne en milieu hospitalier pour une surveillance minimale indispensable de 24 heures. En effet, une réaction allergique peut évoluer en deux temps, et survenir jusqu'à 24 heures après les premiers signes, d'où la nécessité d'une surveillance rapprochée.

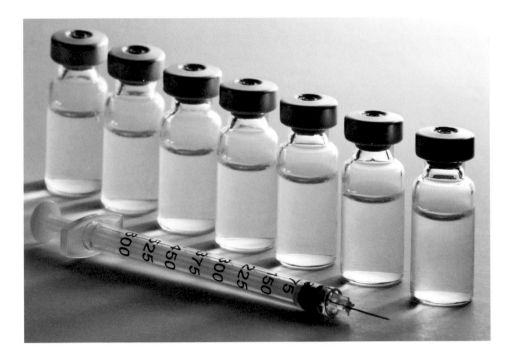

La désensibilisation

Née au début du XXe siècle, cette thérapeutique a montré son efficacité à l'issue d'essais scientifiques rigoureux. Dans certains cas, la désensibilisation est capable de modifier le cours de l'allergie en empêchant de nouvelles allergies de se développer et de nouveaux organes d'être atteints. Une importante recherche est en cours dans différents laboratoires du monde entier pour améliorer son efficacité et rendre son administration plus facile.

UNE MÉTHODE EMPIRIQUE DEVENUE SCIENTIFIQUE

La désensibilisation spécifique des allergènes, qui occupe une place à part dans la pharmacopée et l'esprit du corps médical et du public, est parfois considérée comme une forme de médecine parallèle à l'efficacité douteuse. Sa pratique à ses débuts, empirique, «artisanale», parfois dangereuse du fait d'une qualité et d'un contenu variable des extraits utilisés, a été assez peu encadrée jusqu'aux années 1980. La standardisation des extraits utilisés, dont on connaît précisément le contenu en protéines allergisantes, identiques d'un lot de fabrication à l'autre, et des essais de traitements dans les règles de l'art ont prouvé son efficacité à condition de l'utiliser selon des règles précises.

1• Quel en est le principe?

La désensibilisation, ou immunothérapie spécifique des allergènes, peut être proposée par l'allergologue dans le but de modifier le système immunitaire et de le rendre tolérant à la substance administrée et donc à l'allergène en cause. Normalement l'organisme ne réagit pas vis-à-vis des différentes substances qui provoquent les allergies, comme les pollens, les acariens, les poils d'animaux et autres œufs, lait, etc., et qu'on appelle allergènes. Pourtant le système immunitaire est bien en contact avec ces substances, comme toutes les substances de l'environnement qui pénètrent dans l'organisme, qu'elles soient ingérées (mangées), inhalées (respirées), ou injectées dans la peau comme lors des piqûres d'insecte. Ce système immunitaire «reconnaît» toutes ces substances mais, puisqu'elles n'évoquent pour lui aucun danger particulier, soit il ne réagit pas du tout, soit il met en jeu ses puissants mécanismes de protection qui permettent de vivre en harmonie avec un extérieur qui contient non seulement les allergènes mais aussi les aliments et les particules contenues dans l'air au sens large, de même qu'une infinité de microbes sans aucun effet néfaste. Le but de la désensibilisation est de rétablir des mécanismes normaux de protection vis-à-vis des allergènes.

LEONARD NOON ET JOHN FREEMAN : LES PRÉCURSEURS DE LA DÉSENSIBILISATION

La désensibilisation spécifique des allergènes a vu le jour aux yeux du monde scientifique et médical grâce à la publication d'un article dans la prestigieuse revue britannique *The Lancet* en 1911, sous la plume des Anglais Leonard Noon et John Freeman. Ces médecins du Département d'inoculation thérapeutique du St. Mary's Hospital à Londres sont les premiers à rapporter le cas d'une amélioration des symptômes de rhume des foins et d'asthme chez plusieurs personnes traitées par des piqûres contenant un extrait de pollen. Noon note que certains patients «sont guéris», vraisemblablement parce qu'ils ont eu «la chance de développer une immunité active contre la toxine». Nous sommes en effet alors 15 ans après la mort de Louis Pasteur, à une époque où la stratégie de prévention par les vaccins est en pleine expansion contre les toxines issues des agents infectieux. L'idée est donc de traiter la maladie par de petites doses de l'agent responsable de celle-ci, dans le but d'induire une protection.
Le principe est resté le même mais s'est affiné au gré des progrès de la science et de la biologie et de la compréhension des mécanismes d'action. Sont apparues de nouvelles méthodes plus simples à administrer que des piqûres régulières contenant des extraits de substances allergisantes à des doses croissantes, qui finissaient souvent par induire… des allergies.

Des protections qui se mettent en place à la naissance, ou pas

Le jour de sa naissance, le nouveau-né passe d'un milieu entièrement stérile, à l'abri de tout microbe, à une exposition majeure à des milliards de microbes. Cette exposition commence dès le passage dans le vagin. Des mécanismes protecteurs très importants sont à ce moment mis en jeu pour éviter les infections telles que septicémie ou pneumonie… et que l'enfant vive en bonne intelligence avec ces microbes qui vont constituer presque une partie de lui-même en s'installant sur sa peau, dans ses intestins et dans ses poumons! Ces mécanismes de protection s'appliquent ensuite progressivement à ce que l'enfant mange et respire. Et c'est ainsi que finalement les pollens, les acariens, et toutes les molécules chimiques qui constituent les poussières atmosphériques, sans même parler de la pollution, sont aussi tolérées, sans provoquer de réaction, aucune toux, aucun problème de respiration! Il en est de même des aliments qui, s'ils sont introduits entre 4 et 6 mois, sont bien assimilés et digérés, sans douleur ni diarrhée.

À l'inverse, si ces mécanismes de protection ne sont pas mis en jeu, le système immunitaire peut réagir d'une manière inappropriée contre ces particules, pollens, acariens, aliments, allergènes. Si l'exposition aux microbes a été insuffisante ou inadaptée, les mécanismes de protection ne sont pas sollicités, n'entrent pas en jeu, ou pas assez, et le risque d'être allergique augmente. Il s'agit là de l'explication de l'hypothèse «hygiéniste» (voir page 254), que l'on peut rapprocher par exemple du risque plus élevé d'être allergique lorsqu'on est né par césarienne. L'«ensemencement» dans le vagin ne peut avoir lieu et la protection ne se met pas en place.

Solliciter les lymphocytes T régulateurs par la désensibilisation

Ces mécanismes de protection reposent sur la mise en jeu de cellules du système immunitaire issues de la moelle osseuse que l'on appelle les lymphocytes T régulateurs (voir page 3). Le rôle de ces cellules est de reconnaître les allergènes, de les répertorier, et de véhiculer un message auprès des autres cellules du système immunitaire, également issues de la moelle, mais dont le rôle est d'induire une réaction inflammatoire allergique. En inhibant ces cellules actives, les lymphocytes T régulateurs établissent ou rétablissent la réponse normale non allergique.

Au cours de la désensibilisation, comme au cours de l'induction de la protection mise en jeu normalement après la naissance, apparaissent ces lymphocytes T régulateurs. Ces cellules reconnaissent les allergènes spécifiquement, c'est-à-dire qu'un lymphocyte T qui agit face à un pollen est différent d'un autre agissant vis-à-vis d'un microbe ou d'un acarien. Ils empêchent l'activation des cellules de l'allergie. Tout comme l'exposition aux microbes dans les premières semaines de vie entraîne des mécanismes vis-à-vis des microbes et des allergènes, la désensibilisation à un allergène, par exemple un pollen, induit une normalisation de la réponse.

Administrer des doses progressives d'allergène

En pratique, il existe deux manières d'administrer ce traitement: la méthode la plus ancienne consiste à administrer des extraits d'allergène sous la peau par piqûre. Cette voie est évidemment plus désagréable, et elle présente aussi plus d'effets secondaires, notamment le déclenchement de… réactions allergiques! En y réfléchissant, c'est normal puisque c'est justement l'allergène qui est administré. D'où la nécessité d'utiliser d'abord de très faibles doses et de les augmenter progressivement sur quelques semaines ou quelques mois au cours des injections suivantes. La même dose sera ensuite maintenue environ toutes les 4 semaines pendant la durée du traitement qui en principe est de 3 à 5 ans.

Dans certains cas comme l'allergie au venin de guêpe ou d'abeille, la pleine dose peut être atteinte plus rapidement, en une seule journée au cours de laquelle les injections sont répétées plus rapidement. À la fin de la journée,

GOUTTES, COMPRIMÉS OU PIQÛRES ?

Les comprimés pour les graminées et l'herbe à poux ont montré leur efficacité dans le traitement de la rhinite allergique aux pollens de graminées. Pour les autres allergènes, la voie injectable est disponible, avec une efficacité légèrement supérieure, mais la tolérance est bien meilleure pour la voie sublinguale. Le choix de la voie dépend donc de l'allergène, du type d'allergie respiratoire, mais aussi de la préférence de la personne pour assurer la meilleure adhésion au traitement. À noter que la désensibilisation par gouttes n'est pas reconnue au Canada comme étant efficace.

ATTENTION ! Il ne faut pas poursuivre au-delà d'un an un traitement qui ne s'est pas montré clairement efficace. À l'inverse, en l'absence d'indices détectables par exemple dans une prise de sang qui permettrait de prévoir la bonne ou la mauvaise réponse au traitement, il faut le poursuivre pendant plusieurs mois avant de conclure à son efficacité ou à son inefficacité.

c'est la même quantité de venin que celle contenue dans une piqûre d'insecte réelle qui aura été administrée, en principe sans problème particulier : l'allergie au venin de guêpe et d'abeille est celle qui est le plus efficacement soignée par la désensibilisation. Celle-ci doit alors être poursuivie 5 ans avec une injection toutes les 4 à 6 semaines. Parfois, si votre réaction initiale a été très grave, presque mortelle, il est conseillé de maintenir le traitement à vie, surtout si vous risquez d'être piqué plus fréquemment, si vous travaillez en plein air par exemple. L'autre particularité de la désensibilisation au venin de guêpe et d'abeille est qu'il n'y a pas d'alternative : les piqûres sont obligatoires. En effet, pour les autres allergènes, il est possible de prendre le médicament par voie sublinguale, c'est-à-dire sous la langue. Il s'agit alors de gouttes à prendre tous les jours. La voie sublinguale est maintenant utilisée la plupart du temps pour les pollens et les acariens.

Pourquoi des doses faibles et progressivement croissantes sous la peau ou sous la langue ?

Les allergènes, qu'ils soient des extraits de pollens ou d'acariens, entrent en contact avec des cellules présentes sous la peau et sous la langue. Lorsqu'elles rencontrent l'allergène à faible dose, ces cellules sont capables d'émettre des signaux, sous la forme de petites protéines appelées des cytokines et qui sont de véritables messagers pour d'autres cellules, qui vont stimuler la prolifération de lymphocytes et leur indiquer de devenir des lymphocytes T régulateurs. Ces cellules émettent des prolongements qu'on appelle des dendrites, ce qui leur permet d'accroître leur probabilité de rencontre avec les cellules auxquelles elles veulent délivrer un message, en augmentant leur surface. On les appelle les cellules dendritiques. Le médecin administre des doses progressivement croissantes parce que de fortes doses d'emblée induiraient des réactions allergiques. Il faut laisser au système immunitaire le temps de s'éduquer et aux lymphocytes T régulateurs celui d'émerger.

2• Qui peut être désensibilisé ?

Toutes les personnes allergiques ne peuvent pas être désensibilisées : ce traitement est plus efficace chez l'enfant et l'adulte jeune. De plus, il est efficace seulement si la preuve de la responsabilité de l'allergène dans le déclenchement des symptômes a été apportée. Par exemple, vous ne serez désensibilisé aux graminées que si les symptômes sont présents lors de la saison des pollens de graminées et que les tests cutanés pour détecter l'allergie au pollen de graminées sont positifs. Enfin, il est difficile de désensibiliser efficacement les personnes allergiques à plusieurs allergènes en même temps, comme différents pollens, les acariens, les poils de chat…

Enfin, le traitement peut ne pas être efficace, même chez une personne qui a le « bon profil ». Pour évaluer l'efficacité du traitement, des questionnaires permettent de constater objectivement si les symptômes ont diminué. Le suivi par les tests cutanés et sanguins ne permet pas de connaître l'efficacité de la désensibilisation. Cela est d'autant plus important qu'il existe au cours de la désensibilisation un effet placebo constant, c'est-à-dire un effet psychologique dû à la mise en route du traitement et à l'idée que l'on s'en fait et non aux extraits qu'il contient. Il ne se traduit pas par l'activation du système immunitaire et des lymphocytes T régulateurs.

3 • Comment désensibiliser un enfant ?

Les meilleures indications sont représentées par la rhinite allergique persistante modérée à sévère, éventuellement associée à un asthme léger, intermittent ou persistant. L'asthme lié aux acariens peut débuter précocement, dès 4 à 5 ans. Chez l'enfant asthmatique, il est nécessaire de s'assurer non seulement du contrôle des symptômes cliniques, mais aussi de la normalité des explorations fonctionnelles respiratoires, avant de débuter la désensibilisation. La désensibilisation pourrait éviter ou réduire la survenue de l'asthme après une rhinite allergique surtout si elle est sévère et invalidante, mais aussi éviter le développement de nouvelles allergies. Ceci a été démontré avec la voie par injections sous-cutanées. Une étude est en cours pour en faire la démonstration avec la forme sublinguale par comprimés.

La durée du traitement dépend de son efficacité, évaluée sur une saison pour les pollens et sur une année pour les acariens. Lorsque la désensibilisation est efficace, elle doit être poursuivie au moins 3 à 5 ans. Plus sa durée est longue, meilleur est l'effet protecteur, une fois le traitement arrêté.

4 • Combien de temps reste-t-on protégé après une désensibilisation ?

Lorsqu'il est efficace, le traitement est poursuivi en règle générale pendant 3 à 5 ans pour les aéroallergènes, pendant 5 ans pour les hyménoptères. La protection obtenue se maintient pendant une période variable d'une personne à l'autre mais qui dure plusieurs années. Pour l'allergie au pollen, par exemple, la protection persiste pendant au moins 3 ans. Si l'allergie réapparaît alors que la désensibilisation a été efficace la première fois, le médecin peut éventuellement la reproposer et en attendre une efficacité équivalente à celle de la première fois.

5 • Quels sont les effets secondaires d'une désensibilisation ?

Les effets secondaires à craindre pendant une désensibilisation par la voie sous-cutanée sont la survenue de réactions allergiques, surtout dans la période dite d'induction au cours de laquelle les doses sont progressivement augmentées. Le plus souvent, il s'agit de réactions bénignes, avec quelques démangeaisons au point de l'injection. D'autres fois, des réactions allergiques plus sévères peuvent survenir, de sorte que le médecin qui administre la désensibilisation doit être formé aux gestes qui sauvent d'une allergie grave et disposer du matériel nécessaire à son cabinet. En raison de ce risque allergique, notamment lorsqu'il s'agit d'une allergie au venin de guêpe ou d'abeille, le médecin vous propose une hospitalisation de jour qui permet de vous surveiller efficacement et de traiter tout effet secondaire qui apparaîtrait.

Dans le cas de la voie sublinguale, les effets secondaires sont peu importants. Il s'agit essentiellement de sensations de brûlure et de démangeaison dans la bouche lors des prises du médicament. Ces réactions qui surviennent le plus souvent en début de traitement n'entraînent en principe pas son arrêt.

ATTENTION ! Si vous avez fait une réaction allergique très grave au venin de guêpe ou d'abeille et que vous avez une forte probabilité d'être repiqué, vous pouvez choisir de poursuivre le traitement à vie.

279

6• À quels allergènes peut-on être désensibilisé ?

Les allergènes proposés pour une désensibilisation sont ceux pour lesquels des études très rigoureuses ont prouvé l'efficacité du traitement, c'est-à-dire une diminution des symptômes de 30 à 50 % supérieure à celle obtenue avec un placebo, traitement neutre sans principe actif. L'effet placebo est en effet important au cours de la désensibilisation.

La désensibilisation au venin de guêpe ou d'abeille est considérée comme toujours efficace. La désensibilisation est efficace, chez l'enfant et chez l'adulte, sur l'asthme et sur la rhinite lorsque ceux-ci sont dus à une allergie aux pollens (bouleau, graminées, pariétaire) et aux acariens.

Dans le cas d'allergènes fréquents comme les poils d'animaux, la désensibilisation n'a pas jusqu'à présent fait la preuve de son efficacité. Concernant l'allergie alimentaire, il n'y a pas de désensibilisation actuellement recommandée. Cependant de nombreux essais sont en cours et il est probable que pour certaines allergies alimentaires graves comme l'allergie à l'arachide par exemple, on pourra dans les années qui viennent proposer des traitements de désensibilisation efficaces et maîtrisés. Le risque principal est évidemment de déclencher des crises graves.

UN EFFET PRÉVENTIF DE LA DÉSENSIBILISATION

Si la désensibilisation n'est efficace, en règle générale, que sur l'allergie provoquée par l'allergène auquel on désensibilise, elle a un effet préventif sur la survenue de nouvelles allergies. Chez l'enfant, la désensibilisation peut empêcher la survenue de nouvelles allergies. Par ailleurs, et c'est très important, la désensibilisation des enfants atteints d'une rhinite allergique diminue le risque d'asthme ultérieur.

7• Est-ce que ça marche sur les autres allergies ?

La désensibilisation est un traitement spécifique de l'allergène, c'est-à-dire que la protection est obtenue seulement pour l'allergène utilisé. Cependant, dans certains cas d'allergies croisées, le traitement avec un allergène peut avoir un effet sur un autre allergène qui lui ressemble. Par exemple dans le cas de l'allergie à la pomme, il est possible parfois de désensibiliser au pollen de bouleau et d'avoir une efficacité sur cette allergie alimentaire à la pomme. Cela est dû au fait qu'une des protéines allergisantes contenues dans la pomme est aussi présente dans le pollen de bouleau. De la même façon, une forme de désensibilisation aux graminées en comprimés qui contient l'extrait correspondant à une graminée, la phléole des prés (*Phleum pratense*), est aussi efficace sur l'allergie à d'autres graminées. En revanche, lorsque les allergènes ont une structure très différente, comme c'est le cas par exemple entre les graminées et les acariens, pour désensibiliser aux deux substances, il faut utiliser les deux extraits correspondants et proposer deux traitements.

8• Quelles sont les voies de recherche ?

L'efficacité incomplète et inconstante de la désensibilisation telle qu'elle est proposée actuellement, la récidive des symptômes après une période plus ou moins longue d'arrêt du traitement, la limitation des indications à quelques allergènes en excluant l'allergie alimentaire pour le moment, rendent nécessaire le développement de stratégies de recherche.

Les recherches sur les protéines allergisantes

Un premier axe de recherche est d'améliorer le principe actif, c'est-à-dire le médicament lui-même. Actuellement, dans les extraits utilisés, tous les composants de l'allergène sont présents, c'est-à-dire non seulement les protéines directement responsables de la réaction, mais aussi les autres protéines et les composants non protéiques tels que les sucres et les lipides… Ceux-ci sont peut-être utiles dans certains cas en jouant le rôle d'adjuvants, c'est-à-dire d'amplificateurs de la réponse protectrice. À l'inverse, ils sont parfois inhibiteurs de cette réponse protectrice et nuisent à l'efficacité du traitement. C'est pourquoi l'utilisation des protéines directement allergisantes est une méthode en développement. Ces protéines peuvent être produites de façon artificielle et industrielle sans partir de l'organisme entier (pollen, acarien…) et être administrées sous la forme de produits très purs. Ces protéines dites recombinantes entraînent cependant potentiellement des effets secondaires allergiques puisqu'il s'agit des responsables directs de l'allergie. C'est pourquoi on se dirige actuellement vers l'utilisation de petites parties de ces protéines appelée peptides. Celles-ci peuvent être reconnues par le système immunitaire comme si elles étaient l'allergène et induire la protection mais sans entraîner de réaction allergique.

Une autre piste est l'administration non plus de la protéine allergisante, mais de l'ADN la codant. Dans ce système, on utilise la machinerie de fabrication de la protéine de la personne pour synthétiser l'allergène à partir de l'ADN, c'est-à-dire l'information génétique nécessaire, injectée en intramusculaire. Cette protéine d'allergène, fabriquée alors par la personne elle-même, induirait la réponse immunitaire protectrice.

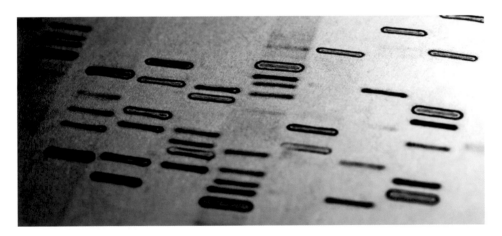

Les recherches sur l'ADN des protéines

D'autres voies de recherche sont explorées par plusieurs laboratoires, par exemple :

– l'utilisation directe des cellules dendritiques protectrices ou des lymphocytes T régulateurs (thérapie cellulaire) ; il n'y a plus besoin d'administrer une protéine extérieure, mais il faut cultiver ces cellules recueillies chez la personne en suffisamment grandes quantités pour être efficaces ;

– l'utilisation maîtrisée de certains adjuvants qui seraient capables parfois d'amplifier la réponse protectrice.

L'avantage de ces stratégies est d'utiliser des molécules parfaitement caractérisées et dosées, ce qui n'est pas le cas des extraits actuellement utilisés. Enfin, la recherche dans le domaine de la désensibilisation spécifique doit élargir les champs d'application à la dermatite atopique (eczema), pour laquelle certains essais sont encourageants, et à l'allergie alimentaire.

281

La climatothérapie d'altitude

Des observations cliniques et certaines études scientifiques ont suggéré la possibilité d'effets bénéfiques des cures d'altitude, en France par exemple : Font-Romeu (1 600 m), Briançon (1 350 m), Misurina (1 756 m), Davos (1 560 m), Osséjà et Cerdagne (1 240 m), et même La Bourboule (850 m) et Le Mont Dore (1 050 m) qui sont aussi des stations thermales. Des maisons d'enfants se sont développées dans ces stations après la guerre de 1939-1945, d'autant que le traitement de l'asthme se limitait à des médicaments symptomatiques plutôt rudimentaires et à une désensibilisation qui en était à ses balbutiements. Leurs effets bénéfiques étaient expliqués par l'éloignement de la pollution urbaine et la diminution de l'exposition aux acariens en altitude du fait du climat froid et sec.

Au cours des années 1980, plusieurs études ont montré que les IgE dirigées contre les acariens diminuaient de façon très significative dans le sérum des enfants asthmatiques au bout de 3, 6 et 9 mois de cure. Ces séjours, associés à une éducation de l'enfant asthmatique, permettaient une diminution voire un sevrage de la corticothérapie qui avait été instituée en plaine chez ces enfants. Toutefois, ce bénéfice était le plus souvent transitoire après le retour au domicile, surtout si des mesures spécifiques n'avaient pas été instituées. D'autres études ont également montré que le séjour climatique d'altitude était associé à une augmentation de la sécrétion de l'hormone de croissance et du cortisol, pour des raisons diverses (amélioration de l'état clinique, diminution du stress, réduction de la corticothérapie).

Avec l'avènement des corticoïdes inhalés (dipropionate de béclométhasone), tournant capital dans les prises en charge de l'asthme de l'enfant, les indications des cures d'altitude ont largement diminué car elles posaient aussi des problèmes psychologiques liés à la séparation familiale. À l'heure actuelle, il n'existe plus qu'un très petit nombre de MECSS (maisons d'enfants à caractère social et sanitaire), qui réalisent surtout des cures courtes et insistent sur l'éducation des personnes asthmatiques et allergiques. Ce système n'est pas disponible au Québec.

Annexes

Glossaire médical

A

Adjuvant : Produit ajouté à un autre pour en renforcer l'action, par exemple dans l'alimentation. En allergologie, substance qui stimule, active, prolonge, renforce ou module le système immunitaire quand elle est administrée (avalée, inhalée, injectée, etc.) conjointement avec un antigène.

Aéroallergène : substance respirée et responsable de la réaction allergique. Il peut provenir de différentes sources : acariens, animaux, pollens. Synonyme : pneumallergène.

Allergène : toute substance, particule ou corps organique (atome, molécule, protéine) capable de provoquer une réaction allergique, chez une personne préalablement sensibilisée, lorsqu'elle se trouve à son contact.

Allergénicité : propriété d'un produit donné de se comporter comme un allergène.

Anaphylaxie : réaction allergique rapide et sévère touchant au moins deux organes, notamment la gorge et les bronches, la peau, le système cardio-vasculaire et l'appareil digestif. Elle survient après l'exposition à un allergène auquel on est sensibilisé.

Anticorps sériques : protéines produites par les cellules du système immunitaire pour nous défendre contre des agressions telles que des virus ou des bactéries.

Antigène : substance étrangère capable d'induire une réponse immunitaire.

Atopie : prédisposition familiale aux maladies allergiques (asthme, rhinite, eczéma). Ce terme désigne la production d'IgE spécifiquement dirigée contre les allergènes.

C

Consentement éclairé : accord donné par le malade après avoir reçu toutes les explications orales et écrites par le médecin sur les examens qui lui sont proposés.

Cytokine : molécule soluble, libérée par des cellules du système immunitaire et servant à communiquer des informations à distance.

D

Demi-vie d'un médicament : temps nécessaire pour que la concentration dans le sang d'un médicament diminue de moitié.

Désensibilisation : traitement visant à guérir l'allergie par l'administration de doses croissantes de l'allergène en vue d'induire une tolérance et de réhabituer progressivement l'organisme à l'allergène.

Desquamation : décollement et perte de la couche la plus superficielle de la peau.

E

EFR : *voir* Exploration fonctionnelle respiratoire.

Épigénétique : ensemble des mécanismes moléculaires responsables de l'influence de l'environnement sur l'expression des gènes.

Épithélium : tissu fondamental composé de cellules juxtaposées disposées en une ou plusieurs couches formant le revêtement externe de la peau ou le revêtement interne d'une muqueuse.

Excipient : substance associée au principe actif d'un médicament pour en faciliter l'administration, la conservation et le transport jusqu'à son site d'absorption.

Excoriations : perte des couches superficielles de la peau, généralement causée par le grattage, qui provoque l'apparition de régions dénudées.

Exploration fonctionnelle respiratoire (EFR) : ensemble d'examens destinés à étudier et mesurer le fonctionnement de l'appareil respiratoire. Elle est indispensable pour évaluer un asthme et adapter le traitement. Spirométrie et tests de fonction respiratoire sont des synonymes employés.

F

Forme galénique : forme sous laquelle sont mis les principes actifs et les excipients pour constituer un médicament. Elle correspond à l'aspect final du médicament : comprimés, gélules, sachets, solutions buvables, suspensions injectables.

G

Glycoprotéine: protéine sur laquelle sont greffés des sucres qui participent à sa structure et à sa fonction.

H

Hemmage: geste qui consiste à racler la gorge de façon répétée, chronique et régulière pour la libérer de la présence de mucosités.

Hyperréactivité bronchique: réponse exagérée à un stimulus inhalé qui entraîne un rétrécissement du calibre des bronches lié à un spasme du muscle bronchique (bronchoconstriction), responsable des signes d'asthme.

I

Immunoglobuline E (IgE): anticorps de classe E (substance protectrice fabriquée par l'organisme) produit en réponse à un allergène, anticorps de l'allergie (par contact, ingestion, inhalation) ou à des parasites, qui met en route la réaction immunitaire.

Induction de tolérance: *voir* Désensibilisation.

Interleukine: cytokine libérée par des cellules du système immunitaire, et servant à communiquer des informations à distance.

L

Lymphocytes: globules blancs qui jouent un rôle majeur dans les réponses du système immunitaire.

– Lymphocyte Th1: lymphocyte T auxiliaire ou «*helper*» qui aide à la mise en place des réponses immunes.

– Lymphocyte Th2: lymphocyte T auxiliaire ou «*helper*» de type 2, qui favorise un certain type de réponses immunes appelées de type 2.

– Lymphocyte T régulateur: lymphocyte qui empêche le déclenchement d'une réaction allergique vis-à-vis d'un antigène, en favorisant la tolérance.

M

Marche atopique: référence à l'histoire naturelle des maladies allergiques, et plus particulièrement aux liens entre dermatite atopique, rhinite et asthme, au passage d'une maladie allergique à l'autre, par exemple, de l'eczéma ou de la rhinite à l'asthme.

Mucus: sécrétion de la muqueuse du nez et des bronches qui donnera le mouchage et l'expectoration (crachat).

Muqueuse: peau fine et translucide qui recouvre l'intérieur de la paroi des organes. C'est l'équivalent de la peau qui est à l'extérieur alors que la muqueuse est à l'intérieur: bouche, fosses nasales…

P

Phanères: formations apparentes au niveau de la peau: cheveux, poils, ongles.

Phénotype: ensemble des caractéristiques visibles d'un individu. Un exemple de phénotype est la couleur des cheveux. Se dit aussi des caractéristiques cliniques et évolutives d'une maladie. Par exemple, il existe différents phénotypes de l'asthme, ce qui veut dire que les signes cliniques et l'évolution de l'asthme seront différents d'une personne à l'autre.

Pneumallergène: *voir* Aéroallergène.

Polype: excroissance de la muqueuse nasale (sinus) pouvant être de forme arrondie, sans aucune gravité, mais responsable de signes d'obstruction nasale, c'est-à-dire de nez bouché, de diminution du goût, de l'odorat.

Prébiotique: aliment qui favorise la croissance ou l'activité des bactéries intestinales bénéfiques pour notre santé.

Prévalence d'une maladie: nombre de cas présents à un moment donné dans une population. La prévalence est une proportion qui s'exprime généralement en pourcentage.

Probiotique: micro-organisme vivant (bactérie ou levure) qui, ajouté comme complément à certains produits alimentaires (comme les yogourts), aurait un effet bénéfique sur la santé.

Prurigineux: se dit ou définit une lésion cutanée qui démange.

R

Radicaux libres: petites molécules dérivées de l'oxygène qui peuvent entraîner des réactions en chaîne d'attaque et de destruction des protéines et des acides gras de l'organisme.

Régime d'éviction: régime alimentaire consistant à éliminer de son alimentation l'aliment auquel on est allergique.

S

Sensibilisation: état biologique d'une personne dont les tests cutanés et/ou les dosages d'IgE sont positifs pour un allergène quel qu'il soit, sans pour autant qu'elle souffre nécessairement de symptômes d'allergie.

Seuil réactogène: quantité minimale d'un aliment déclenchant les symptômes d'allergie alimentaire. La détermination du seuil réactogène est indispensable à la mise en place d'une induction de tolérance.

Spirométrie: mesure de la fonction respiratoire qui permettra de juger s'il y a une obstruction des grosses et petites bronches, et de connaître la capacité respiratoire.

Surfactant: *voir* tensio-actif.

Systémique : se dit d'une manifestation allergique qui va toucher différents organes : la peau, la respiration, l'appareil digestif, le cœur avec la chute de la tension artérielle.

T

Tensio-actif : composé chimique pouvant stabiliser l'interface entre un liquide aqueux et un liquide gras de par sa structure double : une partie soluble dans l'eau et une autre soluble dans les corps gras. Synonyme : surfactant.

Topique : se dit d'un médicament qui agit à l'endroit où il est appliqué, comme une crème ou une pommade.

Toxidermie : réaction allergique à un médicament qui se traduit par une atteinte de la peau, des muqueuses, parfois associée à une atteinte plus générale : fatigue, fièvre, insuffisance hépatique, rénale…

Trachéotomie : ouverture faite dans la trachée au niveau du cou.

V

Vagale (réaction) : malaise général dû à un ralentissement du rythme cardiaque associé à une chute de pression artérielle, et se traduisant par une perte de connaissance brève partielle (lipothymie) ou totale (syncope). Cette réaction n'a rien à voir avec le malaise lors d'une réaction allergique sévère.

Vasoconstricteur : se dit d'une substance qui agit de façon à diminuer le calibre des vaisseaux sanguins.

Vasodilatateur : se dit d'une substance qui permet d'augmenter le calibre des vaisseaux sanguins, en relâchant les muscles lisses des parois de ces vaisseaux (contraire de vasoconstricteur).

VEMS : volume d'air maximal expiré lors de la première seconde de l'expiration. C'est un volume d'air mesuré lors de l'EFR qui permet de connaître l'état de vos grosses bronches.

Virose : infection liée à un virus.

Où s'adresser ?

L'allergologie est pratiquée par les allergologues, c'est une spécialité médicale. Cependant, certains pédiatres, les dermatologues, les pneumologues, les ophtalmologistes et ORL pratiquent les tests d'allergie sans pour autant être spécialistes dans ce domaine.

La liste complète des allergologues certifiés se trouve sur le site http://www.allerg.qc.ca

LES NUMÉROS D'URGENCE

– Numéro d'appel d'urgence : 911

Le 911, joignable à partir d'un téléphone fixe, portable ou d'une cabine téléphonique, est le numéro d'appel d'urgence unique, disponible gratuitement partout en Amérique du Nord. Ce numéro ne remplace pas les numéros d'urgence existants. Appelez le 911 pour toute urgence nécessitant une ambulance, les services d'incendie ou la police.

Allergie Québec
500, rue Beaudouin
Montréal (Québec)
H4C 2Y4
Téléphone : (514) 990-2575
Sans frais : 1(800) 990-2575
Télécopieur : (514) 255-4180
allergies-alimentaires.org

Association des allergologues et immunologues du Québec (AAIQ)
2, complexe Desjardins, bureau 300
C.P. 216 Succ. Desjardins
Montréal (Québec)
H5B 1G8
Téléphone et Télécopieur : (514) 350-5101
www.allerg.qc.ca

Association d'information sur l'allergie et l'asthme (AIAA)
172, chemin Andover
Beaconsfield (Québec)
G9W 2Z8
Téléphone : (514) 694-0679
allens@netcom.ca

Association pour asthmatiques et parents d'enfants asthmatiques et allergiques du Québec (Asthmédia inc.)
2487, rue des Pruches
Charlesbourg (Québec)
G1G 2A9
Téléphone : (418) 627-3141
Télécopieur : (418) 627-8716
asthall@total.net

Fondation canadienne MedicAlert
250, Ferrand Drive
Bureau 301
Don Mills (Ontario)
M3C 2T9
Téléphone : (416) 696-0267
Télécopieur : (416) 696-0156
1 800-668-6381

Société canadienne d'allergie et d'immunologie clinique (SCAIC)
774, Promenade Echo Drive
Ottawa (Ontario)
K1S 5N8
Téléphone : (613) 730-6272
1 800-668-3740
Télécopieur : (613) 730-1116
http://csai.medical.org

Agence canadienne d'inspection des aliments (ACIA)
2001, rue Université
7e étage, bureau 746-K
Montréal (Québec)
H3A 3N2
Téléphone : (514) 283-8888
Télécopieur : (514) 283-3143
www.cfia-acia.agr.ca

Index

Liste des contributeurs

Publié d'abord en France sous l'égide de la **Fédération française d'allergologie**, ce livre a été dirigé par le **Pr Benoît Wallaert**, pneumologue-allergologue au service de pneumologie et immuno-allergologie du CHRU de Lille et coordonné par le **Dre Joëlle Birnbaum**, allergologue hospitalière au service de pneumologie-allergologie des CH d'Aix-en-Provence et d'Aubagne et au service de dermatologie-allergologie du CHU Timone à Marseille. Il a été adapté au Québec par les docteurs Jean-Nicolas Boursiquot, allergologue et immunologue clinique au CHU de Québec, et Assia Hassaine, allergologue à la clinique d'allergie et d'asthme de Montréal et à l'hôpital Charles Lemoyne.

Ce livre est le fruit de la collaboration de **nombreux spécialistes** (allergologues, pédiatres, pneumologues, dermatologues, ORL, ophtalmologistes, biologistes, chercheurs…) qui ont compilé leur savoir pour le mettre à la disposition de tous :

- **Dr Moshe BenShoshan,** allergologue-immunologue pédiatrique et professeur adjoint de clinique à l'Université McGill.
- **Isabelle Demers,** conseillère scientifique, Institut National de Santé Publique du Québec.
- **Vicky Huppé,** microbiologiste, Institut National de Santé Publique du Québec.
- **Dre Audrey Lovett,** dermatologue pédiatrique et professeur adjoint de clinique à l'Université McGill.
- **Dr Stéphane Perron,** médecin spécialiste en santé publique et médecine préventive, professeur-adjoint de clinique à l'Université de Montréal.
- **Dre Marie-Noël Primeau,** allergologue-immunologue pédiatrique et professeure adjointe de clinique à l'Université McGill.
- **Mélanie Tailhandier,** hygiéniste de l'environnement, Direction régionale de Santé Publique.

- **Dre Isabella Annesi-Maesano**, épidémiologiste, directeur de recherche INSERM, équipe Épidémiologie des maladies allergiques et respiratoires, Institut Pierre-Louis d'épidémiologie et santé publique, Inserm & Upmc, faculté de médecine Saint-Antoine, Upmc, Sorbonne Universités, Paris.
- **Pre Annick Barbaud**, dermatologue, département de dermatologie et d'allergologie, CHU de Brabois, Vandœuvre-lès-Nancy.
- **Dre Cindy Barnig**, pneumologue-allergologue, pôle de pathologie thoracique, service de pneumologie, CHU Strasbourg.
- **Dr Étienne Beaudouin**, interniste et allergologue, service d'allergologie, CH Émile Durkheim, Épinal.
- **Dr Étienne Bidat**, allergologue, pneumo-pédiatre, service de pédiatrie, hôpital Ambroise-Paré, Boulogne.
- **Dre Bertille Bonniaud**, dermatologue, service de dermatologie, CHU du Bocage, Dijon.
- **Pr Philippe Bonniaud**, pneumologue-allergologue, service de pneumologie et soins intensifs respiratoires, CHU du Bocage, Dijon.
- **Pr Denis Caillaud**, pneumologue-allergologue, service de pneumologie, CHU Saint-Jacques, Clermont-Ferrand.
- **Dre Agnès Cheynel**, allergologue libérale, Chambéry.
- **Dre Catherine Cortot-Arveillier**, allergologue, service de pneumologie et immuno-allergologie, CHRU, hôpital Albert-Calmette, Lille.
- **Dre Georgia Dalampira**, allergologue, Châlon-sur-Saône.
- **Dr Antoine Deschildre**, pédiatre-pneumologue-allergologue, Pneumologie et allergologie pédiatriques, CHRU, hôpital Jeanne-de-Flandre, Lille.

- **Pr Frédéric de Blay**, pneumologue-allergologue, pôle de pathologie thoracique, service de pneumologie, CHU Strasbourg.
- **Pr Alain Didier**, pneumologue-allergologue, service pneumologie allergologie, CHU Toulouse.
- **Dre Martine Drouet**, allergologue, service d'allergologie, CHU Angers.
- **Pr Jean-Christophe Dubus**, pneumologue, CHU Timone-Enfants, Marseille.
- **Pr Guy Dutau**, allergologue-pneumologue-pédiatre, médecin des hôpitaux honoraire.
- **Dr Jean-François Fontaine**, allergologue libéral et hospitalier, Reims.
- **Dr Jean-Luc Fauquert**, pédiatre-allergologue, CHU Estaing, Clermont-Ferrand.
- **Dre Catherine Feuillet-Dassonval**, allergologue, service de pédiatrie, hôpital Ambroise-Paré, Boulogne.
- **Dr Geoffrey Gaillet**, pneumologue-allergologue, Unité transversale d'allergologie et immunologie clinique, CHRU Tours.
- **Dre Lydie Guenard-Bilbaul**, allergologue libérale et hospitalière, pôle de pathologie thoracique, service de pneumologie, CHU Strasbourg.
- **Dre Anne Grange**, dermatologue-allergologue, service de dermatologie, CHU Reims.
- **Dre Marie-Thérèse Guinnepain**, dermatologue-allergologue, service de médecine interne, hôpital Foch, Suresnes, service d'allergologie clinique, Centre médical de l'Institut Pasteur, Paris.
- **Dr Cyrille Hoarau**, immuno-allergologue, unité transversale d'allergologie et immunologie clinique, CHRU de Tours.
- **Pre Jocelyne Just**, pédiatre-allergologue, Centre de l'asthme et des allergies, hôpital Trousseau, Paris.
- **Dre Isabelle Lartigau**, dermatologue, service de dermatologie, CHRU, hôpital Claude-Huriez, Lille.
- **Dr Jérôme Laurent**, allergologue, service d'allergologie clinique, Institut Pasteur, Paris.
- **Dr François Lavaud**, pneumologue-allergologue, service des maladies respiratoires et allergiques, CHU Reims.
- **Dre Isabelle Lota**, dermatologue, CH Aix-en-Provence.
- **Pr Antoine Magnan**, pneumologue-allergologue, Institut du thorax, DHU2020, CHU, Nantes.
- **Dre Claire Maihol**, médecin du travail et allergologue, service de pneumologie allergologie, CHU Toulouse.
- **Dre Marina Mairesse**, allergologue, Amiens.
- **Pr Paul-Michel Mertes**, anesthésiste réanimateur, CHU Strasbourg.
- **Dre Carine Metz-Favre**, pneumologue-allergologue, pôle de pathologie thoracique, service de pneumologie, CHU Strasbourg.
- **Pre Denise Anne Moneret-Vautrin**, interniste et allergologue, service d'allergologie, CH Émile-Durkheim, Épinal.
- **Dr Emmanuel Monge**, pneumologue-allergologue, service de pneumologie et immuno-allergologie, CHRU, hôpital Albert-Calmette, Lille.
- **Dr Nhân Pham-Thi**, allergologue et pneumologue-pédiatre, CNRS U8147 Necker Enfants Malades, Paris.
- **Dre Catherine Neukirch**, allergologue, service de pneumologie-allergologie, CHU Bichat, Paris.
- **Dre Julia Picaud**, allergologue, service d'allergologie, CH Émile-Durkheim, Épinal
- **Dre Coline Plé**, immunologiste, Unité Inserm U 1019, Institut Pasteur de Lille.
- **Dre Anne Prévotat**, pneumologue-allergologue, service de pneumologie et immuno-allergologie, CHRU, hôpital Albert-Calmette, Lille.
- **Dr Jean-Marie Renaudin**, médecin du travail et allergologue, service d'allergologie, CH Émile-Durkheim, Épinal.
- **Dre Cécile Rochefort-Morel**, pneumologue-allergologue, CHU Rennes.
- **Dre Alice Seringulian**, allergologue, service pneumologie-allergologie, hôpital Saint-Joseph, Paris.
- **Pre Delphine Staumont**, dermatologue, service de dermatologie, CHRU, hôpital Claude-Huriez, Lille.
- **Dre Caroline Thumerelle**, pédiatre-pneumologue-allergologue, pneumologie et allergologie pédiatriques, CHRU, hôpital Jeanne-de-Flandre, Lille.
- **Dre Anne Tsicopoulos**, pneumologue-allergologue, directeur de recherche Inserm, U 1019, Institut Pasteur de Lille.
- **Dr Van Mai Grosjean-Nguyen**, allergologue, service d'allergologie, CH Émile-Durkheim, Épinal.
- **Dre Joana Vitte**, médecin biologiste, laboratoire d'immunologie, CHU Conception, Marseille.

Plan d'urgence pour l'anaphylaxie _____ *(nom)*

Cette personne présente une allergie sévère (ou anaphylaxie) pouvant être fatale aux allergènes suivants:

(Cochez les cases appropriées.)

☐ Aliment (s) : _____
_____
_____

☐ Piqûre d'insect

☐ Autre : _____

Auto-injecteur d'épinéphrine : date d'expiration : _____ / _____

Dosage:
☐ EpiPen^{MD} Jr. 0,15 mg   ☐ EpiPen^{MD} 0,30 mg   ☐ Allerject^{MC} 0,15 mg   ☐ Allerject^{MC} 0,30 mg

Où trouver les auto-injecteurs : _____

☐ **Antécédents de réactions anaphylactiques:** La personne s'expose à un risque plus élevé.

☐ **Asthme :** La personne s'expose à un risque plus élevé. Si, lors d'une réaction, elle éprouve de la difficulté à respirer, lui administrer de l'épinéphrine avant de lui faire prendre ses médicaments contre l'asthme.

PHOTO

Quiconque fait une réaction anaphylactique peut présenter N'IMPORTE LEQUEL des signes et symptômes suivants :

- **Système cutané :** urticaire, enflures (visage, lèvres, langue), démangeaisons, chaleur, rougeur
- **Système respiratoire :** toux, respiration sifflante (silement), essoufflement, douleur ou serrement dans la poitrine, serrement à la gorge, voix rauque, congestion nasale ou symptômes de type « rhume des foins » (nez qui coule ou qui pique, larmoiement, éternuements), difficulté à avaler
- **Système gastro-intestinal (estomac) :** nausée, douleur ou crampes, vomissement, diarrhée
- **Système cardiovasculaire (cœur) :** peau plus pâle que la normale ou bleutée, pouls faible, perte de connaissance, étourdissement ou vertige, état de choc
- **Autres symptômes :** anxiété, sentiment de malheur imminent, mal de tête, crampes utérines, goût métallique dans la bouche

La détection précoce des symptômes et le traitement immédiat pourraient sauver une vie.

Intervenez rapidement. Les premiers signes d'une réaction peuvent sembler légers, mais les symptômes peuvent progresser très rapidement.

1. **Administrez l'épinéphrine avec l'auto-injecteur** (EpiPen^{MD} ou Allerject^{MC}) au premier signe d'une réaction déclarée ou soupçonnée. (Voir les instructions ci-jointes.)
2. **Appelez le 9-1-1** ou les services médicaux d'urgence locaux. Dites que quelqu'un fait une réaction anaphylactique pouvant mettre sa vie en danger.
3. **Administrez une deuxième dose d'épinéphrine** 5 à 15 minutes après la première injection **SI** la réaction persiste ou s'aggrave.
4. **Rendez-vous à l'hôpital le plus proche (idéalement par ambulance),** même si les symptômes sont légers ou se sont atténués. La réaction pourrait s'aggraver ou réapparaître même après un traitement approprié. La personne doit demeurer en observation à l'hôpital pendant une période suffisante, soit généralement de 4 à 6 heures, selon l'évaluation du médecin de l'urgence.
5. **Communiquez avec une personne à aviser en cas d'urgence (parent, tuteur ou autre).**

Personnes à aviser en cas d'urgence

Nom	Lien avec la personne	Téléphone à la maison	Téléphone au travail	Téléphone cellulaire

Le soussigné, patient, parent ou tuteur, autorise un adulte à administrer de l'épinéphrine à la personne susnommée dans le cas d'une réaction anaphylactique telle que définie précédemment. Ce protocole est recommandé par le médecin traitant.

_____ _____   _____ ☐ Au dossier   _____
Signature du patient, du parent ou du tuteur   Date   Signature du médecin   Date

ASSOCIATION QUÉBÉCOISE DES ALLERGIES ALIMENTAIRES

Fondation canadienne d'allergie, d'asthme et d'immunologie

Anaphylaxie Canada

Société canadienne d'allergie et d'immunologie clinique

Allergie Asthme
association d'information

ASSOCIATION DES ALLERGOLOGUES ET IMMUNOLOGUES DU QUÉBEC
AAIQ

août 2014